JN013042

系統看護学講座

専門分野

歯・口腔

成人看護学 15

渋谷　絹子　　前東京医科歯科大学歯学部附属病院看護部長

依田　哲也　　東京医科歯科大学大学院教授

田上　順次　　チュラロンコン大学歯学部教授

若林　則幸　　東京医科歯科大学大学院教授

倉林　　亨　　東京医科歯科大学名誉教授

森山　啓司　　東京医科歯科大学大学院教授

宮新美智世　　はなここどもの歯のクリニック

原田　浩之　　東京医科歯科大学大学院教授

紺野　肖子　　前東京医科歯科大学病院看護師長

月川和香奈　　前東京医科歯科大学病院副看護部長

医学書院

発行履歴

1968 年 3 月 25 日　第 1 版第 1 刷	1995 年 2 月 1 日　第 7 版第 5 刷
1968 年 10 月 15 日　第 1 版第 2 刷	1996 年 1 月 6 日　第 8 版第 1 刷
1970 年 1 月 1 日　第 2 版第 1 刷	1999 年 2 月 1 日　第 8 版第 6 刷
1971 年 9 月 1 日　第 2 版第 4 刷	2000 年 1 月 6 日　第 9 版第 1 刷
1973 年 1 月 15 日　第 3 版第 1 刷	2003 年 2 月 1 日　第 9 版第 5 刷
1978 年 2 月 1 日　第 3 版第 7 刷	2004 年 1 月 6 日　第 10 版第 1 刷
1979 年 2 月 1 日　第 4 版第 1 刷	2007 年 2 月 1 日　第 10 版第 5 刷
1982 年 2 月 1 日　第 4 版第 5 刷	2008 年 1 月 6 日　第 11 版第 1 刷
1983 年 1 月 6 日　第 5 版第 1 刷	2012 年 2 月 1 日　第 11 版第 8 刷
1985 年 9 月 1 日　第 5 版第 4 刷	2013 年 1 月 6 日　第 12 版第 1 刷
1987 年 1 月 6 日　第 6 版第 1 刷	2016 年 2 月 1 日　第 12 版第 4 刷
1991 年 9 月 1 日　第 6 版第 7 刷	2017 年 1 月 6 日　第 13 版第 1 刷
1992 年 1 月 6 日　第 7 版第 1 刷	2019 年 2 月 1 日　第 13 版第 3 刷

系統看護学講座　専門分野

成人看護学［15］　歯・口腔

発　　　行　2020 年 1 月 6 日　第 14 版第 1 刷©
　　　　　　2024 年 2 月 1 日　第 14 版第 5 刷

著者代表　渋谷絹子
　　　　　　しぶやきぬこ

発 行 者　株式会社　医学書院
　　　　　　代表取締役　金原　俊
　　　　　　〒113-8719　東京都文京区本郷 1-28-23
　　　　　　電話　03-3817-5600（社内案内）
　　　　　　　　　03-3817-5657（販売部）

印刷・製本　大日本法令印刷

本書の複製権・翻訳権・上映権・譲渡権・貸与権・公衆送信権（送信可能化権を含む）は株式会社医学書院が保有します.

ISBN978-4-260-03871-3

はしがき

発刊の趣旨▶ 1967 年から 1968 年にかけて行われた看護学校教育課程の改正に伴って，新しく「成人看護学」という科目が設けられた。

本教科のねらいとするところは，「看護の基礎理論としての知識・技術・態度を理解し，これを応用することによって，病気をもつ人の世話あるいは健康の維持・増進を実践・指導し，看護の対象であるあらゆる人の，あらゆる状態に対応していくことができる」という，看護の基本的な理念を土台として，「成人」という枠組みの対象に対する看護を学ぶことにある。

したがって，看護を，従来のように診療における看護といった狭い立場からではなく，保健医療という幅広い視野のなかで健康の保持・増進という視点においてとらえ，一方，疾患をもった患者に対しては，それぞれの患者が最も必要としている援助を行うという看護本来のあり方に立脚して学習しなければならない。

本書「成人看護学」は，以上のような考え方を基礎として編集されたものである。

まず「成人看護学総論」においては，成人各期の特徴を学び，対象である成人が，どのような状態のもとで正常から異常へと移行していくのか，またそれを予防し健康を維持していくためには，いかなる方策が必要であるかを学習し，成人の全体像と成人看護の特質をつかむことをねらいとしている。

以下，「成人看護学」の各巻においては，成人というものの概念を把握したうえで，人間の各臓器に身体的あるいは精神的な障害がおこった場合に，その患者がいかなる状態におかれるかを理解し，そのときの患者のニーズを満たすためにはどのようにすればよいかを，それぞれの系統にそって学習することをねらいとしている。

したがって，「成人看護学」の学習にあたっては，従来のように診療科別に疾病に関する知識を断片的に習得するのではなく，種々の障害をあわせもつ可能性のある 1 人ひとりの人間，すなわち看護の対象としての人間のあらゆる変化に対応できる知識・技術・態度を学びとっていただきたい。

このような意味において，学習者は対象の健康生活上の目標達成のために，より有効な援助ができるような知識・技術を養い，つねに研鑽を続けていかなければならない。

以上の趣旨のもとに，金子光・小林冨美栄・大塚寛子によって編集された「成人看護学」であるが，日進月歩をとげる医療のなかで，本書が看護学の確立に向けて役だつことを期待するものである。

カリキュラムの▶
改正

　わが国の看護・医療を取り巻く環境は，急速な少子高齢化の進展や，慢性疾患の増加などの疾病構造の変化，医療技術の進歩，看護業務の複雑・多様化，医療安全に関する意識の向上など，大きく変化してきた。それに対応するために，看護教育のカリキュラムは，1967〜1968年の改正ののち，1989年に全面的な改正が行われ，1996年には3年課程，1998年には2年課程が改正された。さらに2008年にも大きく改正され，看護基礎教育の充実がはかられるとともに，臨床実践能力の強化が盛り込まれている。

改訂の趣旨▶

　今回の「成人看護学」の改訂では，カリキュラム改正の意図を吟味するとともに，1999年に発表され，直近では2017年に改定された「看護師国家試験出題基準」の内容をも視野に入れ，内容の刷新・強化をはかった。また，日々変化する実際の臨床に即し，各系統において統合的・発展的な学習がともに可能となるように配慮した。

　序章「この本で学ぶこと」では，事例を用いて，これから学ぶ疾患をかかえた患者の姿を示した。また，本書で扱われている内容およびそれぞれの項目どうしの関係性が一見して把握できるように，「本書の構成マップ」を設けている。

　第1章「歯・口腔の看護を学ぶにあたって」では，系統別の医療の動向と看護を概観したあと，患者の身体的，心理・社会的特徴を明確にし，看護上の問題とその特質に基づいて，看護の目的と機能が具体的に示されている。

　第2〜5章では，疾患とその医学的対応という視点から，看護の展開に必要とされる医学的な基礎知識が選択的に示されている。既習知識の統合化と臨床医学の系統的な学習のために，最新の知見に基づいて解説されている。

　第6章「患者の看護」では，第1〜5章の学習に基づいて，経過別，症状別，検査および治療・処置別，疾患別に看護の実際が提示されている。これらを看護過程に基づいて展開することにより，患者の有する問題が論理的・総合的に理解できるように配慮されている。今改訂で新設した「A. 疾患をもつ患者の経過と看護」では，事例を用いて患者の姿と看護を経過別に示すとともに，関連する項目を明示し，経過ごとの看護と，疾患の看護などとの関係を整理した。

　第7章「事例による看護過程の展開」では，1〜3つの事例を取り上げ，看護過程に基づいて看護の実際を展開している。患者の有するさまざまな問題を提示し，看護の広がりと問題解決の過程を具体的に学習できるようにしている。

　巻末の特論「口腔ケア」では，総合的に学習ができるように最新の内容を解説した。

　今回の改訂によって看護の学習がより効果的に行われ，看護実践能力の向上，ひいては看護の質的向上に資することをせつに望むものである。ご活用いただき，読者の皆さんの忌憚のないご意見をいただければ幸いである。

2019年11月

著者ら

目次

第5章 疾患の理解

田上順次 ∙ 依田哲也 ∙ 原田浩之

第6章 患者の看護

紺野肖子・月川和香奈・渋谷絹子

第7章 事例による看護過程の展開 紺野肖子・月川和香奈

特論 口腔ケア 渋谷絹子

歯・口腔

▼

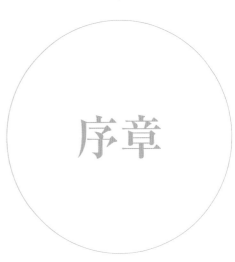

序章

この本で学ぶこと

歯・口腔疾患をもつ患者の姿

　この本では，歯・口腔領域に疾患をもつ患者に対する看護を学ぶ。歯・口腔疾患をもつ患者とはどのような人なのか，Sさんの例をみてみよう。

　Sさんは76歳無職の男性。かつては出版社の役員をしていた。妻は10年前に他界し，現在はひとり暮らし。長女（46歳）は他県にて生活している。飲酒・喫煙の嗜好はない。

　少し前より，舌の左側面に違和感があり，ときどきしみる感覚があった。最近，同部位に痛みを感じるようになり，自宅近くの歯科医院を受診して様子をみたが，変化がなく，生検を施行。大学病院を紹介され受診したところ，舌がんとわかり，手術を受けることになった。

　入院翌日に長女同席のもとで，手術内容，手術後に予測される合併症，手術後の経過予想などが，担当医から説明された。Sさんは，終始落ち着いた表情で説明を聞き，「手術時間は何時間くらいですか」「手術の時間は何時からですか」「入院期間はどれくらいですか」などと，積極的に質問しては手帳にメモをとっていた。長女からは，「手術当日は付き添えるが，遠方に住んでいるため，毎日病院に来るのはむずかしい」との話があった。

　手術は入院5日目に行われた。左舌亜全摘，左前腕皮弁移植，左頸部郭清術，気管切開術を施行。手術後の経過は順調である。手術に伴い気管切開しているため，Sさんは声を発することができない。文字盤を用いて，「なにを伝えたいのか」を指でさしてもらうが，体力や集中力が続かず，また点滴や創部に挿入中の複数の管が腕の動きをじゃましてしまい，伝えることをあきらめる場面も数回あった。周囲の医療者に訴えたいことや聞きたいことがスムーズに伝わらないためか，Sさんからの要望や質問の回数は減ってきている。長女は週2回来院するが，Sさんが声を出せないためか，面会中の会話や笑顔がやや少ない。最近のSさんは，表情が少しかたい印象である。

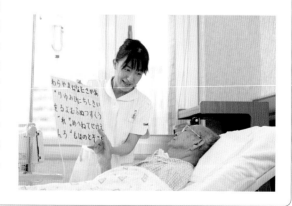

　読者の皆さんが看護師になったとき，Sさんのような患者に出会うことがあるかもしれない。そのとき，看護師はなにをすることができるのだろうか。

●Sさんや家族に対して，看護師はなにをすることができるだろうか。

▶Sさんや家族が，「舌がん」「手術」という現実を受け入れ，治療とそれに伴う生活の変化を理解できるように導き，援助する。
▶手術による身体的・精神的ダメージを最小限にし，異常を早期に発見できるよう援助する。
▶長期にわたる治療において，闘病意欲を維持できるよう援助する。

　ほかにも，看護師ができることはなにかを，考えてみよう。

　Sさんのように歯・口腔疾患をもつ患者に適切な看護を実践していくためには，以下の項目をはじめとする，さまざまな知識や技術，考え方を身につけていくことが大切である。

●Sさんの看護を実践するために，なにを学ぶ必要があるだろうか。

POINT
▶歯・口腔のしくみとはたらき
▶歯・口腔疾患のおもな症状と，症状がもたらされるしくみ
▶歯・口腔疾患に対して行われるおもな検査・治療・処置
▶歯・口腔疾患の病態・診断・治療
▶患者のアセスメント
▶看護活動を展開するための方法論と看護技術

　歯・口腔疾患は，一般的に知られている齲蝕（むし歯）や歯周疾患（歯周病）から，舌がん・歯肉がんなどの悪性腫瘍まで多岐にわたる。治療も外来で行われる場合と，入院が必要な場合とがあり，長期的な経過をたどることもある。
　疾患・治療の受けとめ方は患者によりさまざまであり，患者の環境も1人ひとり異なる。看護師は個々の患者がもつ課題を明らかにしたうえで，その患者に合った看護を提供しなければならない。

　本書は，このような歯・口腔疾患をもつ患者の看護を学ぶため，次ページに示すような構成になっている。本書を読み終わったときに，自分であればSさんに対してどのような看護を提供するかを，もう一度考えてほしい。

▶▶▶ 本書の構成マップ

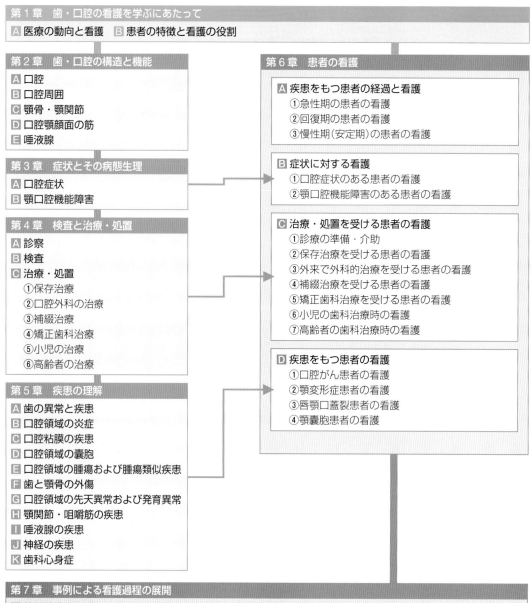

第1章　歯・口腔の看護を学ぶにあたって
Ａ 医療の動向と看護　Ｂ 患者の特徴と看護の役割

第2章　歯・口腔の構造と機能
Ａ 口腔
Ｂ 口腔周囲
Ｃ 顎骨・顎関節
Ｄ 口腔顎顔面の筋
Ｅ 唾液腺

第3章　症状とその病態生理
Ａ 口腔症状
Ｂ 顎口腔機能障害

第4章　検査と治療・処置
Ａ 診察
Ｂ 検査
Ｃ 治療・処置
　①保存治療
　②口腔外科の治療
　③補綴治療
　④矯正歯科治療
　⑤小児の治療
　⑥高齢者の治療

第5章　疾患の理解
Ａ 歯の異常と疾患
Ｂ 口腔領域の炎症
Ｃ 口腔粘膜の疾患
Ｄ 口腔領域の嚢胞
Ｅ 口腔領域の腫瘍および腫瘍類似疾患
Ｆ 歯と顎骨の外傷
Ｇ 口腔領域の先天異常および発育異常
Ｈ 顎関節・咀嚼筋の疾患
Ｉ 唾液腺の疾患
Ｊ 神経の疾患
Ｋ 歯科心身症

第6章　患者の看護

Ａ 疾患をもつ患者の経過と看護
　①急性期の患者の看護
　②回復期の患者の看護
　③慢性期（安定期）の患者の看護

Ｂ 症状に対する看護
　①口腔症状のある患者の看護
　②顎口腔機能障害のある患者の看護

Ｃ 治療・処置を受ける患者の看護
　①診療の準備・介助
　②保存治療を受ける患者の看護
　③外来で外科的治療を受ける患者の看護
　④補綴治療を受ける患者の看護
　⑤矯正歯科治療を受ける患者の看護
　⑥小児の歯科治療時の看護
　⑦高齢者の歯科治療時の看護

Ｄ 疾患をもつ患者の看護
　①口腔がん患者の看護
　②顎変形症患者の看護
　③唇顎口蓋裂患者の看護
　④顎嚢胞患者の看護

第7章　事例による看護過程の展開
Ａ 放射線療法を受ける上顎がん患者の看護　Ｂ 下顎前突症患者の看護

特論　口腔ケア
Ａ 口腔ケアとは　Ｂ 口腔ケアの基本的な流れ　Ｃ 口腔清掃の実際
Ｄ 年代別の口腔ケア　Ｅ 患者の状態に応じた口腔ケア

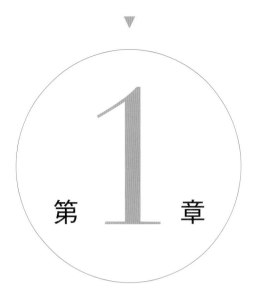

歯・口腔

第 **1** 章

歯・口腔の看護を
学ぶにあたって

本章で学ぶこと	□歯・口腔疾患の医療の動向と看護の概要を知る。
	□患者の身体・心理・社会的特徴について理解を深める。
	□患者の特徴をふまえ，看護の役割について学ぶ。

A 医療の動向と看護

歯・口腔の ▶
機能と役割

歯・口腔は多種多様な機能と役割をもっている。口腔は，人が生きていくための栄養を摂取する器官であり，呼吸の道としての役割も果たす。また，他者とコミュニケーションをとるための会話を行う。口唇や頬部周囲の神経・筋肉は表情をつくり，感情や意志，人がらを他者に伝えている。すなわち，口腔は，人が基本的社会生活を送るうえでの大切な器官の 1 つといえる。

歯科の専門性 ▶

歯科は，上記のように多くの機能と役割を担っている歯・口腔領域を扱う。対象とする年齢層や疾患の種類，治療内容などに応じて，異なるアプローチが求められるため，歯科はいくつもの分野に区分されている。長年にわたり，それぞれの分野における専門性を追究して細分化しながら発展し，医療の質を高めてきた。現在では，外来の診療科が 20 前後に及ぶ医療施設もある。そのうちのいくつかの例を，表 1-1 に示す。このほかにも，義歯外来・アレルギー

▶表 1-1　歯科外来のいろいろな診療科

むし歯外来	齲蝕や外傷，歯の神経・根の疾患(歯髄疾患・根尖性歯周炎)などの治療を行う。
歯周病外来	歯を支える組織が破壊される歯周疾患の治療を行う。
口腔外科外来	外科的処置を要する疾患全般(歯・歯周組織・顎関節・神経・唾液腺・口腔粘膜などの疾患，口腔領域の外傷・悪性腫瘍など)の治療を行う。
ペインクリニック	歯・口腔・顔面部における痛み・異常感覚・しびれ・異常運動・運動麻痺などの治療を行う。
矯正歯科外来	歯並びやかみ合わせの不正に対する矯正歯科治療や外科的矯正治療を行う。
インプラント外来	人工歯根を顎骨に埋め，この人工歯根によって支えられる補綴物を用いて口腔機能を回復する。
小児歯科外来	小児の歯・口腔疾患の予防と治療を行い，歯・口腔の正常な機能を育成する。
麻酔科外来	歯科治療に恐怖を感じる患者や全身疾患をもつ患者に対して，モニターによる全身管理，笑気吸入・抗不安薬・静脈麻酔薬による精神鎮静法，全身麻酔法などを行う。

外来・口腔ケア外来など，さまざまな診療科がある。

① 歯・口腔疾患の動向

1 歯・口腔疾患の現状

　　歯・口腔疾患は，乳幼児から高齢者にいたるまで，どの年齢層にもみられる疾患である。歯・歯周組織・口蓋・口底・舌・口唇・頬部・上顎・下顎・顎関節・唾液腺などが疾患に罹患する。一般的な疾患としては，齲蝕，歯周疾患，あるいは舌がんなどが知られているが，これら以外にも多岐にわたる疾患が存在する。しかし，世間一般にはあまり周知されておらず，歯・口腔疾患全体に対する認知度は必ずしも高くない。

歯・口腔疾患が▶ 及ぼす影響　　先天異常に分類される疾患(口唇裂・口蓋裂など)は，出生直後から生命維持・栄養維持がむずかしい場合もあり，家族は多くの不安や複雑な感情をいだく。蜂窩織炎(蜂巣炎)は，発生部位や広がり方によっては頸部にまで及び，呼吸困難を引きおこす危険がある。また悪性腫瘍では，広範囲にわたって組織を切除したあとに血行再建が行われるため，機能障害などを伴い，社会生活に大きな支障をきたすことがある。

不快や口臭の訴え，▶ 不定愁訴　　最近では，顎関節の不快を訴える患者が多くなってきているといわれる。これには社会生活の変化や食生活の変化など，いくつかの要因が考えられている。また口臭に悩む患者が多く，検査や生活指導，カウンセリングが行われている。さらに，口腔の機能や審美性に対しての不定愁訴をもつ患者も増えている。

　　これらの症状に対しては，対症療法以外に，カウンセリングやリラクセーションのほか，漢方や鍼灸治療といった東洋医学治療なども行われている。

身体的・精神的▶ 問題をかかえる 患者　　歯科を受診する患者の多くは，身体的，あるいは精神的な疾患を既往としてもっていると考えてよいであろう。身体的な既往の情報は得やすいが，精神的な既往や気質についてはわかりづらい面が多い。

　　歯科治療に対する不安や恐怖心から，治療中に身体的な症状が引きおこされる場合も考えられる。とくに，近年はなんらかの精神的問題やストレスをかかえている人が多くなっているといわれている。患者の安全を確保するため，治療中は患者の全身状態を観察する必要がある。

2 歯科保健・医療の動向

● 歯科医療への関心の高まり

　　歯科医療に対する関心や要望は以前と比較して，より高く広くなっている。これは，歯・口腔領域の健全な状態での維持が，「よりよい生活」を送るための重要な要素であるという認識が社会に広まった結果ともいえる。

たとえば歯科治療に関しては，長年，形態の修復や機能の回復に焦点があてられていたが，近年はさらに審美性も求められるようになってきた。インプラント（人工歯根）患者の増加や，30〜40歳代の矯正歯科治療希望者の増加などもその一例であろう。

インフォームド▶
コンセント
　医療に対する患者の知る権利は，いまや当然となっており，歯科医療においても同様である。自分の治療がどのような計画で行われ，いまなにをされようとしているのかなどと，不安をかかえている患者は多い。患者と医療者の両者が納得・同意（インフォームドコンセント）し合い，治療を進めることが望ましい。

　医療者にとってはあたり前に感じられる行為や作業であっても，1つひとつの内容や必要性を患者に説明し，患者が納得していることを確認する必要がある。患者の納得・同意がないままに治療を進めれば，患者の不安は増大し，医療者へ不信感をいだくこともある。信頼関係が構築できないと，クレームやトラブルにもつながりうる。

診療記録▶
　治療が終了したあと，あるいは治療の途中段階であっても，患者・家族から情報開示を求められるケースがある。そのため，診療記録には治療内容や保険点数だけでなく，説明や会話の内容なども細かく記載することが重要である。看護師には，正しい診療記録の知識が必要とされている。

セカンド▶
オピニオン
　歯科治療においても，セカンドオピニオンを希望する外来患者や入院患者がほかの医療施設を受診するケースがみられるようになってきた。歯科領域の医療施設には，セカンドオピニオン外来を設置しているところもある。

● 歯科口腔保健に関する施策

　わが国では，歯・口腔疾患に対して内臓疾患などと同様に高い関心を示すようになっている。これは，政策として行われている継続的な啓蒙活動などにより，歯・口腔の健康の重要性，あるいは人生を健康に過ごすためには歯・口腔が大切な要素であることに，人々が気づきはじめたためと考えられる。歯・口腔の健康に関する啓蒙活動としては，以下の取り組みがあげられる。

8020運動▶
　1989（平成元）年に当時の厚生省（現在の厚生労働省）は，「8020（ハチマルニイマル）運動」を提唱した。これは80歳で20本の歯を保つことを目標とした「生涯を通じた歯の健康づくり」のための運動である。

健康日本21▶
　2000（平成12）年には，21世紀における国民健康づくり運動「健康日本21」が策定され，歯の健康に関する13項目について数値目標が示された。2011（平成23）年にはその評価がまとめられ，5項目で目標達成，7項目で改善傾向がみとめられた。

　2013（平成25）年度には「健康日本21（第二次）」として，①口腔機能の維持・向上，②歯の喪失防止，③歯周病を有する者の割合の減少，④乳幼児・学齢期の齲蝕のない者の増加，⑤過去1年間に歯科検診を受診した者の割合の

▶表1-2 健康日本21(第二次)の中間報告

中間報告での評価	項目	直近の実績値	目標値(2022年度)*
改善しており,目標を達成している	80歳で20歯以上の自分の歯を有する者の割合の増加	51.2%(2016年)	50%→60%
	60歳で24歯以上の自分の歯を有する者の割合の増加	74.4%(2016年)	70%→80%
	3歳児で齲蝕がない者の割合が80%以上である都道府県の増加	26都道府県(2015年)	23都道府県→47都道府県
	12歳児の一人平均齲歯数が1.0歯未満である都道府県の増加	28都道府県(2016年)	28都道府県→47都道府県
改善しているが,目標には達していない	40歳で喪失歯のない者の割合の増加	73.4%(2016年)	75%
	20歳代における歯肉に炎症所見を有する者の割合の減少	27.1%(2014年)	25%
	過去1年間に歯科検診を受診した者の割合の増加	52.9%(2016年)	65%
ほぼ変わらない	60歳代における咀嚼良好者の割合の増加	72.6%(2015年)	80%
悪化している	40歳代における進行した歯周炎を有する者の割合の減少	44.7%(2014年)	25%
	60歳代における進行した歯周炎を有する者の割合の減少	62.0%(2014年)	45%

*すでに達成されたものについては目標が引き上げられた(当初の目標値→引き上げ後の目標値)。

(厚生労働省「健康日本21(第二次)中間報告評価シート」2018をもとに作成)

増加,に関する10項目について,2022(令和4)年度までに到達すべき新たな数値目標が掲げられた。うち4項目については,2018(平成30)年の中間報告時点ですでに達成されていたため,目標を引き上げてさらなる改善を目ざすこととなった(▶表1-2)。

② 看護師に求められること

歯・口腔疾患にかかわる看護師には,なにが求められているのだろうか。

看護学校・大学において,歯・口腔領域の授業時間はごく限られたものであり,臨地実習でも歯・口腔疾患の患者を担当するケースは少ないと考えられる。このためか,看護師であっても歯・口腔領域に関する知識や情報に乏しく,「歯科の看護」を考えたとき,ケアのイメージが具体的に浮かんでこない場合もある。

外来での看護▶　一般的に,歯科治療は外来での治療が大部分を占め,患者は歯科専用の椅子に座って治療を受ける。

治療は,口腔内の狭い部位での細かい作業となる。このとき,歯科医師は治

療に集中するため，看護師は的確に診療を介助するとともに，患者の全身状態を観察する必要がある。患者の全身状態に変化があった場合は，いち早く感じとり，すみやかに歯科医師に伝える。治療の安全と，歯科医師が安心して治療に集中できる環境を確保するため，看護師には的確な診療介助の知識・技術と，患者に関する観察力・洞察力が要求される。

そのほか，患者が帰宅してから次の受診までの間に感じる不安や，生活のなかでの不都合について支援を行う。痛み，飲食後の出血への対処法，さらに口腔ケアの要点，入浴・飲酒に関する注意点など，患者の生活にそった説明が必要である。処置に対応したパンフレットを用いて指導すると，患者・家族は帰宅後に何度でも確認できるため，効果的である。

入院時の看護▶　歯・口腔疾患には，外来での治療だけでなく，全身麻酔下における手術や悪性腫瘍に対する放射線療法・薬物療法など，入院が必要な症例もある。入院患者に対しては，一般的に必要とされる術前・術後の看護，手術によって損なわれる機能に対するリハビリテーション，口腔内の形態変化に伴う口腔ケア指導，退院に向けての日常生活支援の説明を行う。また，顔貌の変化や機能低下に対する患者・家族への精神的支援，緩和ケアやそれに伴う患者・家族への精神的支援も必要となる。

口腔ケア▶　歯・口腔疾患をもつ患者の多くは口腔ケアに関心を寄せている一方で，疾患によりケアを行いにくい状態・状況である。患者の身近に存在する看護師は，患者の口腔内の病態を理解し，どのようにすれば安全で最良な口腔ケアを提供できるか考え，実践・支援していくことが重要である。

全身疾患への対応▶　歯・口腔疾患をもつ患者は，糖尿病・高血圧症・脳血管障害・認知症など，全身疾患をかかえていることも少なくない。そのため，全身疾患を有する患者に対する看護・技術も必要とされていることを忘れてはならない。

B｜患者の特徴と看護の役割

歯・口腔疾患は多岐にわたり，乳幼児から高齢者までのあらゆる年齢層の人々が，種類や程度の異なるさまざまな疾患に罹患している。一般的に，齲蝕や歯周疾患は軽い疾患と受けとめられがちであり，痛みや出血などの症状があらわれないと受診行動につながらない。

① 身体的な問題とその援助

疾患や治療により，患者は身体機能にさまざまな障害をかかえる場合があり，看護師はその援助を行う。

摂食・嚥下障害 ▶ 歯・口腔疾患をもつ患者に対して考慮する必要があるのは,「口から食物を摂取できるかどうか」である。齲蝕や口内炎では,痛みによって咀嚼障害が出現する。顎関節に障害がおこると口が開きにくくなる(開口障害)。舌に疾患があると舌運動が抑制され食物を飲み込みづらい状態となる(嚥下障害)。

　　一時的に胃管を挿入して患部の安静を促したり,器具を用いて機能低下を防ぐ試みをしたりと,疾患・障害の部位や程度によって援助や機能訓練の方法は異なる。それぞれの患者の障害の部位・程度・内容を把握し,必要量のエネルギーを確保するために医療チームで検討し,支援していく必要がある。

言語障害 ▶ 人が社会生活を営むうえで,他者との会話は信頼関係を築くための重要な手段である。先天性か後天性かにかかわらず,言葉を発する機能に障害をもつと,社会活動や精神活動に影響を及ぼすことがある。

　　先天性の口唇裂・口蓋裂児の場合は幼児期から,専門の指導者のもとでリハビリテーションを行い,改善に努めることが重要である。舌がんの術後に発語の不明瞭さが確認できた場合も,同様にリハビリテーションを行う。

呼吸障害 ▶ 口腔は,人が呼吸をする際に空気を吸い込み,また吐き出す器官であり,気道の一部といえる。このため,口腔内の疾患や治療は呼吸にも影響する。

　　とくに手術後の看護にあたっては,呼吸管理の知識をもち,観察力を高めておくことが大切である。口腔領域の手術では,全身麻酔の影響や手術の侵襲により創部周辺の腫脹や粘膜の浮腫がみられ,気道が狭くなり呼吸が抑制される。また,手術直後は唾液や血液が口腔内に貯留するが,口腔内創部や粘膜の違和感,咽頭部感覚の鈍麻により,飲み込む動作や頬や舌を使って喀出することが困難な状態になる。

　　一般に麻酔から覚醒した直後は,上記の状態に加えて口腔内の乾燥が著明であり,会話・嚥下がしづらい。その後は時間の経過とともに,少しの動きや深呼吸により痰や咳嗽が誘発される状態になるなど,呼吸に影響する身体状態の変化がおこる。手術を受けた患者の身体状態を理解し,安全を確保しつつ,経鼻エアウェイや気管カニューレの挿入など,効果的な援助を提供することが重要である。

② 心理・社会的な問題とその援助

　　歯・口腔領域は顔の一部である。口腔周囲の筋肉の動きにより表情がつくられ,喜怒哀楽を伝えている。

審美性の追求 ▶ 近年,インプラントを希望する患者が増加している。また,不正咬合や先天異常・発育異常の小児の治療が主流であった矯正歯科治療において,成人に達した年齢層の人々が治療を希望することが多くなっている。これは,口元が整っていることが,自分自身の「見た目」(審美性)に関する安心感や満足感にもつながるからである。

機能障害や顔貌の▶
変化
　　　疾患やけがにより歯・口腔領域の機能障害や顔貌の変化が生じた場合，患者は精神的に大きな打撃を受け，社会生活に対して前向きになれないことがある。また発声・発語の不明瞭さや顔の表情の減少，歯肉の欠損による輪郭の変化などにより，自己の考えや感情を伝えることを躊躇する場合が出てくる。その結果，社会生活を狭めてしまうことにもつながる。

　　　たとえば舌がんの手術後は，切除部位や範囲によっては言語障害，摂食・嚥下障害が生じる場合もある。言語障害があると，コミュニケーションの手段である会話がスムーズにできず，人間関係構築の壁となることもある。また社会生活への復帰の際には，勤務先の部署の異動や転職をせざるをえないおそれがある。摂食・嚥下障害があると，固形物の飲み込みが困難となり，食事中に食物が口からこぼれやすくなる。そのため，外食や他人との食事に支障をきたすことも考えられる。

　　　疾患が治癒したとしても，患者は機能障害や顔貌の変化に伴う課題をかかえながら社会生活を送ることになる。医療者は，社会生活への復帰に向けて，診療開始直後から患者・家族をサポートする必要がある。このことが，医療チームの重要な役割である。

③ 患者・家族への援助

　　　歯・口腔疾患には，高度な機能障害が残る症例や，治療が長期にわたる症例がある。患者・家族は，経済的な負担や日常生活に支障をきたす障害（言語障害，摂食・嚥下障害，顔貌の変化など）による負担をかかえながら社会生活を送ることになる。これらの負担をわずかにでも軽減できるよう，情報を提供する必要がある。

　　　現在，社会的支援として設けられている社会福祉制度には，**自立支援医療**と**身体障害者手帳**の交付がある。

自立支援医療▶
　　　自立支援医療のうちの育成医療は，身体に障害のある児童（18歳未満）で，その身体障害を除去・軽減する手術などの治療によって確実に効果が期待できる者に対して，市町村が医療費の一部を支給する制度であり，障害者の日常生活及び社会生活を総合的に支援するための法律（障害者総合支援法）に定められている。歯・口腔領域では唇顎口蓋裂患児などが適応となる。ただし，指定自立支援医療機関での治療のみが対象となる。

　　　ごくまれに，この制度の存在や18歳未満に適用される制度であることを認識していないケースがあるため，入院時や外来受診時に，患者・家族が認識している情報の内容を確認し，必要に応じて情報を提供する。

身体障害者手帳の▶
交付
　　　歯・口腔にかかわる障害としては，「音声機能・言語機能または咀嚼機能の障害」が身体障害者手帳の交付対象に定められている。適応疾患や診断基準に制限があるため，これらの情報も外来受診時・退院指導時に提供する必要があ

る。

　これらの制度の利用に関しては，各自が行政に申請する必要がある。そのため患者・家族には，自発的な行動や地域行政からの情報収集が大切であることを説明する。

　まずは病状の改善や失われた機能の回復がきわめて重要であるが，社会生活を送るなかで，社会資源の活用は患者・家族の負担を少しでも軽減する制度であり，権利ともいえる。患者・家族は疾患・治療に意識が集中している場合があるため，医療施設からの情報提供や支援が重要である。

ゼミナール

復習と課題

❶ 歯・口腔疾患によって日常生活がどのように障害されるかを考えなさい。

❷ 歯・口腔疾患によって身体・心理・社会的にどのような問題が生じるかをまとめなさい。

❸ 歯・口腔疾患によって身体・心理・社会的問題が生じた患者にはどのような援助が必要かを考えなさい。

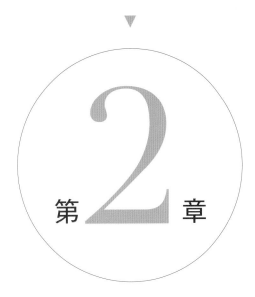

歯・口腔

第2章

歯・口腔の
構造と機能

本章で学ぶこと	□歯・口腔の構造と機能について学び，歯・口腔疾患との関係を理解する。
	□口腔内にある器官のはたらきと，それぞれの連携について理解する。
	□歯・口腔のおもな機能である，咀嚼・嚥下・味覚・発音などについて理解する。

A 口腔

① 歯 tooth

　歯は食物の咀嚼を行う器官であるが，嚥下・発音などにも関与し，また顔貌にも影響を及ぼす。歯は上下顎骨に一定の規則に従って配列され，馬蹄形（U字型）の歯列を形成する。その形状から歯列弓ともいう。そして，上下の歯列が接触してかみ合わせを形成する。この接触の位置関係を咬合という。正常咬合では，上顎歯列が下顎歯列を被覆している（▶図2-1）。

歯の萌出 ▶　歯には乳歯と永久歯がある。萌出の時期は歯の種類や性別によって異なっている（▶表2-1）。個人差も大きいが，乳歯は生後8か月ころから萌出が始まり，約3歳で上下10歯ずつ計20歯からなる乳歯列が完成する。永久歯は，乳歯の脱落したあとおよび乳歯列の後方に萌出する。永久歯列は上下16歯ずつ計32歯からなるが，第三大臼歯は欠如していたり，顎骨内に埋没したまま萌出しなかったりすることも多い。埋没している歯を埋伏歯という。

　それぞれの歯が顎骨内で歯胚として形づくられる時期は決まっており，乳歯は胎生7〜10週，永久歯は胎生3.5か月から生後9か月である。これらの歯胚にヒドロキシアパタイトというリン酸カルシウムが沈着し，硬組織としての形成が始まる。これを石灰化という。開始時期は，乳歯では胎生4〜6か月，永

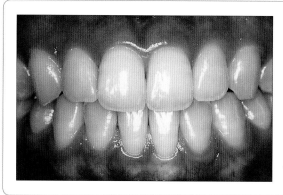

上顎歯列が下顎歯列を被覆している。

▶図2-1　歯のかみ合わせ

▶表2-1 日本人乳歯・永久歯の標準萌出時期（上段は上顎歯，下段は下顎歯）

a. 乳歯

歯の種類	標準萌出期間	
	男児	女児
乳中切歯	7か月〜11か月 5か月〜9か月	7か月〜11か月 6か月〜9か月
乳側切歯	9か月〜1歳2か月 9か月〜1歳3か月	9か月〜1歳1か月 9か月〜1歳2か月
乳犬歯	1歳2か月〜1歳8か月 1歳2か月〜1歳9か月	1歳3か月〜1歳9か月 1歳4か月〜1歳9か月
第一乳臼歯	1歳1か月〜1歳7か月 1歳1か月〜1歳6か月	1歳1か月〜1歳7か月 1歳1か月〜1歳7か月
第二乳臼歯	2歳0か月〜2歳11か月 1歳11か月〜2歳7か月	2歳1か月〜2歳10か月 1歳11か月〜2歳7か月

（日本小児歯科学会：日本人小児における乳歯・永久歯の萌出時期に関する調査研究Ⅱ その1 乳歯について．小児歯科学雑誌 57（1）：45-53，2019 による．一部改変）

b. 永久歯

歯の種類	標準萌出期間	
	男子	女子
中切歯	6歳6か月〜7歳10か月 5歳6か月〜7歳0か月	6歳3か月〜7歳7か月 5歳5か月〜6歳7か月
側切歯	7歳6か月〜9歳2か月 6歳3か月〜8歳3か月	7歳2か月〜8歳8か月 6歳3か月〜7歳8か月
犬歯	9歳10か月〜12歳1か月 9歳2か月〜11歳3か月	9歳2か月〜11歳4か月 8歳8か月〜10歳5か月
第一小臼歯	9歳1か月〜11歳7か月 9歳5か月〜11歳6か月	8歳11か月〜11歳0か月 9歳1か月〜11歳1か月
第二小臼歯	10歳3か月〜13歳2か月 10歳4か月〜13歳0か月	10歳1か月〜12歳11か月 10歳2か月〜13歳1か月
第一大臼歯	5歳11か月〜8歳7か月 5歳10か月〜7歳6か月	5歳10か月〜8歳4か月 5歳6か月〜7歳0か月
第二大臼歯	12歳1か月〜14歳5か月 11歳3か月〜13歳10か月	11歳9か月〜14歳3か月 11歳2か月〜13歳10か月

（日本小児歯科学会：日本人小児における乳歯・永久歯の萌出時期に関する調査研究Ⅱ その2 永久歯について．小児歯科学雑誌 57（3）：363-373，2019 による．一部改変）

久歯では出生時から生後3年にかけてである（第三大臼歯を除く）。そのため胎生期の母体の健康状態や乳幼児期の健康状態によって，歯の正常な形成が阻害されることがある。これは乳歯だけでなく永久歯でも同様である。

第一大臼歯は，6〜7歳ころに乳歯列の後方に萌出する最初の永久歯であり，6歳臼歯ともよばれる。第三大臼歯は18歳ころに萌出することが多く，智歯あるいは親知らずともよばれる。

乳歯は永久歯の萌出に伴って歯根が吸収され，自然に脱落していく。乳歯と永久歯が混在する時期を混合歯列期といい，この時期の歯の状態を健康に保つ

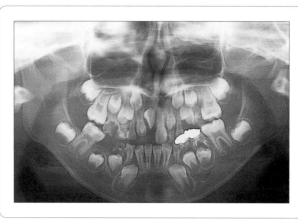

顎骨内で永久歯が形成されながら萌出過程にある。

▶図 2-2 混合歯列期の X 線像

ことは，正常な永久歯列の形成のために重要である（▶図2-2）。

歯の種類▶ 歯は前歯と臼歯とに大別され，前歯は切歯と犬歯，臼歯は小臼歯と大臼歯とに分けられる。切歯と犬歯は食物を捕握し，かみ切るのに適した形態をしている。また臼歯は食物をかみくだいたり，すりつぶしたりするのに適した形態をしている（▶図2-3）。

[1] 切歯 乳歯列・永久歯列において最前部にある歯で，中心側にあるものをそれぞれ乳中切歯・中切歯とよび，側方にあるものを乳側切歯・側切歯とよぶ。シャベルの形をしており，先端部を切縁という。外側面を唇面（唇側面）とよび，内側面を，上顎の歯では口蓋面（口蓋側面），下顎の歯では舌面（舌側面）とよぶ。萌出の状態や歯の形態，さらに色は，顔貌にも大きな影響を与える。

[2] 犬歯 切歯の側方にある歯で，それぞれ乳犬歯・犬歯とよばれる。最も長い歯である。先端がとがっており糸切り歯ともいわれる。また，外側に傾斜して萌出したものは八重歯とよばれることもある。

[3] 臼歯 いわゆる奥歯で，乳歯列では第一乳臼歯と第二乳臼歯がある。乳臼歯のあった部位に萌出する永久歯は小臼歯で，第一小臼歯と第二小臼歯がある。乳歯列の後方に萌出するものは大臼歯で，第一大臼歯・第二大臼歯・第三大臼歯がある。臼歯の上面は食物をすりつぶす部分であり，咬合面とよばれる。外側を頬面（頬側面），内側を舌面（舌側面）とよぶ。

歯式▶ 歯の種類をあらわすときには，歯式とよばれる略号が用いられることが多い。代表的なものにはジグモンディ Zsigmondy 法と FDI（国際歯科連盟 Fédération Dentaire Internationale）方式とがある（▶図2-4）。ジグモンディ法は古くからわが国でも使用されており，健康保険診療に採用されている。歯の種類をあらわす数字と，上下左右の位置をあらわす記号を組み合わせて用いる。永久歯では，中切歯から後方に向かって1から8の数字であらわす。乳歯では，数字のかわりに大文字のアルファベット A から E を使用する。

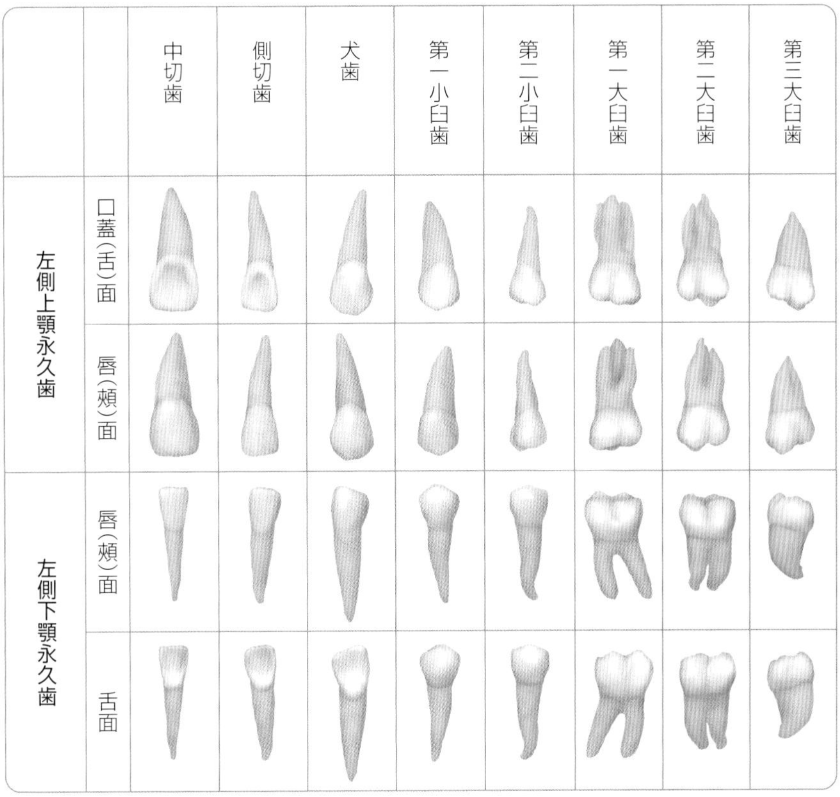

		中切歯	側切歯	犬歯	第一小臼歯	第二小臼歯	第一大臼歯	第二大臼歯	第三大臼歯
左側上顎永久歯	口蓋(舌)面								
	唇(頰)面								
左側下顎永久歯	唇(頰)面								
	舌面								

▶図2-3　歯の種類と形態

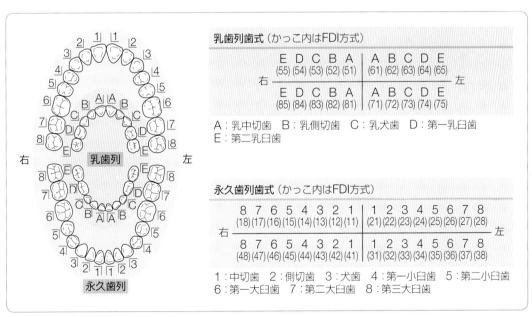

乳歯列歯式（かっこ内はFDI方式）

右　E D C B A ｜ A B C D E 　左
(55)(54)(53)(52)(51) ｜ (61)(62)(63)(64)(65)

E D C B A ｜ A B C D E
(85)(84)(83)(82)(81) ｜ (71)(72)(73)(74)(75)

A：乳中切歯　B：乳側切歯　C：乳犬歯　D：第一乳臼歯
E：第二乳臼歯

永久歯列歯式（かっこ内はFDI方式）

右　8 7 6 5 4 3 2 1 ｜ 1 2 3 4 5 6 7 8　左
(18)(17)(16)(15)(14)(13)(12)(11) ｜ (21)(22)(23)(24)(25)(26)(27)(28)

8 7 6 5 4 3 2 1 ｜ 1 2 3 4 5 6 7 8
(48)(47)(46)(45)(44)(43)(42)(41) ｜ (31)(32)(33)(34)(35)(36)(37)(38)

1：中切歯　2：側切歯　3：犬歯　4：第一小臼歯　5：第二小臼歯
6：第一大臼歯　7：第二大臼歯　8：第三大臼歯

▶図2-4　乳歯列・永久歯列のジグモンディ法による歯式

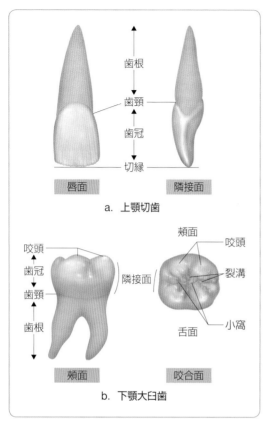

a. 上顎切歯

歯根

歯頸

歯冠

切縁

唇面　　　隣接面

咬頭

歯冠

歯頸

歯根

頰面

咬頭

裂溝

小窩

頰面　　　舌面

隣接面

咬合面

b. 下顎大臼歯

▶図2-5　歯の形態

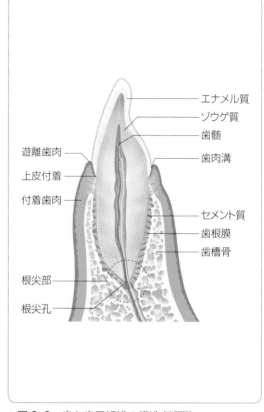

エナメル質

ゾウゲ質

歯髄

歯肉溝

遊離歯肉

上皮付着

付着歯肉

セメント質

歯根膜

歯槽骨

根尖部

根尖孔

▶図2-6　歯と歯周組織の構造(断面)

　　FDI方式は2桁の数字で表現するもので，10番台は右上，20番台は左上，30番台は左下，40番台は右下をあらわす。1の位は中切歯から後方に向かって1から8の数字で表現する。乳歯はそれぞれ50，60，70，80番台となる。

　　なお，歯列の右側・左側は，患者からみた場合の左右であらわす。

歯の形態と構造▶　歯は歯根と歯冠からなり，その境界は歯頸(歯頸部)という。臼歯歯冠部には咬頭(山)，小窩(へこみ)，裂溝(みぞ)があり，食物の咀嚼に適した形態をしている(▶図2-5)。また，歯はエナメル質・ゾウゲ質(象牙質)・セメント質の3種の硬組織と，歯髄から構成されている(▶図2-6)。

　[1]エナメル質　歯冠部の最表層の組織で，人体の組織のなかで最もかたい組織である(モース硬度で6〜7)。おもにヒドロキシアパタイトという無機質からなり，ごく少量の有機質を含んでいる。透明感があり，知覚はない。

　[2]ゾウゲ質　約65〜70%が無機質で，その多くはヒドロキシアパタイトである。約18%が有機質で，そのほとんどがコラーゲンである。さらに約12%の水を含んでいる。成分組成はエナメル質とは大きく異なり，骨やセメント質に近い。色は不透明な白色であるが，個人差があり，やや黄色みを帯びていることが多い。

加齢によって構造やかたさに変化が生じ，また変色もおこる。そのため，透明なエナメル質を通して歯の色が黄色みを帯びたように見える。内部には歯髄腔があり，知覚神経や血管を含む歯髄組織を取り囲んでいる。無数のゾウゲ細管という空隙(すきま)がゾウゲ質の表層から歯髄までつながっており，ゾウゲ質が露出したり，けずれたりすると刺激が歯髄に伝達されて痛みを感じる。

[3] **セメント質** 歯根の表面の薄い組織で，歯周組織である歯根膜のシャーピー線維 Sharpey fiber が入り込み，歯と歯周組織とを結合している。

[4] **歯髄** 歯髄腔を満たす軟組織で，歯髄細胞・ゾウゲ芽細胞・円形細胞・未分化の間葉細胞のほかに歯髄線維を含み，知覚に鋭敏である。ゾウゲ芽細胞はゾウゲ質を形成しつづけるので，歯髄腔の体積は加齢によって減少する。

ゾウゲ芽細胞の細胞体は歯髄内にあるが，そこから突き出したゾウゲ芽細胞突起はゾウゲ質のゾウゲ細管内部に侵入している。こうしたことから，ゾウゲ質は生きた組織と考えることができる。

歯髄の血管・神経は根尖(歯根の先端)の小孔(根尖孔)だけを通して歯周組織と連絡しているので，炎症がおこると循環障害が生じ，自然回復がおこりにくくなる。さらに歯髄腔は硬組織に囲まれているので，内圧の上昇によって強い痛みを生じる。なお，炎症は根尖孔から根尖部歯周組織に波及することもある。

② 歯周組織 periodontal tissue

歯周組織は歯の支持組織で，歯肉・歯根膜・歯槽骨からなる(▶図2-6)。なお，歯根表面のセメント質は歯周組織の一部と考えることもできる。

[1] **歯肉** 上皮と結合組織からなり，歯頸部を取り囲んで歯槽骨を被覆している。健康な歯肉は薄いピンク色を呈するが，歯周疾患(歯周病)などで炎症が生じると濃いピンク色を呈し，出血しやすくなる。また，メラニン色素が沈着して黒ずむこともある。

歯頸部を取り囲んで歯面から遊離している部分を**遊離歯肉**，その根尖側で歯に結合している歯肉を**付着歯肉**という。遊離歯肉と歯の間には健康な状態でも0.5〜2mm程度のみぞが存在し，これを**歯肉溝**という。

遊離歯肉が炎症によって腫脹すると，歯肉溝は結果的に深くなり，このような状態のものは**歯肉ポケット**とよばれる。歯周疾患によって付着歯肉と歯との結合が破壊されると，さらにポケットは深くなる。このような場合は**歯周ポケット**とよばれ，この深さは歯周疾患の進行を示すひとつの目安となる。

歯肉は加齢によって退縮傾向を示し，結果的に歯は歯根部まで露出することもある。そのため，若年者の歯は短く，高齢者の歯は長く見えるようになる。

[2] **歯根膜** 歯根周囲を取り巻き，歯と歯周組織を結合させている厚さ0.2〜0.3mmの線維性結合組織である。歯槽骨とセメント質双方にシャーピー線維を介して結合しており，歯を保持する組織である。硬組織ではないので，咬合

時の歯に加わる圧力に対してクッションのはたらきもする。したがって，健康な状態であっても力が加わると歯はわずかに動揺する。また神経も分布しており，圧力・温度・接触・痛みなどを感じ，歯と歯周組織の保護に重要な役割を果たす。

[3] **歯槽骨**　上下顎骨のうち歯を支持して取り囲む部分を，歯槽骨という。解剖学的には上顎骨では歯槽突起，下顎骨では歯槽部に相当する。歯槽骨の辺縁は歯頸部のやや根尖側に位置するが，加齢によって退縮する。歯周疾患によって歯槽骨や歯根膜が破壊されると歯の支持が失われ，歯の動揺が顕著になる。

③ **口蓋** palate

口蓋は口腔と鼻腔・上顎洞とを分けている部位で，固有口腔（歯列に囲まれた空間）の天蓋に相当する（▶図2-7）。前方の骨のある部分を**硬口蓋**，後方の骨がなく可動性のある部分を**軟口蓋**という。口蓋粘膜には小唾液腺である口蓋腺や，味覚を感知する味蕾も広く分布している。口蓋の知覚を支配する神経は三叉神経の枝である翼口蓋神経が主であるが，味覚は顔面神経の枝である大錐体神経によって支配されている。

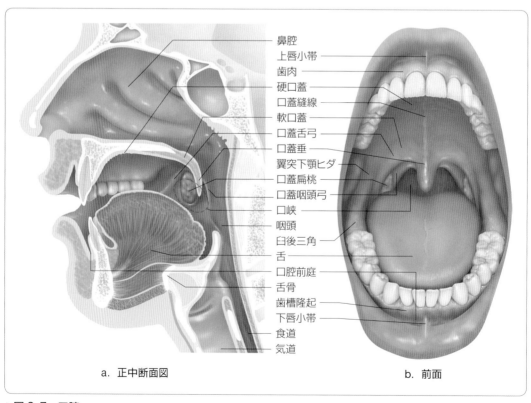

鼻腔
上唇小帯
歯肉
硬口蓋
口蓋縫線
軟口蓋
口蓋舌弓
口蓋垂
翼突下顎ヒダ
口蓋扁桃
口蓋咽頭弓
口峡
咽頭
臼後三角
舌
口腔前庭
舌骨
歯槽隆起
下唇小帯
食道
気道

a. 正中断面図　　　　　　b. 前面

▶図2-7　口腔

[1] **硬口蓋**　正中には口蓋縫線がある。その両側には横口蓋ヒダが形成され，口蓋縫線の前端は切歯乳頭となっている。

[2] **軟口蓋**　軟口蓋の後方正中部には口蓋垂が突出している。口蓋垂からは口蓋舌弓と口蓋咽頭弓の2対のヒダが外下方に形成され，両弓の間に口蓋扁桃がある。

軟口蓋の機能▶　軟口蓋の粘膜下には口蓋帆挙筋・口蓋帆張筋・口蓋咽頭筋・口蓋垂筋・口蓋舌筋があり，嚥下や発音に重要なはたらきをする。軟口蓋によって，鼻から抜く音（マ行など）と抜かない音（パ行・バ行など）を出し分けている。

④舌 tongue

舌は筋肉の突起物で，表面を口腔粘膜がおおっている。舌筋（▶29ページ）は内舌筋と外舌筋から構成されている。

舌の上面を**舌背**，両脇を**舌縁**，下面を**舌下面**という。舌背には分界溝というV字形のみぞがある。分界溝より後方を**舌根**とよび，前方で可動性のある部分を**舌体**，舌体のさらに先を**舌尖**という（▶図2-8）。分界溝の後方には舌扁桃がある。

舌乳頭▶　舌背には糸状乳頭・茸状乳頭がある。分界溝の前部には8〜10個でやや大型の有郭乳頭，舌縁後方にはヒダ状の葉状乳頭がある。糸状乳頭の先端は角化しており白く見える。茸状乳頭と有郭乳頭の側面には味覚を感知する**味蕾**がある。

舌体部の知覚は下顎神経（三叉神経の第3枝），味覚は鼓索神経（顔面神経の枝），運動は舌下神経支配である。舌根部の知覚・味覚は舌咽神経支配，運動は舌下神経支配である。

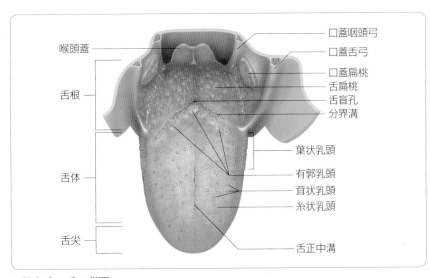

喉頭蓋	口蓋咽頭弓
舌根	口蓋舌弓
	口蓋扁桃
	舌扁桃
	舌盲孔
	分界溝
	葉状乳頭
舌体	有郭乳頭
	茸状乳頭
	糸状乳頭
舌尖	舌正中溝

▶図2-8　舌の背面

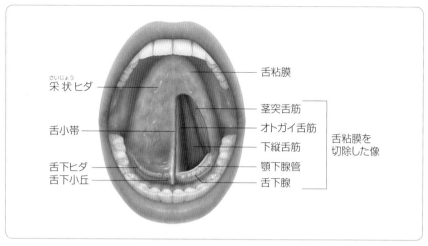

▶図2-9　舌下面と口底

舌の機能▶　舌は，口に入った食物の温度や性質を瞬時に感じとり，咀嚼時には食物を歯と歯の間に移動あるいは保持させ，咀嚼した食物を集めて咽頭・食道へ送り込む嚥下運動にも関与する。

　なお，舌扁桃や有郭乳頭を舌がんではないかと心配して受診する人もいるが，これらは健常な組織である。

⑤ 口底 floor of the mouth

　舌と下顎骨との間の部分を**口底**といい，正中には舌小帯がある(▶図2-9)。その左右には舌下小丘とよばれる小隆起がある。舌下小丘は顎下腺管(ワルトン管)の開口部であり，顎下腺と一部の舌下腺の唾液を排出する。その後方には舌下腺の唾液を排出する**舌下ヒダ**がある。

　口底の粘膜下には顎下腺管・舌下腺のほかに，舌神経や舌下動静脈が走行し，オトガイ舌筋・オトガイ舌骨筋・顎舌骨筋がある。

B｜口腔周囲

① 口唇 lip

　口唇は口腔の前方にあり，**上唇**と**下唇**で構成されている(▶図2-10)。上唇と下唇の間隙を口裂といい，口裂の外側隅を**口角**という。口唇の内側は口腔粘膜，外側は皮膚で，その移行部を**赤唇**という。上唇皮膚部の正中には**人中**とよばれる縦のみぞがあり，真ん中のへこみを人中窩，人中の外側の高まりを人

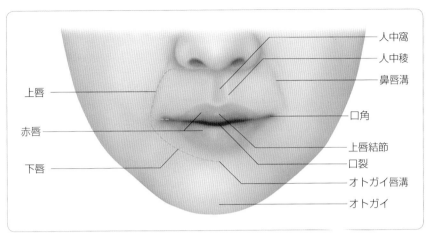

▶図2-10　口唇各部の名称

中稜という。頬との境界には鼻唇溝がある。

　上唇と下唇の皮膚下層には口輪筋があり，頬筋などの顔面筋(表情筋)が付着している。内側の粘膜正中には**上唇小帯・下唇小帯**という粘膜のヒダがある（▶22ページ，図2-7）。

　口唇の知覚は三叉神経，運動は顔面神経支配である。

口唇の機能▶　口唇は，開くことで食物を体内に取り込む摂食を可能にし，また，吸う・吹く・すすることにも関与する。閉鎖することで食物を口腔内に保持し，嚥下に際しては口腔内を陰圧にする。また唾液の蒸発を防止して口腔粘膜の湿潤を保つほか，パ行・バ行・マ行などの口唇音の発音を可能にする。

② 頬部 buccal region

　前方を口唇，上方を眼窩，後方を耳下腺，下方を下顎骨下縁で囲まれた部位を**頬部**という。外面を皮膚，内面を頬粘膜でおおわれ，その間に顔面筋(表情筋)が存在する。口腔前庭の後外側壁にも相当し，柔軟な組織であり，顔の表情をつくる。頬粘膜には**耳下腺乳頭**があり，耳下腺でつくられた唾液が流出する。

③ 顎下部 submandibular region

　顎下部は頸部の一部である。下顎骨下縁より下方で，前方を顎二腹筋前腹，後方を顎二腹筋後腹，内側を顎舌骨筋で囲まれた**顎下三角部**をいう（▶図2-11）。顎下部には顎下腺・顎下リンパ節・顔面動静脈が存在する。顎下部の前方正中側で，左右の顎二腹筋前腹と舌骨で囲まれた部位を**オトガイ下部**という。

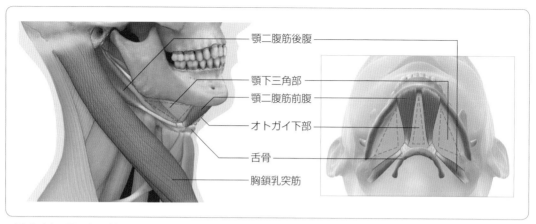

▶図2-11　顎下部の筋

C 顎骨・顎関節

① 上顎骨 maxilla

　　上顎骨は上顎体・前頭突起・頬骨突起・歯槽突起・口蓋突起の5部から構成されている(▶図2-12-a)。上方は眼窩の下壁となり，外方は頬骨，後方は蝶形骨の翼状突起が付着する。上顎体の前面で眼窩下縁の約1cm下に眼窩下孔があり，眼窩下神経(三叉神経の第2枝)と眼窩下動静脈が走行している。正中側は鼻腔の側壁を形成し，鼻腔の下縁を梨状口といい，正中の骨の突起を前鼻棘という。

　　上顎骨の中には上顎洞があり，鼻腔とつながっている。上顎洞の底部は歯根と近接している。口蓋突起には切歯孔があり，切歯管が開口する。切歯管は胎生期の鼻口蓋管に相当する。切歯管内には鼻口蓋動静脈，鼻口蓋神経が通る。

② 下顎骨 mandibule

　　下顎骨は前方の下顎体と後方の下顎枝に分けられる(▶図2-12-b)。下顎体の上方には歯が植立しており，その周囲の骨を歯槽部という。また，前方正中下の軽度の突出をオトガイ隆起といい，その両側にオトガイ結節がある。下顎第一小臼歯と第二小臼歯の間の下方にはオトガイ孔がある。

　　下顎枝の上前部には側頭筋の付着する筋突起があり，下顎切痕をはさんだ後方に関節突起がある。関節突起の頂部を下顎頭，その下の細い部分を下顎頸といい，外側翼突筋が付着している。下顎枝の下後端を下顎角といい，咬筋が付着する。

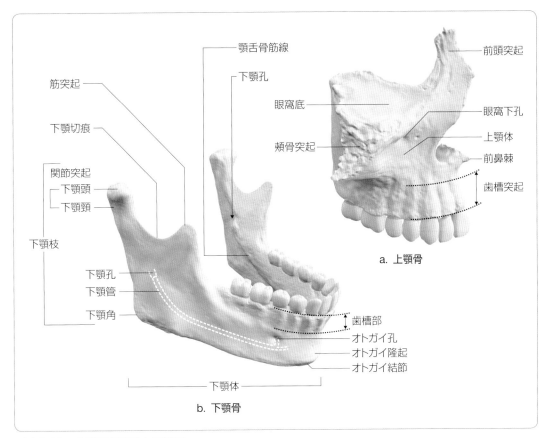

筋突起

下顎切痕

関節突起
　下顎頭
　下顎頸

下顎枝

下顎孔
下顎管
下顎角

顎舌骨筋線

下顎孔

眼窩底

頬骨突起

前頭突起

眼窩下孔

上顎体

前鼻棘

歯槽突起

a. 上顎骨

歯槽部
オトガイ孔
オトガイ隆起
オトガイ結節

下顎体

b. 下顎骨

▶図2-12　上顎骨（半面）と下顎骨

　　　　下顎枝の内面には下顎孔がある。下歯槽神経と下歯槽動静脈は下顎孔から下
　　　顎骨内に入り，下顎管を通ってオトガイ孔に達し，骨外に出るとオトガイ神経
　　　とオトガイ動静脈とよばれる。

③ 顎関節　temporomandibular joint

　　　　下顎骨の下顎頭と側頭骨の下顎窩を連結する関節を顎関節という（▶図2-13）。
　　　下顎窩の前方に関節隆起，その外側に関節結節があり，外側靱帯が付着してい
　　　る。
　　　　下顎頭・下顎窩の関節面の表層は線維軟骨でおおわれ，関節面間には線維性
　　　結合組織である関節円板が介在し，関節腔を上関節腔と下関節腔に分けている。
　　　両関節腔内は関節液（滑液）で満たされている。関節円板の後方は円板後部組織
　　　という静脈に富んだ組織があり，前方は外側翼突筋の上部と連続している。
　　　　下顎頭は，小開口時には回転する（蝶番運動）が，大開口時には前方に滑走
　　　して下顎窩を逸脱し，前方の関節隆起の下まで移動する（滑走運動）。

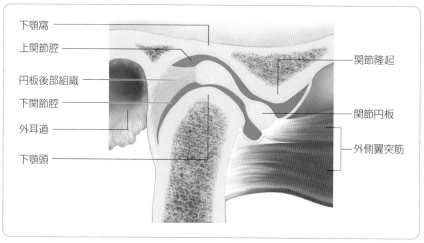

下顎窩
上関節腔
円板後部組織
下関節腔
外耳道
下顎頭

関節隆起
関節円板
外側翼突筋

▶図2-13　顎関節の構造

D 口腔顎顔面の筋

① 咀嚼筋 masticatory muscles

　　下顎を挙上(閉口)させるはたらきのある咬筋・側頭筋・内側翼突筋, 下顎を前方に移動させる外側翼突筋を総称して**咀嚼筋**という(▶図2-14)。すべて, 三叉神経の第3枝である下顎神経によって支配される。

　　咬筋は頰骨弓, 内側翼突筋は蝶形骨の翼状突起からおこり, 下顎枝を内側と外側からはさむように走行して, それぞれ下顎角の咬筋粗面と翼突筋粗面に停止する。また側頭筋は広く側頭骨側頭窩からおこり, 筋突起に停止する。

　　咀嚼筋は強力な筋で, 閉口による最大咬合力は中切歯で約15 kg, 犬歯では約27 kg, 第一小臼歯では約40 kg, 第一大臼歯では約60 kgになるという。

② 舌骨上筋群 suprahyoid muscles

　　オトガイ舌骨筋(舌下神経支配), 顎舌骨筋(三叉神経第3枝の枝の顎舌骨筋神経支配), 顎二腹筋(前腹は顎舌骨筋神経支配, 後腹は顔面神経支配), 茎突舌骨筋(顔面神経支配)を総称して**舌骨上筋群**という(▶31ページ, 図2-15)。

　　これらの筋が収縮すると, 舌骨が固定されているときには下顎を引き下げて開口運動となり, 下顎が固定されているときには舌骨を引き上げて嚥下運動に関与する。

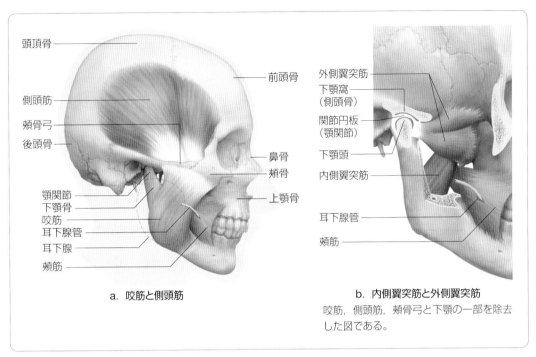

| a. 咬筋と側頭筋 | b. 内側翼突筋と外側翼突筋 |

左図の引き出し線（a. 咬筋と側頭筋）:
頭頂骨
側頭筋
頬骨弓
後頭骨
前頭骨
鼻骨
頬骨
上顎骨
顎関節
下顎骨
咬筋
耳下腺管
耳下腺
頬筋

右図の引き出し線（b. 内側翼突筋と外側翼突筋）:
外側翼突筋
下顎窩（側頭骨）
関節円板（顎関節）
下顎頭
内側翼突筋
耳下腺管
頬筋

咬筋，側頭筋，頬骨弓と下顎の一部を除去した図である。

▶図 2-14　咀嚼筋と骨

③ 舌筋 muscles of tongue

　　　舌筋は，舌の外部からおこり舌の内部で終わる外舌筋と，舌内で起始・停止する内舌筋に分けられる。いずれも舌下神経支配である。

　　　外舌筋には茎突舌筋・舌骨舌筋・オトガイ舌筋などがあり（▶24ページ，図2-9），舌の前後左右の運動にかかわる。内舌筋には縦舌筋・横舌筋・垂直舌筋などがあり，舌の形をかえる際に収縮する。

④ 顔面筋 facial muscles

　　　顔面筋は喜怒哀楽などの表情をつくりだすところから，表情筋ともよばれるが，表情だけでなく吸啜や会話運動にもかかわっている。皮膚に付着しており，顔面神経の支配を受けている。

　　　口裂周囲には，上唇・口角を上方や外側に挙上させる上唇挙筋・小頬骨筋・大頬骨筋・口角挙筋，下唇・口角を下垂させる口角下制筋・下唇下制筋，口角を外側に引く頬筋・笑筋，口裂を閉じたり突き出したりする口輪筋，オトガイの皮膚を上方に引くオトガイ筋がある。

E | 唾液腺 salivary gland

唾液腺は，大唾液腺(耳下腺・顎下腺・舌下腺)と小唾液腺に分けられる(▶図 2-15)。

唾液の作用▶　唾液腺で生成・排出される唾液は，成人で通常 1～1.5 L/日になる。唾液は，水分による潤滑・洗浄作用のほか，成分であるムチンによる食塊形成作用，アミラーゼによる消化作用，リゾチームやラクトフェリンによる抗菌作用，ヒスタチンなどによる傷を治す作用，歯を再石灰化する修復作用，酸性になった食後の口腔内を中性に戻す中和作用などを有している。さらさらした漿液性の唾液と，より粘稠度の高い粘液性の唾液がある。

① 耳下腺 parotid gland

耳下腺は，耳前部で咬筋の表側にあり，下顎枝の後縁をまわり込んでいる最も大きな唾液腺である。浅葉と深葉に分かれ，その間を顔面神経の分枝が走行している。排泄管は耳下腺管(ステノン管)とよばれ，耳下腺の前上方から発して咬筋の表面を走行し，頬筋を貫いて上顎第二大臼歯相当の頬粘膜にある耳下腺乳頭に開口して，唾液を排出する。漿液性の唾液で，食事などの刺激時に排出される唾液の 50% 以上が耳下腺からのものである。

② 顎下腺 submandibular gland

顎下腺は，顎下三角にある 2～3 cm 大の唾液腺である。排泄管は顎下腺管(ワルトン管)とよばれ，顎舌骨筋の後方をまわって口底の舌下小丘に開口する。粘液と漿液の混合腺で，食事などの刺激がないときの唾液の 65% を排出する。

③ 舌下腺 sublingual gland

舌下腺は，口底の顎舌骨筋上に横たわっている粘液腺で，小舌下腺と大舌下腺がある。小舌下腺の多数の小導管は舌下ヒダに沿って口底に開口しているが，一部は顎下腺管にも開いている。大舌下腺からは大舌下腺管が出て，顎下腺管とともに舌下小丘に開口する。

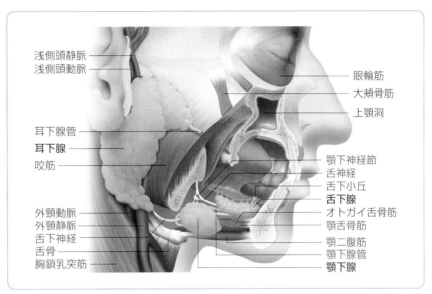

浅側頭静脈
浅側頭動脈
眼輪筋
大頬骨筋
上顎洞
耳下腺管
耳下腺
咬筋
顎下神経節
舌神経
舌下小丘
舌下腺
外頸動脈
オトガイ舌骨筋
外頸静脈
顎舌骨筋
舌下神経
顎二腹筋
舌骨
顎下腺管
胸鎖乳突筋
顎下腺

▶図2-15　大唾液腺

④ 小唾液腺 minor salivary gland

　小唾液腺は，口腔粘膜下に多数存在する直径1〜2 mmの唾液腺である。それぞれに固有の導管が粘膜に開口しており，唾液を排出する。部位によって，口唇腺・頬腺・舌腺・口蓋腺とよばれる。

ゼミナール
復習と課題

❶ 乳歯・永久歯の種類と萌出時期を示しなさい。
❷ 歯の解剖図を断面で示し，各部位の名称を記しなさい。
❸ 口腔の機能をまとめなさい。
❹ 顎骨と筋肉とを列記し，その関連について述べなさい。

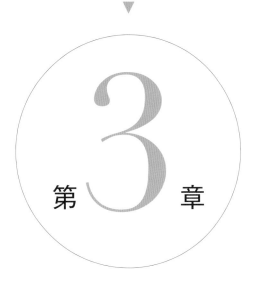

歯・口腔

第 **3** 章

症状と
その病態生理

本章で学ぶこと	□歯・口腔疾患に伴うおもな症状とその発生機序・病態生理について学ぶ。
	□顎口腔機能障害について理解する。
	□各症状と他臓器との関連について理解する。

A｜口腔症状

① 痛み

痛みは「実際の組織損傷や潜在的な組織損傷に伴う，あるいはそのような損傷の際の言葉として表現される，不快な感覚かつ感情体験」と定義されており[1]，非常に主観的なものである。

痛みの分類▶　痛みは発生機序により侵害受容性・神経障害性・心因性に分類される。**侵害受容性疼痛**は組織を傷害する危険から身をまもる警告，ないしは傷害されたことを認知するための痛みである。組織の侵害受容器が機械的刺激・熱刺激・炎症に反応して，神経線維によって脳に伝えられる。

神経障害性疼痛は痛みを伝える神経の損傷や疾患によって生じる痛みで，各組織の侵害受容器は関与しない。電撃性で刺すような痛みを特徴とする。

心因性疼痛は明らかな身体的原因がなく，その発生に心理社会的因子が関与している痛みである。

痛みは**自発痛**と**誘発痛**に分けることもできる。誘発痛には圧痛・接触痛・咬合痛・顎運動痛・冷水痛などがある。

1　歯痛

歯痛は狭義には歯の痛みであるが，歯周組織の痛みも歯痛と感じるため，広義には歯周組織の痛みも含む。自発痛のほか，冷水痛・温水痛・咬合痛がみられる。

歯痛の原因▶　歯痛の原因となる歯の疾患には，ゾウゲ質齲蝕，歯髄炎，根尖性歯周炎，歯の破折がある。また，歯質の欠損がなく，冷刺激などで誘発される痛みを**知覚過敏**という。

器質的な異常がみられない歯や抜歯した部位に発生する痛みを**非定型歯痛（特発性歯痛）**といい，心因性疼痛と考えられている。また，歯とは離れた組織である咀嚼筋の痛みが原因で異所性に歯痛を呈することがあり，これを**関連痛**という。心臓疾患が原因のこともある。

1）日本ペインクリニック学会用語委員会翻訳：国際疼痛学会痛み用語2011年版リスト．

2 口腔粘膜の痛み

　ヘルペス性口内炎・帯状疱疹などでは粘膜に強い痛みがおこる。また，アフタ，不適合な義歯による褥瘡，外傷などでも痛みが生じるが，自発痛よりも誘発痛が多い。

　口腔粘膜の扁平上皮がんは，初期には約半数の患者が軽い痛みを感じる程度だが，進行すると多くの患者が激しい自発痛(がん性疼痛)を訴える。

3 顎部の痛み

　歯周炎や智歯周囲炎が進行して急性顎骨骨髄炎などになると，顎部が激しく痛み，発熱・腫脹を伴う。三叉神経痛では電撃様疼痛が発作的におこる。顎関節症では咀嚼筋痛や顎関節痛が生じ，痛みにより開口障害を伴うことがある。

② 腫脹

腫脹の原因▶　腫脹とは，身体の表面や組織が増大した状態である。炎症反応などによる細胞浸潤，充血，滲出液貯留などのため容積が増大したものを反応性腫脹といい，原因を除去するともとに戻る。急性炎症では一般的に，痛みや熱感を伴って急激に腫脹する。

　化膿性炎症が皮下や粘膜下に限局し，膿で満たされた腔を形成した状態を膿瘍という。膿瘍が形成されると波動を触れるようになり，膿瘍が自壊すると排膿して腫脹は縮小する。

　一方，腫瘍などにより細胞の数が増大したり，細胞自体が大きくなったりしたものを実質性腫脹または腫大という。一般的に無痛性で，良性腫瘍や囊胞では数年から数十年にわたってゆるやかに発育するが，悪性腫瘍では数週間から数か月の短期間で増大するものが多い。

1 口腔内の腫脹

　歯肉では辺縁性歯周炎・根尖性歯周炎・智歯周囲炎などの歯性炎症による腫脹が一般的であるが，悪性腫瘍やエプーリスによる腫脹もある。口底部には唾液の漏出によって魚の浮袋のような腫脹を呈することがあり，ガマ腫(▶119ページ)とよばれる。

　下顎骨の小臼歯部相当の舌側歯肉に生じるこぶ状の下顎隆起や，口蓋正中の口蓋隆起，上顎歯槽部の頰側の骨隆起は病的なものではないので，支障がなければ放置してかまわない(▶130ページ)。

2 口唇の腫脹

　口腔内の慢性炎症が原因のアレルギーなどにより口唇が腫脹する肉芽腫性口

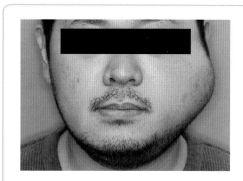

左側智歯周囲炎に伴って下顎から顎下部にかけて腫脹がみられる。	左頰部の腫脹がみられる。

▶図3-1　顎下部蜂窩織炎（顎下部の腫脹）　　　　▶図3-2　左咬筋炎（頰部の腫脹）

唇炎，機械的刺激や薬物・食物のアレルギー反応として口唇に血管神経性の浮腫を突然おこすクインケ浮腫が知られている。

3　顎下部の腫脹

智歯周囲炎では，筋隙や骨膜を通って智歯周囲の組織にも炎症が波及し，頰部や顎下部も腫脹することがある（▶図3-1）。

唾石症で顎下腺の導管に唾石があると，唾液の流出が阻害されて顎下腺の腫脹がおこることがある。これを唾腫という。また，智歯抜歯などで骨膜の間隙から顎下部の皮下に空気が迷入すると皮下気腫を生じる。腫脹部を押すとパチパチといった特徴的な音がする。

4　頰部の腫脹

智歯周囲炎などの歯性感染症が骨膜や筋隙に波及して下顎骨体部や咬筋周囲に及ぶと，頰部の腫脹をきたす（▶図3-2）。流行性耳下腺炎などによる耳下腺の腫脹は両側性である。咬筋腫瘍や咬筋肥大症でも頰部の腫脹がみられる。

③ 口腔出血

1　局所的な要因による出血

抜歯や歯肉切開などの外科処置では，当然出血を伴う。とくに下顎の埋伏智歯の処置やインプラント手術では，下顎骨内の下歯槽動脈を損傷して出血することがある。動脈性の出血は噴水様で，鮮血である。局所圧迫により止血する。

辺縁性歯周炎で歯肉に炎症があると，歯みがきで出血することがあるが，通常は自然止血する。

　良性腫瘍では自然出血することは少ないが，妊娠性エプーリス(血管腫性エプーリス)ではしばしば出血がみられる。分娩後には病変も出血も消退することが多い。

　悪性腫瘍で浅いびらん面の場合は，にじみ出るような出血のみられることがあり，綿状の局所止血薬などの圧迫によって止血する。進行がんの潰瘍部からは，動脈性の出血により短時間に大量の出血がみられることがあり，緊急の処置が必要なこともある。

2 全身的な要因による出血

　口腔出血には全身的な疾患が関与している場合がある。おもな疾患には次のようなものがある。

(1) 貧血：再生不良性貧血・悪性貧血など
(2) 多血症：真性多血症(▶図3-3)
(3) 腫瘍：白血病
(4) 先天性血管異常：遺伝性出血性末梢血管拡張症
(5) 後天性血管異常：IgA血管炎(ヘノッホ-シェーンライン紫斑病)
(6) 血小板異常：先天性血小板機能異常症・後天性血小板機能異常症・免疫性血小板減少性紫斑病
(7) 先天性凝固異常：血友病A・血友病B・フォン-ビルブランド病・無フィブリノゲン血症
(8) 後天性凝固異常：播種性血管内凝固症候群 disseminated intravascular coagulation syndrome(DIC)

　上記の疾患がある場合や，抗凝固薬・抗血小板薬を服用していると，不適合な義歯による軽微な外傷や，歯肉炎でも出血しやすくなり，また抜歯などの外科手術後に止血しにくくなるので留意する。

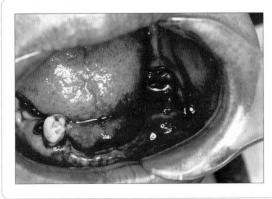

5 抜歯窩からの出血がみられる(手術翌日)。

▶図3-3　出血性素因(真性多血症)による抜歯後の出血

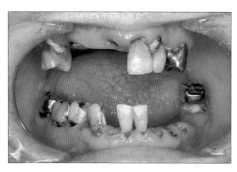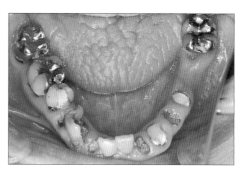

齲蝕が原因で複数の歯もしくは歯の歯冠部を喪失した症例。歯の修復や保存治療，補綴治療などが必要である。

▶図 3-4　歯の欠損

④ 歯の欠損

　歯の欠損のおもな原因は齲蝕と歯周疾患である。齲蝕がある場合，修復処置または根管治療と歯冠修復を行うが，齲蝕を繰り返すとさらに歯質が失われ，最終的に抜歯となる（▶図 3-4）。齲蝕治療を行ったあと，歯根部が破折して抜歯となることも少なくない。一方，歯周疾患に罹患すると歯槽骨が吸収され，重篤になると歯周組織の慢性的な炎症や歯の動揺を呈して抜歯となる。上記以外の原因として，外傷，先天性欠如，腫瘍切除に伴う抜歯がある。

　歯を喪失すると，咬合と咀嚼機能の低下，残った歯の移動や挺出，発音障害，嚥下障害，外観の障害の原因となるほか，二次的には筋肉や骨格の変化，顎関節機能の障害，社会活動への障害がおこる。さらに，歯を喪失したことによる心理的な負担も指摘されている。これらは補綴治療によって回復をはかることが望ましい。

　歯の欠損は先進国では減少傾向にあり，2016（平成 28）年の歯科疾患実態調査によると，わが国の 75 歳から 79 歳までの 1 人平均残存歯数は 18.0 本である。同じ年齢層で 20 歯以上の自分の歯を有する者は同年で 56.1% であり，これは 2005（平成 17）年の 27.1% から大幅に増加している。

⑤ 口臭

　呼気を他人が悪臭と感じたときに，これを口臭と定義するが，起床時や緊張時，飲食後，加齢などによる生理的口臭は誰にでもみられる。また，実際には悪臭ではないのに，そう思い込んでしまう仮性口臭症であることも多い。ガスクロマトグラフィーなどの口臭測定器で客観的に診断することも有用である。

　病的口臭症には，重度の齲蝕や歯周疾患・口腔乾燥・口腔がんなどの口腔に

由来するもの，副鼻腔炎・咽頭食道憩室・呼吸器疾患によるもののほか，肝不全では肝性口臭という腐卵臭，尿毒症ではアンモニア臭，糖尿病でアセトン臭を発することがある。胃疾患の関与は低い。頻度としては舌苔[1]由来が最も多いので，舌を診察して舌苔の有無を確認するとよい。

⑥ 口腔乾燥

唾液の分泌が減少すると，口腔粘膜の保湿低下による口渇感だけでなく，咀嚼・嚥下・会話にも支障をきたす。また，唾液の成分による抗菌作用や中和作用・潤滑作用・消化作用も低下するので，齲蝕・粘膜炎・歯周疾患・義歯維持不良・消化不良をきたすことにもなる。

口腔乾燥の原因▶　シェーグレン症候群・放射線療法・加齢・移植片対宿主病(GVHD)・サルコイドーシス・後天性免疫不全症候群(AIDS)・悪性リンパ腫などによる唾液腺自体の機能障害により，唾液分泌量が低下する。また，高血圧薬・向精神薬・抗アレルギー薬・抗てんかん薬・認知症薬などによりムスカリン受容体が刺激されないことでも，唾液の生産が減少する。これを**薬物性口腔乾燥症**という。ほかにも糖尿病の影響などによる全身性口腔乾燥症がある。

また，唾液は正常に分泌されているにもかかわらず，口呼吸などで蒸発してしまう**蒸発性口腔乾燥症**や，実際には乾燥していないのに乾燥の自覚が強い心因性のものもある。

口腔乾燥症の治療▶　唾液の分泌を促すために，おいしく食べてストレスを軽減することで副交感神経を刺激する。また，よくかんだり，唾液腺をマッサージしたりすることも効果的である。薬物性口腔乾燥症では同効能の他の薬物に変更するとよい。シェーグレン症候群や放射線療法による口腔乾燥症では薬物療法も効果的である。蒸発性口腔乾燥症では就寝中に口唇をテープでとめて口呼吸を防止するなどの方法もある。保湿剤も有用である。

B 顎口腔機能障害

① 呼吸障害

呼吸障害の原因▶　呼吸が障害されると**呼吸困難**になり，進行すると**呼吸不全**へと移行する。**呼吸障害(呼吸困難)**の原因は，肺性，心性，閉塞性，代謝性，心因性，神経・筋疾患性，血液性などに分類される。

---

1) 舌苔とは，舌表面に付着したよごれのことである。舌粘膜からはがれた細胞や，細菌，食物残渣などによって生じる。

歯・口腔領域では閉塞性呼吸困難が多い。直接的な原因としては，腫脹による閉塞，出血・分泌物などによる閉塞，睡眠時無呼吸症候群などがある。いずれも原因の除去により治療を行い，緊急時には気管切開や気管挿管を行う。

睡眠時無呼吸症候群

　睡眠時無呼吸症候群は，10秒以上の無呼吸が1時間の睡眠中に5回以上出現する状態とされている。そのため日中に眠くなり，睡眠障害による高血圧症，脳・心臓の疾患，神経の障害も引きおこす。

　鼻腔や咽頭部などの上気道の 狭窄（きょうさく）による閉塞型と，脳神経の障害による中枢型がある。多くは閉塞型であり，閉塞の要因としては肥満・鼻疾患・顎骨の形態異常などがある。

睡眠時無呼吸症候▶
群の診断と治療　診断は，睡眠ポリグラフィを身体に一晩装着し，睡眠中の脳波・呼吸などを計測して行う。

　治療は，肥満が主原因であれば減量を行う。ただし，肥満解消までに時間を要する場合があることから，まず気道(咽頭部)閉塞を改善する治療が優先される。重症例では経鼻持続陽圧換気(nasal CPAP)が用いられる。中等度症例では口腔内装置(スリープスプリント)を就寝中に装着して，下顎を前方に保持することで舌根の沈下を防止する(▶図3-5)。顎骨の形態異常の場合には，下顎骨前方移動術(多くは上顎骨前方移動術も併用)を行うこともある。

② 開口障害

　開口障害とは，狭義には最大開口が制限された状態をいい，広義には曲がって開く，スムーズに開かないなどの質的な開口障害も含むことがある。おおむね，上下中切歯間距離で40mm未満を開口障害とするが，正常な開口距離には身長や性などによる個人差がある(▶49ページ)。

開口障害の原因▶
　開口障害には，関節リウマチ・乾癬性顎関節炎・腫瘍などに伴う顎関節腔内の線維性・骨性強直によるもの，化膿性顎関節炎・外傷性顎関節炎のような顎関節の関節包の障害によるもの，骨折などにより顎関節の動きが制限されて生じるものがある。

　また，智歯周囲炎などの歯性炎症が咀嚼筋や筋膜に波及して筋炎や筋膜炎となり，筋の伸展が阻害されると開口障害となる(▶図3-6)。咀嚼筋腱・腱膜過形成症では筋周囲の腱や腱膜の過形成により筋の伸展が阻害される。顎関節症の咀嚼筋痛障害でも開口障害を呈する。

　てんかん・破傷風・テタニーによる神経性の開口障害や，放射線療法後などに生じる粘膜や皮膚の瘢痕（はんこん）による開口障害もある。

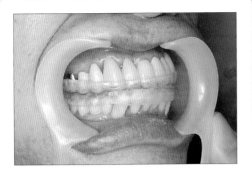

下顎が前方に保持され，舌根沈下を防ぐ。

▶図3-5　口腔内装置（スリープスプリント）

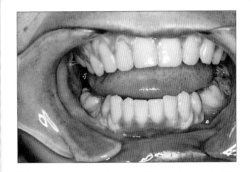

|8 抜歯後の感染に伴って，開口障害と口底蜂窩織炎による舌の挙上がみられる。

▶図3-6　炎症性開口障害（口底蜂窩織炎）

③ 咀嚼障害

咀嚼 ▶　顎運動によって食物を粉砕し，唾液と混合して嚥下しやすい食塊とする過程を咀嚼という。咀嚼のためにはまず，口唇・頬・舌が協調して食物を歯の上に乗せることが必要である。また，顎の開閉口運動や前後・左右の運動が複雑に組み合わさって行われる。これらの器官や運動が障害されると咀嚼障害が生じる。

咀嚼障害の原因 ▶　咀嚼障害は原因によって次のように大別される。

(1) 組織の欠損：先天性または後天性に歯・顎骨・頬・舌などが欠損すると咀嚼できない。

(2) 咬合異常：歯の位置異常や，歯槽骨・顎骨の変形や偏位により歯のかみ合わせがずれると，食物を切断したりすりつぶしたりできない。

(3) 顎運動の障害：咀嚼筋・神経・顎関節の異常により咀嚼できない。

(4) 痛み：歯髄炎・辺縁性歯周炎・根尖性歯周炎などによる歯痛，骨折・粘膜損傷・口内炎などの痛みがあり，咀嚼できない。

④ 嚥下障害

摂食・嚥下運動 ▶　食物が認知されて口の中に取り込まれ，口腔・咽頭・食道を経て，胃へ送り込まれる一連の過程を摂食・嚥下運動とよぶ。①先行期（認知期），②準備期，③口腔期，④咽頭期，⑤食道期の5期に分類されており，このなかで食物を口腔から胃まで運ぶ③口腔期（第1相），④咽頭期（第2相），⑤食道期（第3相）を嚥下運動という（▶図3-7）。

嚥下障害の原因 ▶　嚥下運動のいずれの時期が障害されても嚥下障害が生じる。また，咀嚼障害による食塊形成障害によってもおこる。

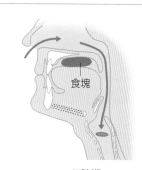
a. 口腔期
舌により食塊が咽頭へと送られる。

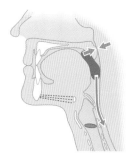
b. 咽頭期
軟口蓋が鼻咽腔を閉鎖して嚥下圧が生じ, 食塊が食道へと送られる。

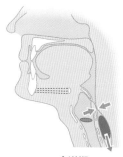
c. 食道期
食道の入口は閉鎖し, 食塊の逆流を防ぐ。食道の蠕動運動により食塊が胃へと送られる。

▶図3-7　嚥下の3相

　口腔期の障害には, 食塊の輸送が困難な場合がある。食塊を咽頭方向に輸送するためには, 舌の動き, 口蓋の形態, 下顎固定, 口唇閉鎖が重要である。重度の口内炎・口底炎・腫瘍や, 手術による組織欠損・瘢痕などが食塊の輸送を妨げる原因となる。

　咽頭期の運動は反射的な不随意運動である。障害の原因としては, 咽頭の炎症・腫瘍, 進行性麻痺（まひ）, 脳血管障害, 破傷風, 手術後の変形などがあり, 食塊の咽頭通過障害, 食塊の鼻腔への流入, 気管内への誤嚥が生じる。

　食道期の障害の原因としては, 食道の炎症・瘢痕・腫瘍およびその手術後, 外部からの圧迫などがある。

⑤ 言語障害

言語障害の分類▶　**言語障害**とは, 言語の適切な理解や表現が困難な病態（状態）をいい, 音声機能の障害（**発音障害**）と言語機能の障害とがある。

　発音障害には, 発声・発語器官のどこかに異常がおこったために正しい発音ができなくなる構音障害や共鳴の異常のほか, 聴覚障害者にみられる障害, 話し方の流暢（りゅうちょう）性とリズムの障害である吃音（きつおん）症などがある。

　言語機能の障害には, 大脳にある言語領域に異常がおこったために言葉を使うことができなくなる失語症や言語発達障害が含まれている。

発声・構音の▶
しくみ　　　　肺から出た呼気が声帯を振動させて生じる喉頭原音は鼻咽腔で鼻腔と口腔に分けられ, 口腔・咽頭の形態変化により一定の語音になる。この過程を**構音**あるいは**調音**という。

　日本語音は母音（ぼいん）（あいうえお）, 子音（しいん）＋母音（かきくけこ……, らりるれろ, わ）, 一部が子音＋半母音＋母音（きゃ, きゅなど）, および唯一の子音（ん/n/）によって構成されている。子音は音が発生する場所（構音点）と発生する方

▶表3-1 日本語子音の分類

		構音点					
		口唇音	歯音	歯茎音	硬口蓋音	軟口蓋音	咽頭音
構音方法	破裂音	[p] パ行 [b] バ行		[t] タ行 [d] ダ行		[k] カ行 [g] ガ行	
	通鼻音	[m] マ行		[n] ナ行		[ŋ] ガ行	
	摩擦音	[ø] フ [w] ワ	[s] サ行 [z] ザ行	[ʃ] シャ行 [ʒ] ジャ行	[ç] ヒャ行 [j] ヤ行		[h] ハ行
	破擦音		[ts] ツ [dʒ] ザ行	[tʃ] チャ行 [dʒ] ジャ行			
	弾音			[r] ラ行			

法(構音方法)によって分類される(▶表3-1)。

1 共鳴の異常

体の中で声が反響することを共鳴といい，反響する空洞部分を共鳴腔という。

①口腔共鳴の異常　顎骨の変形・欠損などによって共鳴腔である口腔の形態が変化し，母音あるいは摩擦音にひずみが生じる。

②鼻腔共鳴の異常　口蓋裂・軟口蓋欠損・咽頭部神経麻痺などでは，鼻腔・口腔の遮断不全による開鼻声(/i/や/u/)，呼気の漏出による子音のひずみが生じる。また鼻炎・上顎洞がんなどによる鼻腔閉鎖では，閉鼻声や鼻腔の通過障害が生じる。

2 構音障害

構音に関与する器官の異常と構音点の異常に分けられる。

①構音器官の異常　口唇の異常は口唇の欠損・瘢痕・神経麻痺などによって生じ，口唇音・母音にひずみが生じる。舌の異常では，舌が口蓋に接触して発生する歯音・歯茎音・硬口蓋音・軟口蓋音などに障害がおこる。これらの語音は全語音の約80%に相当する。おもな症状は，語音の省略，ほかの音への置換，ひずみなどである。

②構音点の異常　上顎・硬口蓋・軟口蓋の欠損あるいは変形によって構音点が移動して，歯音・歯茎音・硬口蓋音・軟口蓋音にひずみが生じる。歯や歯列の異常，反対咬合(▶136ページ)では，歯音・歯茎音に異常があらわれるが，比較的軽度である。

⑥ 味覚障害

味覚の生じる▶
しくみ
　唾液に溶解した各種物質が，味蕾の中の**味細胞**を刺激し，その興奮が鼓索神経(舌の前2/3の味蕾)・舌咽神経(舌の後1/3の味蕾)・大錐体神経(軟口蓋の味蕾)を介して中枢に送られ，大脳皮質に投射されることで味を感じる。

　味覚には甘味・塩味・酸味・苦味・うま味がある。以前は，味覚の種類ごとの感度が舌の部位によって異なるといわれていたが，近年の研究では否定的である。味覚が刺激されると唾液・胃液・膵液などの消化液の分泌が促進され，抗利尿ホルモンやインスリンなどのホルモンの分泌も行われる。

味覚障害の原因▶
　味覚障害の原因としては，加齢・貧血などによる舌乳頭の萎縮・消失，唾液分泌の低下，カンジダ症，放射線・抗がん薬などのがん治療，亜鉛の不足[1]，降圧薬・向精神薬・抗菌薬・抗アレルギー薬などの薬物による作用，歯周疾患，心因性などがあげられるが，原因不明のものある。

　なお，味が通常と異なって感じられる病態を**異味症**という。

▥ ゼミナール

復習と課題

❶ 口腔顎顔面にみられるおもな症状をあげ，説明しなさい。
❷ 口腔の機能障害について説明しなさい。
❸ 口腔の症状や障害と，疾患の関連について述べなさい。

---

1) 亜鉛の摂取不足のほか，薬剤による吸収阻害，疾患による過剰な排泄なども亜鉛不足の原因となる。

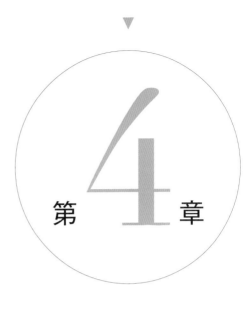

歯・口腔

第 4 章

検査と治療・処置

│□歯・口腔疾患の診察の方法について理解する。

□おもな検査法の目的・意義・方法および適応疾患について学ぶ。

□おもな治療法の目的・方法および注意事項を理解し，看護に必要な知識を習得する。

A｜診察

① 医療面接

　　　　医療面接とは，患者や家族の訴えを聞き，必要に応じて検査を行い，情報を収集して診断し，治療方針を説明し同意を得る，一連の診療行為をいう。

　　　　医療者はまず，自分の名前を名のってから，患者の氏名・年齢・職業・紹介状を確認する。患者の言葉や所見だけでなく，患者の風貌（ふうぼう）や態度にも注意をはらう。

主訴▶　最初に聞き出す情報は主訴である。主訴とは，患者が医療機関を受診する動機となった症状や最も苦痛となっていることである。カルテには患者自身の言葉を用いて記載する。

　　　　なお，「歯周病を治してほしい」のように自己診断で疾患名を言う患者がいるが，これは主訴ではない。歯周病と思う動機となった症状を確認する。また，「義歯を入れてほしい」というのも主訴ではない。かめない，見た目が気になるなど義歯が必要と感じた理由を聞き出す。

現病歴・既往歴▶　主訴の確認後に，主訴がいつから始まってどのように変化したか，治療を受けた場合の内容と結果について聴取する。のちの治療や検査のために，アレルギーの有無・手術歴・麻酔歴・輸血歴なども重要である。喫煙や飲酒などの習慣も聴取する。家族歴は先天性疾患や遺伝性疾患ではとくに重要であるが，患者の体質を知るうえでも有用なことがある。

② 全身所見と局所所見

1 全身所見

　　　　歯・口腔疾患は口腔に限局したものもあるが，悪性腫瘍（しゅよう）・感染症・血液疾患・アレルギー疾患など全身に関係する疾患もあるため，全身所見の確認は重要である。

　　　　体格・栄養状態・精神状態・皮膚の状態・バイタルサイン（体温・脈拍・血

圧・呼吸・意識)を確認し，緊急を要する状態であれば，まずその対応を行う。

2 顔面・頸部の所見

全身所見につづいて，顔面・頸部の状態を観察する。観察すべき項目とそれに関連する疾患・障害の一部を次に示す。

(1) 左右の非対称性：顎変形症など
(2) 腫脹 の有無：種々の腫脹性疾患
(3) 皮膚の色調変化：貧血・炎症・色素沈着を合併する疾患
(4) 皮膚の弛緩：循環障害・栄養障害・顔面神経麻痺
(5) 下顎開閉口運動時の左右側への偏位，運動制限：顎関節症

左右の非対称や腫脹がある場合，その大きさ・圧痛の有無・かたさを調べ，骨による変化か筋などの軟組織によるものかを判断する。また，皮膚の感覚に異常がないかも調べる。皮下気腫の触診ではプツプツとした泡のはじけるような感覚が得られる。

そのほかに，顎下や頸部リンパ節，唾液腺の腫脹・圧痛の有無も，腫瘍や炎症の診断に有用である。顎関節疾患では関節突起の動きや顎運動時の痛み・関節雑音の有無を確認する。

3 口腔の所見

歯・歯周組織の状態，口腔粘膜の色，腫脹の有無，表面性状・かたさ(波動や硬結の有無)，圧痛の有無などを観察する。また，粘膜の乾燥状態や顎下腺の圧迫による唾液の排出の有無，唾液の色・性状も見る。口唇や舌の運動性も確認する。

B 検査

① 歯と歯周組織の検査

1 歯の検査

歯については，次のことを検査する。

(1) 歯の数・形・色
(2) 歯列，歯の萌出 ・欠損・位置の状態
(3) かみ合わせ(咬合)の状態
(4) 齲蝕 ・咬耗・破折などの有無
(5) 補綴物や歯冠修復物の有無およびその状態
(6) 歯の清掃状態，歯間部への食片圧入の有無

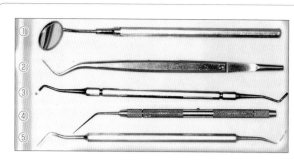

①デンタルミラー：歯の舌面などの観察のほか頬・舌の排除にも用いる。
②ピンセット：小さな器材の保持にも用いるので先端は細い。
③エキスカベーター：歯に付着した異物などの除去に用いる。
④探針：小窩・裂溝など細部の異物の除去や検査に用いる。
⑤充塡器：セメントやペースト状の材料の運搬に用いる。

▶図4-1　歯科診療の基本器材

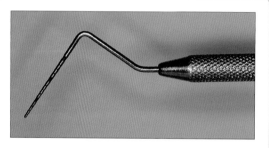

歯周ポケットに挿入する部分に1mmおきに目盛りがついている。

▶図4-2　歯周ポケット測定用探針

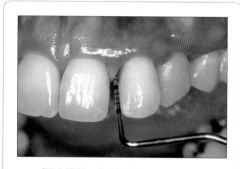

（写真提供：東京医科歯科大学　青木章氏）

▶図4-3　歯周ポケット測定用探針による歯周ポケットの深さの測定

これらの検査は，デンタルミラーや探針を使って行われる（▶図4-1）。さまざまなX線写真を併用すると，歯根部に及ぶ補綴物や歯冠色材料（歯と同じ色調に回復できる修復材料）による審美的な修復物の有無だけでなく，歯髄の生死までおおむね把握することができる。

2　歯周組織の検査

歯周組織については，次のことを検査する。
（1）歯肉の色・形
（2）歯頸部付近の歯垢（プラーク）の付着状態
（3）歯周ポケットの深さ，排膿の有無，歯周ポケット測定時の出血の有無
（4）付着歯肉の幅
（5）歯槽骨の吸収の程度
（6）歯の動揺の程度

これらの検査には，デンタルミラー・探針・ピンセットなどの基本器材のほかに，X線写真，歯周ポケット測定用の探針などが用いられる（▶図4-2, 3）。プラークの付着状態についてはプラーク染色液を使用して調べる（▶図4-4）。

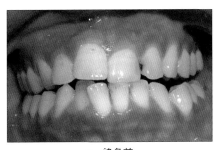 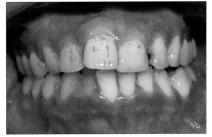

a. 染色前　　　　　　　　　　b. 染色後

▶図4-4　染色液によるプラークの染め出し

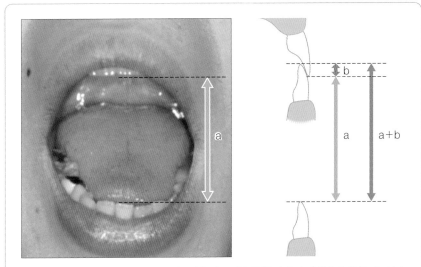

上下の中切歯間距離（a）に閉口時の中切歯の重なる幅（b）を合計した数値（a+b）
が，下顎の最大開口距離となる。

▶図4-5　最大開口距離の測定

② 下顎運動検査

　　下顎の開口運動の評価の1つとして，簡易的には最大開口時の上下中切歯
間距離を測定する。日本人成人の平均は，男性52 mm，女性48 mmである。
おおむね手の人差し指・中指・薬指の3本が縦に並んで入るかが目安となる。

　　ただし，歯の重なりが大きい(過蓋咬合)場合は，同じ上下中切歯間距離を確
保するためには，そのぶん大きく下顎を動かす必要がある。そのため正確な下
顎の最大開口運動量は，上下中切歯間距離に上下の歯の重なり(オーバーバイ
ト)を加えた数値で評価する必要がある(▶図4-5)。

　　下顎の前後や左右側方の運動は，上顎中切歯正中に対する下顎中切歯正中の
移動距離を測定して評価する。

そのほかに，下顎運動軌跡の検査として，ゴシックアーチ描記法や下顎運動路解析がある。

③ 咀嚼機能検査

咀嚼(そしゃく)機能検査では，指定したいくつかの食物に対する咀嚼難易度を，アンケート形式で評価する方法がある。しかし，被検者の意思が介入する可能性があり，客観的とはいいがたい。

客観的な評価方法には，咀嚼による成分溶出量を評価するものと，食物の粉砕能力を評価するものがある。そのほかに，咬合力や舌圧の検査も咀嚼能力の参考になる。

[1] 成分溶出量の評価　グルコースを含んだグミゼリーを咀嚼させ，溶出するグルコース濃度を測定する方法である。2gのグミゼリーを20秒間，唾液を飲み込まないようにして咀嚼させたあと，10mLの水で含嗽(がんそう)してグミゼリーと水を濾過(ろか)用メッシュの上に吐き出させる。メッシュを通過した溶液中のグルコース濃度を専用の機器を用いて測定する。より正確な値を求めるためには数回の測定が推奨されている。グルコース濃度100mg/dL未満を咀嚼機能低下とする。

[2] 粉砕の程度の評価　特別な機器を必要としない方法である。咀嚼能率検査用グミゼリーを30回咀嚼させたあとガーゼに吐き出させる。グミゼリーの粉砕の程度を，10段階(0〜9)にスコア化した視覚資料と比較することで咀嚼能率を評価する。スコア0, 1, 2の場合，咀嚼機能低下とする。この方法は，多数の被検者を同時に検査する際に有効である。

④ 嚥下機能検査

● スクリーニング検査

[1] 反復唾液嚥下テスト repetitive saliva swallowing test(RSST)　唾液嚥下(えんげ)を30秒間繰り返させて，甲状軟骨喉頭隆起を触診して喉頭挙上運動の回数を評価する。2回以下で異常とする。

[2] 水飲みテスト water swallowing test(WST), **改訂水飲みテスト** modified water swallowing test(MWST)　水飲みテストでは，水30mLをむせることなく5秒以内に飲み干せるかどうか判定する。30mLの飲水が危険な場合には改訂水飲みテストとして，3mLの冷水が嚥下可能か，むせ・呼吸切迫・湿性嗄声(させい)がないかを5点満点で評価する。

[3] フードテスト food test(FT)　スプーン1杯(3〜6g)のプリンを舌背に置いて嚥下させ，その状態を評価する。

● 嚥下機能評価検査

　スクリーニング検査で嚥下障害をみとめた場合には，次の検査を行う。

[1] 嚥下造影検査 videofluoroscopic examination of swallowing(VF)　造影剤を嚥下させて，その状態をX線透視装置で観察し，舌背・咽頭・喉頭の動き，誤嚥（ごえん）の有無などを評価する。

[2] 嚥下内視鏡検査 videoendoscopic examination of swallowing(VE)　内視鏡を用いて，早期咽頭流入，嚥下反射のタイミング，咽頭残留・喉頭流入・誤嚥の有無を観察する。

[3] 嚥下圧検査　測定用プローブを鼻から食道まで挿入して，各部位の嚥下圧の値や発生のタイミングを観察する。

⑤ 口腔乾燥検査

　直接的には，口腔粘膜湿潤度検査で乾燥状態を評価する。唾液（だえき）分泌検査や唾液腺機能検査(唾液腺造影・口唇腺病理組織検査・唾液腺シンチグラフィ)も間接的な指標になる。

[1] 口腔粘膜湿潤度検査　口腔水分計で粘膜の静電容量から湿潤度を計測する。口腔水分計のセンサーを舌尖から約10 mmの舌背中央部にあてる。このとき，センサーが被験面に均一に接触するよう200 g程度の力で押しあて，測定値が表示されるまで2秒程度保持する(▶図4-6)。測定は3回行い，中央値で評価する。測定値が27.0未満を口腔乾燥とする。吐唾（とだ）が困難など能動的な唾液分泌検査が不可能な場合でも実施でき，口腔内の湿潤状態を包括的に評価するうえで有効な検査である。

[2] 唾液分泌検査　測定機器のない場合は一定時間内の唾液の分泌量を測定して，唾液腺の機能から口腔乾燥を間接的に評価する。唾液の分泌量が正常であっても，口呼吸などによる蒸発が乾燥をまねくこともあるので留意する。

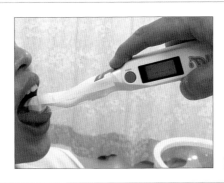

口腔水分計を舌にあてて測定する。

▶図4-6　口腔粘膜湿潤度検査

①**サクソンテスト**　あらかじめ重量をはかった乾燥ガーゼを一定の速度で2分間かませたあと，ガーゼの重量増加を調べる。重量増加が2g以下を口腔乾燥とする（タイプⅢ医療ガーゼ，7.5cm四方，12Ply，乾燥重量2gを使用した場合）。ただし，ガーゼの大きさによって唾液の吸収量が異なるため注意が必要である。重量増加が2g以下を分泌低下とする。

②**ガムテスト**　ガムを10分間かませ，その間に分泌された唾液をすべてコップなどに吐き出させ，全量を計測する。10mL以下を分泌低下とする。

⑥ 言語機能検査

共鳴の異常と構音障害の診断のためには，次のような検査が行われる。

[1] **共鳴の異常に関する検査（鼻咽腔閉鎖機能検査）**
(1) 鼻咽腔ファイバースコープによる検査
(2) 軟口蓋造影側方頭部X線写真撮影
(3) ストロー吹き
(4) ステンレス板による呼気鼻漏出（ろうしゅつ）検査

[2] **構音に関する検査**
(1) 発語明瞭度（めいりょう）・会話明瞭度検査：100単音（発語明瞭度）・会話（会話明瞭度）を録音して，複数の判定者が5段階評価で明瞭度を判定する。
(2) 電気的パラトグラフィ：電極を配列した人工口蓋を口蓋に装着させ，連続した音声を発声させる。パネルに表示される，舌と口蓋の接触状況を確認する。

⑦ 味覚検査

[1] **電気味覚検査**　舌や口蓋に電極をあてて微弱な電流を流し，徐々に電流を強くして，金属味を感じさせる検査である。味覚神経の左右差を確認する。

[2] **濾紙ディスク法**　甘味（スクロース〔ショ糖〕）・塩味（食塩）・酸味（酒石酸）・苦味（キニーネ）の4つの味の溶液を直径5mmの濾紙（ろし）にしみ込ませて，舌（鼓索神経または舌咽神経支配），口蓋（大錐体神経支配）の各部位に置く。味を感知するか否かを，5段階の濃度で評価する。

⑧ 皮膚・粘膜感覚検査

口腔の皮膚や粘膜の感覚検査としては次のようなものがある。

[1] **表在感覚検査**　皮膚や粘膜の触覚・痛覚・温度覚を刺激して，左右を比較する。

[2] **2点識別検査**　閉眼した状態で，皮膚の2点をピンセットなどで同時に刺

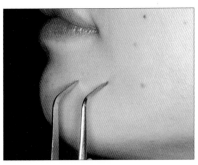
a. ピンセットによる2点識別検査

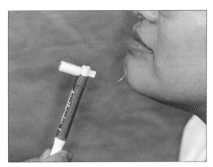
b. SWテスターを用いた触覚検査

▶図4-7 皮膚感覚検査

激し，2点と感じる最小距離を評価する（▶図4-7-a）。通常，顔面皮膚では5〜10 mm以上の間隔であれば2点と識別できる。個人差があるので左右差を確認する。

[3] **精密触覚機能検査**　先端に太さの異なるフィラメントのついた10本のSW（Semmes-Weinstein）テスターで順次皮膚や粘膜を刺激し，触覚閾値を測定する（▶図4-7-b）。障害を受けていない対側同名部位を対照部位とし，比較を行う。両側の障害がある場合は，同側上下顎間などで比較する。

⑨ 画像検査

1 X線を用いる画像検査

● 単純X線撮影法

　人体の観察したい部位に対してX線を照射し，三次元的な人体構造の投影画像を得る方法であり，X線フィルムを用いるアナログ撮影と，CCDまたはCMOSセンサーやIP（イメージングプレート）などのX線センサーを用いるデジタル撮影とに分けられる。デジタル撮影では，撮影後の現像処理は不要であり，院内ネットワークを通じて得られた画像を各診療室の端末に配信することも可能である。

　歯科口腔領域で利用されるX線撮影の多くは，**口内法X線撮影**または**パノラマX線撮影**であり，これらはいずれも歯科特有の撮影法である。

[1] **口内法X線撮影**　口腔内に4×3 cm程度の小さなX線フィルム（またはセンサー）を置き，専用の歯科用X線装置を用いて撮影を行う。歯や歯周組織の状態を詳細に観察できるため，齲蝕や歯周疾患をはじめ，あらゆる歯科疾患に適用される。歯や歯槽骨の診断のために第一選択となる撮影法である。1回の

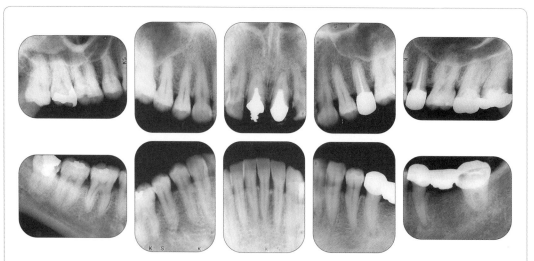

1回の撮影で観察できる範囲は3～4歯程度であり，この写真では上下の歯列を10部位に分割することですべての歯を観察した。

▶図4-8　口内法X線写真

撮影で観察できる範囲が限られるため，上下顎のすべての歯を観察したい場合には，全顎を10部位または14部位に分割して撮影を行う（▶図4-8）。

[2] **パノラマX線撮影**　専用のパノラマX線装置を使用し，X線管とX線フィルム（またはセンサー）とが患者の顔面部周囲を約270度回転することによって撮影を行う。1回の撮影で，歯や歯周組織だけでなく上下顎骨の全体を展開像（パノラマ像）として観察することができる（▶図4-9）。そのため顎骨病変の診断や，顎骨の形態評価，顎骨内部を走行する下顎管（神経血管束）の位置確認などのために広く利用されている。

[3] **頭部X線撮影**　頭蓋顔面骨全体の像を得るためのX線撮影法であり，X線の照射方向をかえることによって，正面像（P-A像），側面像，ウォーターズ像などが得られる。ウォーターズ像は副鼻腔の観察に最も適しており，歯性上顎洞炎（▶105ページ）の診断などに利用される。

　X線撮影時の幾何学的条件をつねに一定にして頭部の正面像および側面像を得る方法を，頭部X線規格撮影法（セファログラフィー）という（▶図4-10）。撮影時には頭部を固定するため，イヤーロッドとよばれる棒を患者の外耳道に挿入する。得られた画像上で定められた距離や角度を計測することによって，頭蓋顔面骨の成長発育や不正咬合の状態を客観的に評価できるため，とくに矯正歯科治療を行う症例で広く利用されている。

[4] **顎関節X線撮影**　顎関節疾患が疑われる患者の初期診断のために利用されるX線撮影法である。顎関節部の側面像の観察には側斜位経頭蓋撮影法（シューラー法など），正面像の観察には眼窩下顎枝方向撮影法が用いられる。

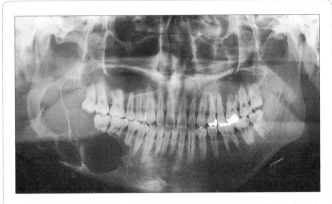

この写真では右下顎骨に大きな病変がみられ，病変と接する歯の歯根は著明に吸収されている。

▶図 4-9　パノラマ X 線写真（右下顎骨良性腫瘍症例）

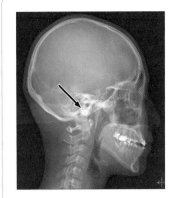

矢印は，頭部固定のために外耳道に挿入されたイヤーロッドを示している。

▶図 4-10　頭部 X 線規格写真

● 造影 X 線撮影法

　単純 X 線撮影では描出されない軟組織を観察するために，目的とする軟組織にヨード（ヨウ素）造影剤を注入して X 線撮影を行う方法を**造影 X 線撮影法**という。歯科口腔領域では，唾液腺開口部から造影剤を注入して導管を描出する唾液腺造影法（▶図 4-11）や，経皮的に顎関節腔に造影剤を注入して関節円板を描出する顎関節腔造影法などが行われているが，近年では CT や MRI の普及によって利用されることは少なくなった。

● CT（コンピュータ断層撮影法）

　CT スキャナーを用いて，薄層の X 線ビームで人体の断面周囲を走査（スキャン）し，精密な断面像を表示する撮影法を **CT（コンピュータ断層撮影法）**という。CT では，骨や軟組織に発生した病変の広がりや内部構造，周囲組織との関係などを，単純 X 線写真よりもはるかに明瞭に観察できるため，治療計画を立てるうえできわめて有用性が高い（▶図 4-12）。

顎骨の CT 再構築▶
画像
　CT では多断面画像再構成法（MPR）とよばれる画像処理によって人体の任意の断面を表示することができる。顎骨の CT では歯列弓に沿った断面像（歯列平行断像，▶図 4-13-a）と，これに直交する断面像（歯列直交断像，▶図 4-13-b）を表示することが広く行われている。このような歯科特有の画像処理法はデンタル CT またはデンタスキャンとよばれており，とくに歯科インプラントの治療計画のために有用である。

歯科用コーン▶
ビーム CT
　歯科用コーンビーム CT とは，近年開発された歯科専用の CT である。一般歯科医院にも設置可能な小型の装置ではあるが，一般の CT と同様に歯や顎骨

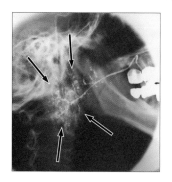

耳下腺管開口部よりヨード造影剤を注入して撮影を行った。導管の樹枝状構造と点状陰影が描出されている。

▶図4-11　唾液腺造影X線写真（シェーグレン症候群症例）

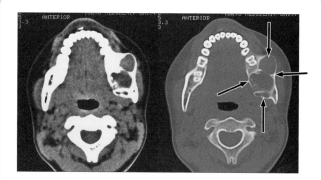

左：軟組織表示画像，右：骨表示画像
病変（→）による左下顎骨の著明な膨隆がみとめられる。

▶図4-12　CT横断像（左下顎骨良性腫瘍症例）

の断面像を表示することができる（▶図4-14）。少ない被曝線量で高解像度の画像が得られることから，現在歯科領域の画像診断法として急速に普及しつつある。

2　そのほかの画像検査

● 超音波断層撮影法

　超音波断層撮影法とは，生体表面から超音波を発信し，臓器や組織の表面から生じた反射波（エコー）を受信してこれを画像化するものであり，**エコー検査**ともよばれる。X線を使用しないため患者の被曝はなく，簡便かつ非侵襲的に画像を得ることができるが，骨内部の状態は観察できない。口腔顔面領域では，唾液腺やリンパ節，舌などに生じた病変に適用される（▶図4-15）。

● MRI（磁気共鳴断層撮影法）

　生体内組織の水素原子核（プロトン）の核磁気共鳴現象を利用して人体の断面像を表示する撮影法をMRI（磁気共鳴断層撮影法）という。臨床医学のあらゆる領域において，CTとともに広く利用されている。CTと比較して検査時間は長いが，X線を使用しないため患者の被曝はなく，軟組織の分解能はCTをはるかに上まわる。口腔顔面領域においても，軟組織に生じた腫瘍の進展範囲は，一般にMRIによって最もよく描出される（▶図4-16）。またMRIは，顎関節の関節円板を直接描出できる唯一の診断法であり，顎関節疾患に対しても広く利用されている。

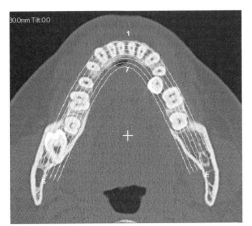
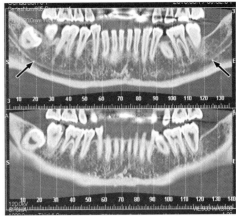

a. 歯列平行断像

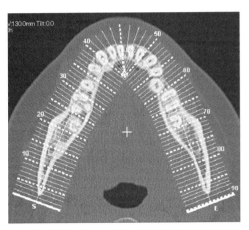
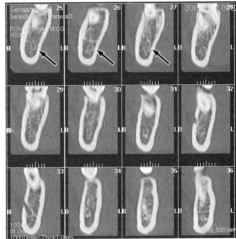

b. 歯列直交断像

下顎骨の幅や形態，下顎管の位置(→)などを正確に診断できる。

▶図4-13　下顎骨のCT再構築写真

● 核医学検査

　特定の臓器や病巣に親和性をもつ物質に放射性同位元素(RI)を標識した医薬品を静脈注射し，生体内でのその分布をもとに病変の診断を行う方法を**核医学検査**という。単一のγ線を放出するRIを用いる各種シンチグラフィ検査のほかに，陽電子(ポジトロン)を放出するRIを用いるPET検査が利用されている。

　核医学検査は，組織の機能や代謝の異常を画像化するものであり，X線写真やCT，MRIなどの形態画像ではとらえられない病変を検出することが可能である。とくに^{18}F-FDGという医薬品を静脈注射するFDG-PET検査は悪性腫

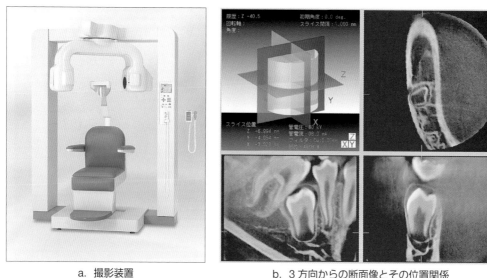

a. 撮影装置　　　　　　　　　b. ３方向からの断面像とその位置関係

小型の撮影装置ではあるが，歯や顎骨の任意方向の断面像が容易に得られる。

▶図4-14　歯科用コーンビームCT

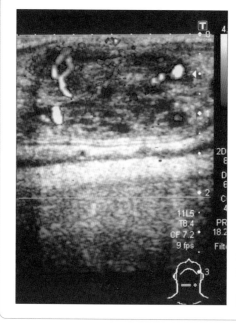

口腔内の舌表面にプローブをあてて検査を行った。舌内部に生じた病変の輪郭が表示されている。パワードプラ法を併用することによって，病変内部の血流も評価できる。

▶図4-15　超音波断層画像（舌血管腫症例）

瘍の診断に有用であり，口腔がん症例に対しても，がんの病期診断や治療効果の判定，遠隔転移の診断，治療後のフォローアップなどのために利用されている。

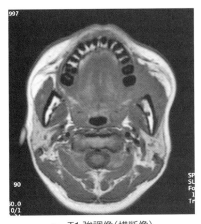 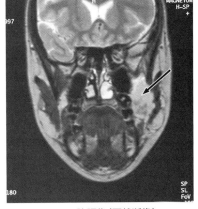

a. T1 強調像（横断像）　　　　　　b. T2 強調像（冠状断像）

病変の輪郭や隣接する咀嚼筋への浸潤は，とくに T2 強調像において明瞭に描出されている（→）。

▶図 4-16　MRI 画像（左頬部肉腫症例）

⑩ 血液・尿検査

全身状態の評価▶　抜歯などの外科的処置に際して，肝機能・腎機能・栄養状態・貧血などの全身的な状態を評価することは重要である。そのために，血球検査（赤血球数・ヘモグロビン量・ヘマトクリット値など），血液生化学的検査（総タンパク質・アルブミン・A/G 比・血中尿素窒素〔BUN〕・クレアチニン・尿酸・電解質・アスパラギン酸アミノトランスフェラーゼ〔AST〕・アラニンアミノトランスフェラーゼ〔ALT〕・γグルタミルトランスフェラーゼ〔γ-GT〕・アルカリフォスファターゼ〔ALP〕・総ビリルビン・直接ビリルビンなど），尿検査（尿量・タンパク質・糖・ケトン体・ビリルビン・ウロビリノーゲン・pH・比重・潜血など）を行う。

感染症の検査▶　全身麻酔や入院に際しては，B 型肝炎に対する HBs 抗原検査，C 型肝炎に対する HCV 抗体検査，ヒト免疫不全ウイルス（HIV）感染症に対する HIV 検査，梅毒に対する梅毒血清反応（TPHA 法など）も必要である。

　　顎骨骨髄炎などの細菌感染症では，炎症の重症度の評価のために，末梢血液像・白血球数・赤血球沈降速度・C 反応性タンパク質（CRP）などの検査が有用である。

診断のための検査▶　そのほか，味覚障害の原因特定のためには血液中の亜鉛や銅の濃度を測定する必要がある。シェーグレン症候群の診断には血清中の抗 Ro/SS-A 抗体，抗 La/SS-B 抗体を測定する。舌痛症の鑑別として鉄・ビタミン B_{12} などの血液検査も有用である。

⑪ 細菌学的検査

　　感染菌の同定のためには，細菌学的検査を行う。検体を採取する際はなるべく雑菌が混入しないように，閉鎖膿瘍であれば穿刺吸引を行い，血液では直接採血用ボトルに採取する。開放膿瘍では滅菌棒で採取する。採取した検体に対し，目的とする細菌に応じた各種染色法により細菌を同定する。あるいは培地に塗布して培養し，生理・生化学的性状から同定する。同定した細菌に対して薬剤感受性試験を行い，感受性が高く副作用の少ない抗菌薬を選択する。

　　歯科における感染根管治療などでは，根管内に滅菌ペーパーポイントを挿入して内容物を採取し，細菌が培養されるかを確認する。

⑫ 病理検査

　[1] **生検・手術材料検査**　生体から組織を切り取って病理組織学的に検査することを**生検**(バイオプシー，生体組織検査)という。各種病変の鑑別診断，悪性腫瘍の組織型や悪性度の診断，放射線療法や化学療法の組織学的効果の判定のために行われる。また手術による摘出物に対しても，組織型の確定や病変の進展範囲・状態の判定のために病理組織学的検査が行われる。

　[2] **術中迅速病理診断**　深部組織などのために術前の生検が困難な場合には，手術中に一部の組織を採取して病理組織学的検査を行う。腫瘍が良性か悪性か，リンパ節に転移していないかなどについて，病理医が短時間で診断する。

　[3] **細胞診**　細胞を採取して，悪性かどうかを顕微鏡で調べる検査である。深部の組織を針で吸引する穿刺吸引細胞診，組織表面をブラシでこすって細胞を採取する擦過細胞診がある。生検に比べ簡便で患者への負担も軽い。ただし，少数の細胞のみを顕微鏡でみて検査するので，組織診断よりは診断の精度が低くなる。

⑬ 心理検査

　[1] **人格検査法**　舌痛症や非定型歯痛をはじめとする歯科心身症などに対して行う。

　①**質問紙法**　質問用紙と回答用紙を被検者に渡して記載してもらう。統計学的に信頼性があり，客観的なデータを把握できる。矢田部-ギルフォード性格検査(Y-Gテスト)やミネソタ多面人格目録(MMPI)などがある。

　②**投影法**　漠然とした形や言語を見せたときの被検者の反応・解釈を分析して，行動や性格の無意識な部分を把握するロールシャッハテストや，樹木を描かせるバウムテストなどがある。

　[2] **知能検査**　疾病逃避や治療に対する抵抗などの再評価，患者への説明・同

意のために知能の評価も有用なことがある。ウェクスラー成人知能検査
(WAIS-Ⅲ)や児童向けウェクスラー式知能検査(WISC-Ⅳ)などがある。

C 治療・処置

① 保存治療

齲蝕と歯周疾患(歯周病)は,歯・口腔領域でとくに頻度の高い疾患である。
これらの疾患による歯の喪失を防ぐために行われる治療を**保存治療**という。保
存治療には,修復処置・歯内治療・歯周治療がある。**修復処置**とは,齲蝕に罹
患した歯質を除去し,欠損部をコンポジットレジンや金属などで修復する治療
法である(▶86ページ)。**歯内治療**は,歯髄に波及した齲蝕に対する治療であり,
炎症のある歯髄の除去や根管内の感染部の除去などを行う(▶91ページ)。**歯周
治療**は歯周疾患(歯肉炎・歯周炎)の治療であり,歯垢(プラーク)・歯石(プ
ラークが石灰化して歯に付着したもの)の付着防止や除去が中心となる(▶99
ページ)。

ここでは,保存治療の基本である口腔清掃について述べる。

口腔清掃

口腔内を清潔に保ち機能を維持することは,齲蝕・歯周疾患の予防や進行抑
制の基本であるだけでなく,口腔粘膜疾患の予防,肺炎など全身の健康維持に
も重要である(▶254ページ)。

口腔清掃には,歯科医師や歯科衛生士が中心となって行うプロフェッショナ
ルケアと,各個人が自分で行うセルフケアまたはホームケアがある。いずれも
齲蝕や歯周疾患の原因となるプラークの除去と歯面清掃が中心であり,これを
プラークコントロール plaque control という。歯科医院などで専用の器材を用
いて行うプラークコントロールは **PTC**(professional tooth cleaning)とよばれ,
とくに機械的にプラークを除去する処置は **PMTC**(professional mechanical
tooth cleaning)とよばれる。

▶プラークコント
ロール

齲蝕や歯周疾患に対する処置・治療では,プラークコントロールの改善が最
初のステップとなる。プラークコントロールが不十分だと治療成績の低下につ
ながる。治療後の良好な予後のためにも,プラークコントロールはきわめて重
要である。とくに歯周疾患の治療では,患者自身の日常的なセルフケアが不十
分だと,治療効果は期待できない。

● セルフケアの指導

セルフケアを促すためには,染色液を用いてプラークの付着状態を明示して

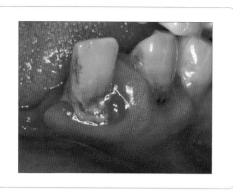

▶図 4-17　歯根部が露出した歯に付着したプラーク

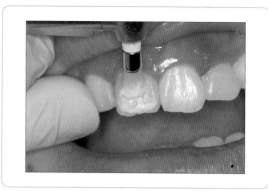

▶図 4-18　ブラシコーンと歯面清掃用ペーストによる歯面付着物の除去

　口腔清掃指導を行うとよい。まず，口腔内のプラークを染色液で染め出し，どの部位にプラークが付着しているかを患者とともに確認する（▶49ページ）。引き続き，患者が日常行っている方法で歯みがきをさせて，プラークの除去状態を見る。

　歯みがきのあともプラークが付着している部位があれば，患者ごとに適切な歯みがき法を指導する。一般的な成人では，スクラビング法やバス法が推奨される（▶258ページ）。歯間部のプラークは，歯ブラシでは完全な除去がむずかしいので，デンタルフロスや歯間ブラシの併用を指導する。

　とくに高齢者では歯肉退縮により歯根面が露出して，歯肉との移行部にプラークが付着しやすい（▶図4-17）。さらに運動機能の低下によっても口腔清掃が不十分になりやすい。口腔内が不潔になると誤嚥性肺炎の原因となることもある。セルフケアがむずかしい患者では介護者に対して，個々の患者特有の問題をふまえた口腔清掃指導も必要である。

● プロフェッショナルケア

　プロフェッショナルケアでは，ハンドスケーラーや超音波スケーラーを用いる。また，ブラシコーンやラバーカップと歯面清掃用ペーストを併用する方法（▶図4-18），炭酸水素ナトリウム（重曹）の粉末を吹きつけるエアブレイシブなどもある。

　齲蝕の治療に際しては，少なくとも患歯の表面のよごれ・沈着物・プラーク・歯石などを除去しておくべきである。患歯以外の歯についても，できる限り清潔で，付着物や沈着物のない状態で処置を行う。

　定期的なプロフェッショナルケアを行う間隔は，口腔内の状況，齲蝕や歯周疾患のリスク，健康状態，セルフケアの状態を考慮して決める。一般的には，健常な人であれば6か月または1年に1度行うことが多い。

● スケーリングとルートプレーニング（SRP）

プラークの付着を防ぐために，歯石の除去（スケーリング scaling）と歯根面の平滑化（ルートプレーニング root planing）を行う。手用スケーラー・超音波スケーラー・音波スケーラー・エアスケーラーなどが使用される。手用スケーラーは，鎌型・鍬型・鋭匙型・のみ型・やすり型など，さまざまな形態のものがある。鋭匙型ではグレーシー型とユニバーサル型が主流である。超音波スケーラーは治療椅子に備えつけられていることが多く，ハンドピースと先端部（スケーラーチップ）を装着して使用する。

② 口腔外科の治療

歯・口腔の疾患には，損傷・骨折，口腔粘膜疾患，顎関節疾患，囊胞，腫瘍，また唇顎口蓋裂や顎変形症など，外科的処置を要するものがある。

ここでは，さまざまな疾患に共通する治療である，抜歯・歯根端切除術・膿瘍切開について述べる。なお，特定の疾患に対する治療については，第5章で取りあげる。

1 抜歯

抜歯とは，歯と歯槽骨の間に介在している歯根膜（歯周靱帯）を断裂し，歯を弛緩・動揺させて抜去することである。

抜歯は，齲蝕・歯周疾患が進行して保存治療では治癒が見込めない歯，外傷などにより根破折した歯，歯列矯正治療のために抜去を必要とする歯などに対して行われる。

禁忌▶ 心臓疾患・重度糖尿病・血液疾患・妊娠初期晩期などの全身疾患を有する患者では，抜歯や浸潤麻酔によるストレス・侵襲を契機に重篤な状態になる可能性があるので注意する。急性智歯周囲炎などの急性期の化膿性炎症の原因歯では，抜歯が刺激となって炎症症状を悪化させる可能性がある。悪性腫瘍内に植立する歯では，抜歯刺激により腫瘍を急激に増大させたり，腫瘍細胞を播種させたりする危険がある。

抜歯手技▶ [1] **普通抜歯** 抜歯鉗子・挺子（ヘーベル hebel，エレベーター elevator ともよぶ）・鋭匙を用いる（▶図4-19）。そのほか，デンタルミラー・歯科用ピンセットを用意する。

①**歯根膜の切断** 歯根膜（歯頸部でセメント質と歯肉縁を結合する線維）を切断する。

②**歯の脱臼** 抜歯鉗子で歯頸部をしっかりとつかんで，揺さぶりと回転作用により歯槽骨から脱臼させる。または，挺子を歯と歯槽骨の間に挿入して，くさび・回転・挺子作用により脱臼させる。

③**搔爬** 抜歯後にできた骨欠損（抜歯窩）に感染性の肉芽組織がある場合には

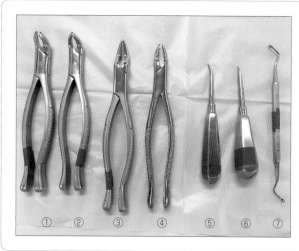

抜歯鉗子(①下顎大臼歯用，②下顎小臼歯用，③上顎前歯用，④上顎大臼歯用)
抜歯挺子(⑤曲，⑥直)
⑦鋭匙

▶図4-19　抜歯器具

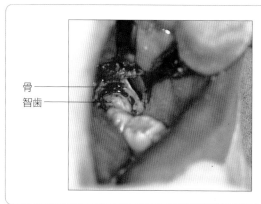

骨
智歯

歯肉を剥離し，埋伏智歯周囲の骨を削除したところである。

▶図4-20　埋伏歯の抜歯のための骨削除(下顎埋伏智歯)

鋭匙で搔爬する。

　④**歯槽骨の整復と消毒**　抜歯による力で歯槽骨が開大するため，手指で圧迫して整復する。抜歯窩が大きい場合には縫合し，創と凝血塊(血餅)の安定をはかる。最後に消毒綿球や生理食塩水などで術野を消毒・洗浄し，止血のために抜歯部位でガーゼをかんでもらう。ガーゼは通常，15分ほどで除去する。

　[2] 難抜歯・埋伏抜歯　歯根が肥大している歯，複根歯で根尖が開いている歯，歯根と歯槽骨が癒着している歯，粘膜下や骨内に埋伏している歯の抜去に際しては，粘膜切開・骨削除・歯根分割が必要となる(▶図4-20)。そのため，メス・骨ノミ(マイセル)・骨槌(マレット)・切削器具(歯科用タービンなど)・切削バー・縫合器具一式(有鈎ピンセット・持針器・針・縫合糸)を用いる。

　● **抜歯の術中合併症**

デンタルショック▶　抜歯中，またはそれ以外の歯科治療に際して，患者が極度の精神的緊張状態

となることがある。なかには，局所麻酔や歯の切削などによる痛みのために迷走神経反射がおこり，顔面蒼白・冷や汗・血圧低下・徐脈・意識消失などの症状を呈し，ショックにいたることもある。これを**デンタルショック** dental shock という。

　デンタルショックを予防するためには，抜歯前に治療内容をよく説明して患者の不安を取り除くとともに，術中も患者の様子を注意深く観察する必要がある。ショックがおきた場合には次のような対応をする。

(1) ただちにデンタルチェアを水平にし，下肢をやや上げる。なお，以前は頭部を 10〜15 度下げたトレンデレンブルグ体位をとらせていたが，内臓が胸部を圧迫し呼吸を抑制することがあるため用いられなくなった。

(2) 呼吸の障害となる口腔内のガーゼなどの遺物は除去し，唾液を吸引する。

(3) 衣服をゆるめ，胸部と腹部をらくにする。

(4) 意識低下・舌根沈下があれば下顎を前方に挙上させて気道を確保する。

(5) 必要に応じて酸素吸入や点滴を行う。血圧低下が改善されなければアドレナリンを投与する。

(6) 呼吸・心停止の場合は救命処置を行う。

そのほかの術中▶ 抜歯に際しては，隣在歯の脱臼，周囲軟組織の損傷，骨ノミによる異常骨折，
合併症　　　大開口による顎関節脱臼，上顎臼歯抜去による上顎洞穿孔，上顎洞・口底への歯の迷入，下歯槽神経損傷，血管損傷による異常出血，抜去歯の誤嚥，エアタービン切削器具による気腫などの危険性があるので留意する。

● 抜歯の術後合併症

異常出血▶ 抜歯後数時間たっても止血しなかったり，一度止血したあとに再び出血したりすることがある。局所的な原因としては，抜歯窩内の炎症性肉芽組織の搔爬が十分でないことや，血管の損傷などがある。圧迫止血を確実に行い，それでも止血しない場合は，抜歯窩の再搔爬，酸化セルロースの塡塞，縫合で対処する。

　異常出血の全身的な要因として，血液疾患(とくに血小板減少性紫斑病・白血病)・肝疾患・腎疾患などがある。抗血栓療法を受けている患者も止血しにくい。

ドライソケット▶ 抜歯窩の血餅が感染あるいは過度なうがいなどにより流失し，骨が露出した状態を**ドライソケット** dry socket という(▶図 4-21)。高度の痛みがある。抜歯後疼痛の代表的な病態である。

　処置としては，①抜歯窩の再搔爬，②歯科用包帯剤(サージカルパック)の塡塞，③粉末の局所麻酔薬の塗布と軟膏ガーゼによる塡塞などが行われる。

抜歯後感染▶ ①既存の感染症の再燃，②異物の混入，③骨削除物の残存，④出血に伴う大量の血餅，⑤ステロイド薬の長期服用や糖尿病などの全身的要因などによって，感染症をおこすことがある。抗菌薬の投与とともに，原因・誘因への対応が必要である。

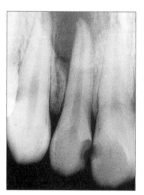

8|抜歯後3日目で，血餅のない抜歯窩が見える。

▶図4-21 ドライソケット（埋伏智歯の抜歯後）

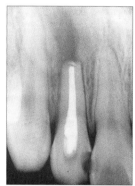

左図は手術前，右図は手術後6か月である。2|根尖部のX線透過像は縮小し，治癒過程にある。

▶図4-22 歯根端切除術（正根管充塡法）

神経麻痺▶ 通常の抜歯で神経麻痺がおこることは少ないが，下顎埋伏智歯抜歯では抜歯後腫脹による神経圧迫や術中の神経損傷により，下歯槽神経麻痺あるいは舌神経麻痺が生じることがある。抗神経炎薬（ビタミンB群）などの投与や鍼治療，ソフトレーザー，神経縫合術などで対応する。

2 歯根端切除術

歯根端切除術は，通常の歯内療法では根尖部病変が治癒しない場合や装着されている補綴物を除去できない場合，顎囊胞などに根尖部が含まれている場合などに適応される。

歯肉切開・剥離を行ったうえで根尖部歯槽骨を除去し，歯根の先端を切断して病巣とともに除去する（▶図4-22）。根尖切除後には根管治療（根管内の清掃と根管充塡）を行う（▶92ページ）。ただし，補綴物装着歯などで歯冠方向からの根管充塡ができない場合は，根尖方向から充塡する（逆根管充塡）。創は閉鎖す

る場合と抗菌薬入りガーゼなどを填塞して開放創とする場合がある。

3 膿瘍切開

膿瘍の周囲に発赤・発熱・痛みを伴う場合は切開して排膿することで症状が軽減する。膿瘍の局在が不明な場合には，CT・MRI・超音波検査などによって確認する。

浸潤麻酔のあと，メスや剪刀などで開いて排膿させ，ドレーンを留置する。抗菌薬も投与する。ドレーンは1〜2日で撤去する。

③ 補綴治療

補綴治療は，歯質や歯，顎骨などの欠損を人工的に補う方法である。補綴治療の多くは，印象採得・咬合採得から得られる模型をもとに，歯科技工士が技工室で製作する補綴装置を口腔内に装着して行う。補綴装置には，歯質の欠損部を補うクラウン，歯の欠損部を補うブリッジ・インプラント・部分床義歯・全部床義歯，顎骨やその周囲組織と歯の欠損部を補う顎義歯などがある（▶表4-1）。補綴装置は，歯科医療者以外は取り外すことができない固定性補綴装置と，患者自身で取り外しが可能な可撤性補綴装置に分けられる。

さまざまな補綴治療に共通する目的と治療効果として，咀嚼機能の回復，失われた歯質および歯の形態の回復があり，副次的な効果として，発音機能の改善，口腔感覚の改善，心理面の支援がある。

1 歯質の欠損に対する補綴

歯質の欠損に対する補綴とは，齲蝕などにより歯質の一部を失った歯を被覆する治療法である。齲蝕が比較的軽度であれば，修復処置（▶86ページ）を行い，齲蝕が歯髄まで達していれば歯内治療（▶91ページ）を実施したあと，クラウンによる歯冠修復を行う。ここではクラウンを用いた治療について述べる。

▶表4-1　補綴治療の分類

対象	補綴装置	方法
歯質の欠損	クラウン	固定性
歯の欠損	ブリッジ	
	インプラント	
	部分床義歯	可撤性
	全部床義歯	
顎顔面の欠損	顎義歯	

● クラウン

　歯冠全体を被覆する補綴物を**クラウン**とよぶ。クラウンは，生活歯および失活歯のいずれに対しても適用される。

　クラウンをかぶせる歯を支台歯という。支台歯は適切な形態を必要とするため，治療により切削して支台歯形成を行う。その後，印象採得を行ってクラウンを製作する（▶図4-23）。欠損が大きい場合は，支台歯形成を行う前に支台築造(コア築造)を行う。

　クラウンは材料の違いにより以下のように分類される。

[1] **セラミッククラウン**　ジルコニアなど，高強度のセラミックから製作したクラウンである（▶図4-23）。セラミックブロックを削り出す CAD/CAM(コンピュータによる設計・製造)システムにより製作するため，印象採得して技工室で製作するだけでなく，光学的に印象採得して診療室で製作することも可能である。技工室で製作する場合には，削り出したクラウンに別のセラミックを築盛して，色調と形態を調整することができる。前歯部・臼歯部のいずれにも適用され，金属を用いないため色調の再現性は最もすぐれている。一部の限られた材料と補綴部位にのみ健康保険が適用されるが，多くは健康保険適用外で

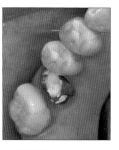
①齲蝕が大きいため歯内治療を行う。

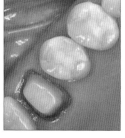
②支台築造後，支台歯形成する。

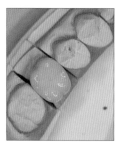
③印象採得し，技工室でセラミッククラウンを製作する。

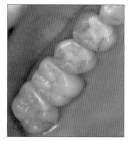
④クラウンを口腔内に合着する。

▶図4-23　クラウンの製作から装着まで

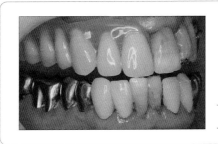

7654|に全部鋳造冠が用いられている。
上顎には部分床義歯が装着されている。

▶図4-24　全部鋳造冠(7654|)

ある。

[2] 全部鋳造冠　金属の鋳造により製作したクラウンである(▶図4-24)。臼歯部に用いる。破折や摩耗がおこりにくいが，金属色が露出するため外観上は不利である。健康保険が適用される金属と，金合金など健康保険が適用されない金属があるが，咬合機能の回復に差はないと考えられている。

[3] レジン前装冠　金属の鋳造冠の唇側面に歯冠色のレジンを築盛して製作したクラウンである。外観にふれる部分はレジンで前装されるため，前歯部にも用いることができる。健康保険が適用されるが，長期的な使用により前装レジンの摩耗や剝離，着色が生じることがある。

[4] 陶材焼き付け鋳造冠(メタルボンドクラウン)　金属の鋳造冠に長石系のセラミック(ポーセレン)を焼き付けて製作したクラウンである。ポーセレンは化学的に金属と接着しており，唇側面だけでなく歯面全体に焼き付ける(フルベーク)ことが可能である。前歯部・臼歯部のいずれにも適用され，後述するブリッジとしても広範囲に用いられる。健康保険は適用されない。

2　歯の欠損に対する補綴

齲蝕や歯周疾患を原因とする歯の喪失は，中年から高齢者までの多くの国民において，依然として多くみられる。喪失した歯は人工歯やインプラントで補われる。以下の補綴装置・方法があり，喪失した歯の部位と数によって選択される。

● ブリッジ

ブリッジとは，複数のクラウンと欠損部の人工歯(ポンティック)とを連結して一体となった固定性の補綴装置である(▶図4-25)。欠損部の隣在歯を支台歯とする複数のクラウンが中間部のポンティックをはさむ構造が一般的であり，齲蝕のない健全な歯を切削し，支台歯とすることもある。

クラウンおよびポンティックの材料は，前項「歯質の欠損に対する補綴」で列挙した種類と同様である。

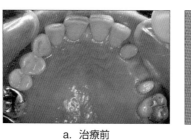
a. 治療前

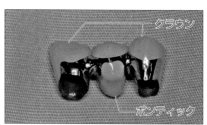
b. ブリッジ

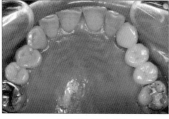
c. 治療後（咬合面）

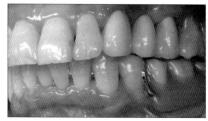
d. 治療後（頬側面）

4の欠損部に置かれる人工歯（ポンティック）と隣在歯のクラウンが連結している。
咬合面と頬側面は金属が露出せず，外観はすぐれている。

▶図 4-25　メタルボンドブリッジ

　ポンティックの底面と顎堤[1]粘膜との間には食物残渣やプラークが停滞しやすく，歯ブラシだけでなく歯間ブラシやデンタルフロスを使用した口腔清掃を行うことが望ましい。

● インプラント

　顎骨に埋入したチタン製の**インプラント**（人工歯根）を支台としたクラウンである（▶図 4-26）。インプラントはねじ型が多く，骨性癒着（オッセオインテグレーション）を獲得して顎骨に固定される。インプラントの埋入手術後，骨との一体化と粘膜の治癒が得られたならば，クラウンを装着する。

　ブリッジと比較すると天然歯を切削しないことが利点であるが，骨量が不足する場合は埋入がむずかしくなるため，適応症は比較的限定される。健康保険適用はなく，費用は高額になる。

　プラークの付着を主因とするインプラント周囲炎に罹患すると，支持骨の吸収とインプラントの脱落をまねく場合がある。そのため天然歯と同様の口腔衛生管理が必要である。

1）顎堤とは，歯を喪失したあとに顎骨と粘膜によって形成される堤状の高まりのことである。

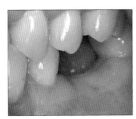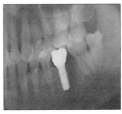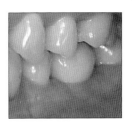

a. 治療前(6の欠損)　　b. インプラント埋入後　　c. 治療後
　　　　　　　　　　　　　　のX線写真

▶図4-26　インプラントによる補綴

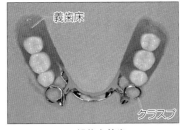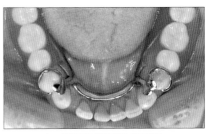

a. 部分床義歯　　　　　　　　b. 装着後(下顎咬合面観)

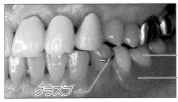

c. 装着後(左側面観)

クラスプを支台歯にかけ，義歯を維
持・安定させる。

▶図4-27　部分床義歯による補綴

● 部分床義歯(パーシャルデンチャー)

　部分床義歯(パーシャルデンチャー)とは，人工歯と義歯床，金属製のフレームワークとクラスプなどの支台装置から構成される可撤性の義歯である(▶図4-27)。ブリッジと比較して歯を大きく削ることがなく，インプラントに伴う外科手術も必要としないため，治療時の患者の負担は比較的軽微である。クラスプや義歯床による異物感や外観の障害があるため，患者自身の理解が不可欠である。

　義歯と残存歯との間や義歯床が被覆する粘膜面が不潔になりやすく，毎食後に義歯を外して清掃する必要がある。しかしブリッジやインプラントなどの固定性の補綴装置と比較すると，むしろ徹底した清掃を行いやすい。また，残存歯が新たに欠損するなど，口腔の状態が変化したときに修理を行えるという利

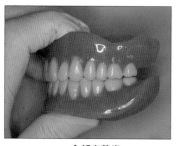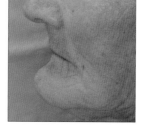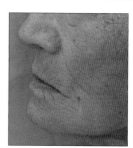

| a. 全部床義歯 | b. 装着前 | c. 装着後 |

▶図4-28　全部床義歯による補綴

点がある。

● 全部床義歯(コンプリートデンチャー)

　全部床義歯(コンプリートデンチャー)とは，歯が1本もない無歯顎の患者に適用する可撤性の義歯で，人工歯と義歯床からなる(▶図4-28)。支台歯がないため，義歯は義歯床と顎堤粘膜との吸着によって定位置にとどまっている。

　義歯の成否は，顎骨の形態や生理機能，全身の健康状態を含めた患者側の要因に左右されることも多く，患者によってさまざまな食品を咀嚼できる場合とそれがむずかしい場合とがある。

　不具合の原因は多様であり，義歯が適合していたとしても口腔粘膜の不衛生やカンジダ症，服薬の副作用による口腔乾燥が原因となって義歯性の口内炎を発症し，痛みが生じる場合もある。近年では，義歯の安定をはかるために少数のインプラントを埋入し，義歯の支台とする方法も用いられるようになった。

3　顎顔面の欠損に対する補綴

　口腔領域の腫瘍とともに除去されて生じた顎骨・周囲組織・歯の欠損は，顎義歯によって補われる。

● 顎義歯

　顎義歯とは，部分床義歯と同様の構造に，欠損した口腔組織を閉鎖する義歯床部が連結された可撤性の補綴装置である(▶図4-29)。おもな目的は，欠損部の閉鎖により，発音・咀嚼・嚥下などの口腔機能を回復することである。

④ 矯正歯科治療

矯正歯科治療の▶　歯・歯周組織・顎の成長発育の過程で歯列(歯並び)や咬合(かみ合わせ)が正
目的　　　常から逸脱した状態となる場合がある。これらを総称して**不正咬合**とよぶ。

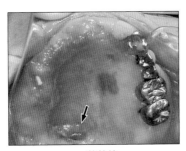
a. 装着前

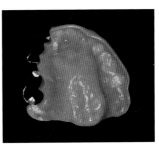
b. 顎義歯(裏面)

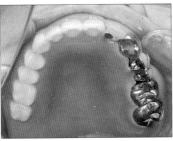
c. 装着後

口腔の腫瘍摘出後にできた口蓋の
穿孔(→)を顎義歯で閉鎖した。

▶図4-29　顎義歯による補綴

　矯正歯科治療は不正咬合を改善し，顎口腔機能の回復をはかるとともに，審美性の改善により，社会的・心理的な個人の福祉に寄与することを目的としている。

● 不正咬合の分類と原因

分類▶　一般社会において不正咬合は，出っ歯・受け口・乱杭歯などの言葉で表現されることがあるが，これらは正式な学術用語ではない。歯科矯正学の分野では以下のような分類によって整理されている(▶図4-30)。

(1) 個々の歯の位置異常：転位・傾斜・捻転・移転・高位・低位など
(2) 複数歯にわたる異常：正中離開・翼状捻転・叢生など
(3) 歯列弓形態の異常：狭窄歯列弓・V字型歯列弓・鞍状歯列弓など
(4) 上下顎歯列弓関係の異常
　①近遠心的異常：上顎前突・下顎前突・上下顎前突など
　②垂直的異常：過蓋咬合・開咬など
　③水平的異常：交叉咬合・鋏状咬合など

　国際的に用いられる分類としては，上顎第一大臼歯に対する下顎第一大臼歯の近遠心的(前後的)関係を評価したアングル分類が最も一般的である。またわが国では，上顎前突・下顎前突・上顎犬歯低位唇側転位(八重歯)に対して用いられる高橋の分類がよく知られている。

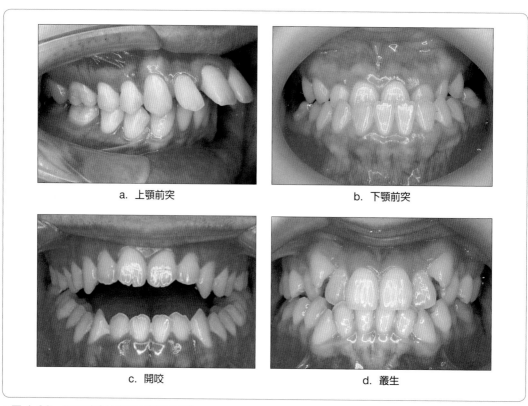

a. 上顎前突

b. 下顎前突

c. 開咬

d. 叢生

▶図4-30 不正咬合患者の口腔内写真

原因▶ 顎骨・歯・舌・口唇などの顎口腔系を構成する解剖学的要素あるいはそれらを取り巻く環境のバランスがくずれることにより，直接的あるいは二次的に不正咬合を生じる。遺伝的要因と環境的要因が存在し，単独の要因よりはむしろ多数の要因が複合して不正咬合を生じることが多い。

不正咬合の先天的要因としては，唇顎口蓋裂(口唇裂・口蓋裂)のような先天異常のほか，歯数の異常(先天欠如歯，過剰歯)，歯の形成異常(矮小歯，巨大歯，癒合歯・癒着歯，エナメル質形成不全症)，口腔軟組織の異常(舌の異常，小帯の異常)などがあげられる。

後天的要因のうち，全身的要因としては，内分泌障害(先端巨大症など)や栄養障害(くる病など)がある。一方，局所的要因としては，①永久歯への交換の異常(乳歯の早期脱落・晩期残存，歯胚の位置異常，萌出方向の異常)，②齲蝕・歯周疾患，③不良修復・補綴物，④口腔習癖(咬唇癖・吸指癖・弄舌癖・口呼吸・睡眠態癖・ブラキシズム)，⑤外傷，⑥顎関節疾患，⑦嚢胞・口腔腫瘍などがあげられる。

● 治療法

問診・視診・調査用紙などを通じて，現症・現病歴・既往歴・家族歴などに

関する情報を収集する。さらに口腔内や顔貌を診査して形態や機能の異常について記録する。さらに口腔模型，頭部X線規格写真(セファログラム)を含むX線写真，口腔内写真，顔面写真などの資料採得を行って問題点を抽出する。これらを総合的に評価して診断を行い，それに基づいて治療計画を立案する。矯正歯科治療は大きく下記の3つに分類される。

[1] 予防矯正歯科治療　良好な咬合を維持したり不正咬合の悪化を予防したりする必要がある場合に行われる。乳歯脱落後に保隙をしたり，自然脱落しない乳歯を抜去したりして，永久歯の萌出スペースを確保する治療などが該当する。

[2] 抑制矯正歯科治療　そのまま放置すればより重度な問題へと発展することが予想される場合，症状を軽減したり原因を除去したりすることを目的に行われる。顎成長のコントロール，指しゃぶりなどの悪習癖の除去，永久歯の萌出誘導などが含まれる。

[3] 本格矯正歯科治療　本格矯正歯科治療では，個々の歯の位置・傾斜・捻転，歯列弓形態，咬頭嵌合(上下歯のかみ合わせ)などの問題に対して，歯の移動を行うことにより，現存する症状を取り除き，望ましい咬合状態へと改善する。混合歯列期または永久歯列期から行われる。顎変形症や歯周疾患などに起因した不正咬合に対して，他科と協力して包括的な治療が行われる場合もある。治療終了後は，あと戻りを防止するために保定が必要となる。

　治療に用いる装置には，可撤式矯正装置(ヘッドギア，アクチバトール，フレンケル装置など)，半固定式矯正装置(舌側弧線装置など)，固定式矯正装置(マルチブラケット装置など)がある。マルチブラケット装置は多く用いられており，多数歯(基本的には全歯)に，ブラケットやチューブを装着し，アーチワイヤーを介して三次元的に歯を移動することにより，不正咬合を改善している(▶図4-31)。

　可撤式矯正装置の場合は，患者の協力度によって治療効果が大きく左右される。一方，固定式矯正装置は患者の協力度にかかわらず治療効果を期待できる

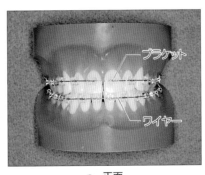
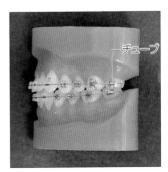

a. 正面　　　　　　　　b. 側面

▶図4-31　マルチブラケット装置

が，口腔衛生に心がけなければ齲蝕や歯肉炎に罹患することもある。歯みがきの方法や装置の正しい取り扱い方を患者に十分指導し，正しく行えているかどうかを定期的に確認する必要がある。

器具・材料▶ 矯正歯科治療に用いられる器具や材料は，一般歯科とは異なる特殊なものが多い。診療室においては，つねに器具や材料の点検を行い，数や量に不足がないかどうか，使用可能な状態かどうかなどについて確認する必要がある。

［1］**線材料** 矯正歯科治療に用いられる金属線には種々の太さ・形状・材質がある。断面の形状によって，ラウンドワイヤー(丸型)，スクエアワイヤー(正方形型)，レクトアンギュラーワイヤー(長方形型)，ツイストワイヤー(複数の細いワイヤーを束ねたもの)などが用意されている。

また材質も，ステンレス鋼・コバルトクロム合金・ニッケルチタン合金・βチタン合金・ブラス(真鍮)ワイヤーなど多種多様で，それぞれの特性をいかして目的に応じた選択が行われる。近年では超弾性の特性を有することから，ニッケルチタン合金のアーチワイヤーが用いられる場合も多い。

［2］**バンド** 歯に装着させ，矯正力を歯に伝えるための装置である。各歯に合わせて，さまざまなサイズや形状の既製バンドが市販されている。必要に応じてリボン状の金属バンド材料を用いて，個々の歯に合わせてバンドを作製することもある。これらを個々の歯にセメント合着して用いる。

［3］**プライヤー・ハンドインスツルメンツ類** 線材料の屈曲や切断，アーチワイヤーの把持や結紮，ブラケットやレジンの除去，バンドの着脱，歯間離開などのために，種々のプライヤーやハンドインスツルメンツが用いられる。

［4］**ブラケット・チューブ** 歯に固定してアーチワイヤーからの矯正力を歯に伝え，適切な移動を行うためのアタッチメント装置である。歯の表面に直接ボンディング材を用いて固定したり，バンドに溶接したりして用いる。金属・プラスチック・セラミックなどの材料で作製されたものが用いられている。

［5］**ボンディング材** 接着性レジンを用いる場合が多い。触媒を含んだ材料を混合することで硬化が開始する化学重合型と，紫外線やレーザーを照射することで化学反応が促進されて硬化する光重合型の2種類に分類される。

［6］**エラスティック** 弾性力を有するラテックスや熱硬化性ポリウレタンゴムなどが用いられる。リングタイプ(顎間ゴム)，チェーンタイプ(個々の歯の移動)，トゥースポジショナー(マウスピースタイプ)などがある。

⑤ 小児の治療

小児の歯科診療は，発育途上にある小児の口腔組織の成長発育を阻害する異常を治療・予防し，健全な口腔を完成させることを目的としている。治療と予防の対象となるおもな異常や疾患としては，齲蝕や歯周疾患，外傷があるが，そのほかにも歯の形成異常や軟組織の異常，顎と歯列の発育異常，咬合異常な

どがある。

1 小児の口腔の特徴と疾患

乳歯と永久歯の関係▶ 乳歯は出生後約8か月で下顎乳中切歯が萌出しはじめ,3歳までに20本がはえて,幼児期を通じて機能したあと,5～6歳で前歯から脱落しはじめて,学童期のうちにそれぞれ後継永久歯へはえかわる(交換する)ことが多い。

乳歯は一定期間で役割を終えるが,乳歯の齲蝕や歯周組織の損傷・感染は,形成途上にある後継永久歯に影響を与える。つまり,乳歯が健全であると,後継永久歯への交換も正常に行われるが,齲蝕や外傷により,乳歯やその歯周組織が炎症や感染をおこすと,後継永久歯の形成や発育が障害されることがある。したがって,乳歯において齲蝕や感染が拡大した場合は,後継永久歯の安全性を優先して抜歯される。

よくみられる口腔疾患▶ 小児期は,一生のなかで最も齲蝕が生じやすい時期である。これは甘味を摂取する機会が多いうえに,小児自身が歯をみがく習慣を身につけたり,歯を上手にみがけるようになったりするまでに時間を要し,口腔内を清潔に保つことが困難なためである。また,口腔清掃不良に起因して歯肉炎の罹患率も高いが,自覚症状のない場合が多い。

以上のことから,小児の口腔は永久歯に交換しおわるまで,定期的な診察と管理を続けることが望ましい。

2 小児に対する歯科治療

治療時の留意点▶ 歯科治療中の嘔吐はたいへん危険なため,治療の2～3時間前から食事や水分摂取を控えるように,あらかじめ指示を与えておく。来院したら体調を確認し,排尿をすませておかせる。歯科医療者は積極的に話しかけ,あたたかく親しみを感じさせるような対応を心がける。

幼児は低年齢であるほど治療に対して不協力となることが多い[1]。治療に用いる道具を見せて,なにを行うか説明したり,治療用電動歯ブラシで歯をみがくなど練習をしたりすると,協力が得られやすくなる。本人の理解が得られない場合は,保護者に治療内容を説明し同意を得た場合は治療を行う。

体動がある患児への対応▶ 小児の体動は歯科治療においてたいへん危険な場合が多いため,保護者に寄り添ってもらい,できるだけ不快な刺激とならないように短時間で処置する。体動が強い場合は,タオルやネット(レストレーナーなど)で体動を抑えて治療することもある。さらに,体動が激しいうえに処置すべき治療内容が多い場合や手術などでは,全身麻酔下での治療となる。この場合は児の身体に負荷がかかるため,全身状態や心肺機能についての十分な問診や診査を要する。いずれ

---

1) 3歳以下の患児は治療にあたって大騒ぎすることがあるが,3歳6か月をこえるころからは理解と協力が得られやすくなる。

の治療体制においても予知できない危険が生じることがないよう十分に注意する。

ラバーダム防湿の▶
利用　小児は治療中に舌・口唇・頬などを動かすことが多く，ラバーダム防湿を用いて歯科の治療器機によるけがを防ぎ，水や薬品がのどに入るのを阻止する。また，ラバーダム防湿は治療中の歯を小児の豊かな唾液から隔離できるため，治療の質を高めることができる。小児に適用する場合は，口での呼吸も可能にしておき，嘔吐物や水分などがのどにないことをつねに監視し，声をかけ，バイタルサインを確認しつづける必要がある。

3　小児の口腔ケアと食生活

口腔ケアの担い手▶　齲蝕や歯周疾患を予防し口内炎や外傷をすみやかに治癒させるために，口腔内の清潔を保つ必要がある。乳児期から学童前期までは，小児自身が口腔を清潔にするのは困難であり，保護者による口腔ケアが必要となる。歯科医療者による口腔清掃指導や，継続的な予防処置も有用である。

甘味食品の制限と▶
規則的な食生活　口腔内を清潔に保つためには，食生活を整える必要もある。齲蝕と歯周疾患の原因になる歯垢（プラーク）は，口腔内細菌と砂糖などの糖類によってつくられるバイオフィルムである。まずは離乳時から薄味に慣れさせて，甘味の強い食べ物やジュースなどの甘い飲み物の摂取を控えておくことがすすめられる。甘味食品の摂取を日に２回以下に抑えるといった工夫と規則的な食生活が，齲蝕の予防に効果的であることがわかっている。

● 年齢別の指導

　齲蝕や歯肉炎，口内炎を予防するため，年齢に合わせて，以下のような口腔衛生指導，食生活へのアドバイスを行う。

[1] **１歳児**　前歯がはえはじめたら，食後は安定した所に寝かせて，保護者は身体をマッサージするように，首・顔・口の周り・口の中を指で優しいタッチで触り，まずはリラックスさせる。その後，ほぐしてやわらかくした綿棒や指に巻いたガーゼで歯をぬぐうのに慣れさせる。いきなり歯ブラシでみがくといやがるため，最初は家族が歯みがきをする様子を見せたり，歯ブラシの感触を教えたりする。保護者が歯科外来で仕上げみがきの手法を習うと，子どもに嫌われにくくなる。

[2] **１歳６か月児**　早起きをさせて，朝食をとりやすい生活リズムをつくる。十分な口腔清掃は困難な時期であるため，甘い飲み物を摂取する習慣をつけない。歯みがきをする前に，まずは保護者がぶくぶくうがいをしてみせて，子どもにまねさせる。歯ブラシの毛先は歯肉にあたらないように歯に触れさせ，短時間軽く振動させる（▶262ページ，「年代別の口腔ケア」）。一度にすべての歯をみがこうとあせらないで，１回の歯みがき時間は短くして何回かみがき，１日のうちにすべての歯に歯ブラシをあておわることを目ざす。また，子どもが自分

で歯をみがこうとする気持ちは大切にするが, この時期は転倒して歯ブラシを口に刺すおそれがあるため, 保護者がおもにケアすることとして, 幼児単独で歯ブラシを持たせないよう気をつける。

[3] 3歳児以後　おやつの時間を決める。おやつの時間以外には甘味を摂取しないことを約束し, 約束をまもったらほめる。自分で歯をみがきたがる時期なので, 子どもに歯みがきをしてみせて, 子どもが自分でみがいたらほめ, 歯を見せてくれるように頼んで, 仕上げは保護者がほめながら行う。2日以上歯に残ったよごれは, 家庭で除去できないかたさに達するので, 1日のうちにはすべての歯をみがきおわることを心がける。これは可能とは限らないので, 固着したプラークを歯科で定期的に除去してもらい, かつ, 清掃法や食事に関する指導を親子で受けることが望ましい。

　ただし, 歯科で年数回の指導を受けた場合でも, 小児が自分自身で歯をみがく能力を身につけるためには, 平均約5年を要したとの報告があるため, かかりつけ歯科との付き合いは重要である。

4　疾患治療中の小児への対応

▶治療中におきやすい口腔の異常　疾患治療中の小児におきやすい口腔に関連する異常としては, 口腔内細菌による重度の口腔粘膜炎, 齲蝕, 歯肉炎, 口腔乾燥, 味覚異常, カンジダ症, 挿管に伴う歯の破折や脱臼・脱落, 咬傷などの口腔軟組織損傷などがあげられる。これらの異常に伴い, ①感染症にかかりやすくなる, ②痛みのため, 食事がとりにくくなる, ③食事が楽しめなくなる, ④栄養状態の悪化と体力低下をきたす, ⑤治療の継続がむずかしくなる, ⑥QOLが低下する, といったトラブルがおきる。たとえば, 齲蝕が悪化した場合には, 摂食不能や治療中断がおきる。このような異常やトラブルを予防するため, 口腔衛生を心がけるほか, 必要に応じて歯科を受診するとよい。もし受診できない場合は往診を依頼する。

▶感染の予防　また口腔内の細菌は, 唾液を飲み込んだり, 食べ物を咀嚼したりするだけでも血中に入る危険性があるため, 易感染性や感染性心内膜炎のリスクをもつ小児では, 口腔内をとくに清潔に保つ必要がある。しかし, 成人と異なり, 小児の口腔清掃は困難なので, 保護者に対して, 甘い飲料や菓子を小児に与える回数を減らしたり, ほぐした綿棒に含嗽剤をつけて口腔内をふいたりするように指導する。実際は, 齲蝕の治療や口腔衛生指導を受け, 口腔内を清潔に保てた場合, 小児の口腔トラブルは成人に比べ, 予防できる可能性も高い。

▶歯のはえかわりに伴う注意点　小児の歯の特徴として, 乳歯は抜けかわる際に歯根がとけて消えるため, 大きく揺れる時期がある。また, 萌出してまもない永久歯(幼若永久歯)は歯根が短いため, 動揺が大きい。したがって喉頭展開操作などの際に力が加わると, さらに動揺が大きくなり, 抜けることもある。全身麻酔などが予定されている場合は, これに先だち歯科を受診して, 挿管に備えた歯の防護装置(マウスピース)などを作成しておくと, このようなトラブルを予防できる。

がん治療に伴う▶　そのほか，がん放射線療法と化学療法では，小児においては歯の形成異常・
注意点　欠如，顎骨壊死などが生じることがある。放射線障害の予防には，放射線を減
弱させるマウスピースが有用な場合がある。

⑥ 高齢者の治療

現在，わが国の高齢者人口は増加しつづけている。高齢者のなかには慢性疾
患をもつ患者も多く，こうした患者に対して安全な歯科医療を提供する必要性
が増している。

人は加齢に伴って老化するが，老化は，①時間の経過とともに，外傷や疾患
などの付帯的な影響や障害がなくても進行する老化と，②外傷や慢性疾患など，
外的因子の影響による老化とに区別される。健康な高齢者の口腔内の状態は，
同じく健康な若い世代の状態と比べて遜色がない。前者の老化だけを示す人
と，後者の老化を示す人の状態は区別して考えなければならない。

1　高齢者の口腔の特徴と疾患

高齢者の口腔の特徴と機能，および関連する疾患は以下のとおりである。

特徴と機能▶ **[1] 口唇**　老化により，うるおいがなくなり，弾性が失われ，乾燥する。

[2] 口腔粘膜　萎縮性変化を示し，粘膜組織は薄く血流が貧弱で，弾性がない。
見た目に滑沢なのは上皮が薄いことと関係がある。白いまだら状の領域を伴う
角化は，欠けた歯や義歯の辺縁による刺激，喫煙の影響である。

[3] 歯　内部のゾウゲ質の変化により色調は暗く，黄ばんでくる。長期にわた
る喫煙や飲み物によっても色調が変化する。高齢者の歯は咬耗したような特徴
を示す。これは特定の食べ物の影響，またはブラキシズム（歯ぎしり）などが長
い間作用したことによる。歯頸部に近い歯質に見られる摩耗は，研磨剤を含む
歯みがき剤を使用し，かたい歯ブラシによるブラッシングを長期間行ったこと
が原因の可能性が高い。

[4] 味覚　高齢者は味蕾の新陳代謝が遅い。塩味を感じる鋭敏さは年齢ととも
に低下する一方で，甘味と酸味の知覚は低下しない。嗅覚は味覚よりも減退す
るが，この嗅覚の鈍化は味覚にも影響する。

関連する疾患▶ **[1] 歯周疾患**　歯周疾患のおもな原因に若い世代との違いはないが，内科的疾
患の併発と薬物服用は，歯周疾患の経過に強い影響を与える。予防と治療を長
年にわたって怠ると，歯槽骨や歯根膜，セメント質などの組織破壊を伴った慢
性的な歯周疾患に罹患し，歯肉に炎症や腫脹がみられたり，歯が動揺したりす
るようになる。

[2] 口腔乾燥症　高齢者は口腔の乾燥を訴える場合が多い。ただし口腔乾燥症
の原因は，薬物の副作用が最も多く，加齢の影響は少ない。また，自己免疫疾
患（シェーグレン症候群）やその他の内科的疾患，放射線療法の影響もある。

[3] **誤嚥性肺炎** 口腔内細菌が気管から肺に入り感染して発症する肺炎である。健康な人ではまれであるが、抵抗力が低下した有病者や高齢者では発症しやすい。口腔内の衛生状態の悪化が原因となるので、ブラッシングを中心とした口腔衛生管理と口腔衛生指導が重要な予防策である。

2 高齢者に対する歯科治療

高齢者は痛みや温度の感じ方が鈍くなる。組織の治癒力が低下し、感染しやすく、年齢とともに複数の慢性疾患に罹患しやすい。そのため、歯科治療に際しては注意が必要である。一般的な慢性疾患のなかでも、歯科治療時に特別な配慮が必要な疾患として以下があげられる。

[1] **循環器系疾患・糖尿病** 循環器系疾患(高血圧症・動脈硬化など)および糖尿病では歯科治療時に注意が必要である。とくに脳血管障害の既往のある患者の歯科治療ではバイタルサインをモニタリングして変化に対応する必要がある。

[2] **骨粗鬆症** 長年の間に、臨床症状を伴わない骨変化が進行する。臨床症状として、背中・腰の痛み、前かがみの姿勢がみられ、腰や脊椎の圧迫骨折、長管骨の骨折をおこしやすい。顎骨の吸収も顕著である。治療の際には急がせず、転倒に気をつける。座る姿勢を決める際には十分な時間を使い、クッションを用いるのもよい。顎骨壊死・骨髄炎が報告されているため、ビスホスホネートが処方されている場合は、口腔外科処置前に休薬する必要がある。

[3] **認知症** 認知能力、とくに思考・記憶・判断の能力に関する重篤な障害である。歯科治療では鎮静や開口器を必要とする場合がある。

3 高齢者の口腔ケア

健康な高齢者に対する口腔ケアの方法は、健康な成人に対する方法と大きな違いはない。しかし認知機能・感覚機能・運動能力に障害や限界がある場合には、口腔疾患の予防のために、歯面のプラーク除去に重点をおいた頻繁かつ長期的な口腔ケアと口腔衛生指導が必要である。

高齢者で頻繁にみられる露出した歯根部、不適合な修復物の周囲はプラークが付着しやすい(▶62ページ)。口腔衛生指導には十分な時間を使い、介護者にも同じ内容を伝えることが重要である。患者が1つひとつの技術を実行できるのかどうかを慎重に見きわめ、患者の能力に合わせた指導方法を考慮する。口腔清掃の項目を書面で家族や介護者に手渡し、患者がセルフケアを行うであろう場所にはっておくように指導することも有効である。

関節炎やパーキンソン症候群などが原因で細かい手の動作ができないと、みずからプラークを除去するのはより一層困難である。みずから清掃するのが困難で、介護者が清掃を行う場合は、スポンジブラシなどを用いた口腔内の食物残渣の除去が有効である。

ゼミナール

復習と課題

❶ 口腔疾患患者における病歴の聴取の意義と，口腔の観察法について述べなさい。

❷ 歯および歯周組織の検査法を説明しなさい。

❸ 口腔機能の検査法を列挙し説明しなさい。

❹ 口腔顎顔面の画像診断法を列挙し説明しなさい。

❺ プラークコントロールの意義と方法についてまとめなさい。

❻ 抜歯の実際について，順を追って説明しなさい。

❼ 歯質の欠損に対する補綴，歯の欠損に対する補綴の実際についてまとめなさい。

❽ 矯正歯科治療の実際についてまとめなさい。

❾ 小児の歯科治療時に注意すべき点についてまとめなさい。

❿ 高齢者の歯科治療時に注意すべき点についてまとめなさい。

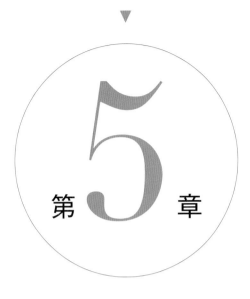

歯・口腔

▼

第5章

疾患の理解

本章で学ぶこと □おもな歯・口腔疾患の病態生理を理解し，看護を行ううえで必要な基礎知識を習得する。

□歯科の2大疾患といわれる齲蝕と歯周疾患（歯周病）について，その原因・予防方法・病態・治療法などを十分に理解する。

□口腔領域および顎関節における主要疾患と治療法の概要を習得する。

A 歯の異常と疾患

① 齲蝕 dental caries および歯髄疾患 pulp disease

病態▶ 齲蝕とは，ストレプトコッカス-ミュータンス *Streptococcus mutans* を主体とする口腔内レンサ（連鎖）球菌が歯面に付着して歯垢 dental plaque（プラーク）を形成し，細菌が産生する乳酸によって歯が溶解して軟化や欠損が生じた状態をいう。歯が酸により溶解する現象は，歯の主成分であるリン酸カルシウムが減少することでおきる。これを脱灰という。初期のものでは，不透明な白斑（ホワイトスポット）として観察されることもあり，口腔清掃の徹底やフッ化物の塗布，フッ素洗口（うがい）によって，歯質にリン酸カルシウムなどが再沈着することもある。これを再石灰化という。

齲蝕の好発部位は，プラークの付着しやすい部位で，咬合面の小窩裂溝部・隣接面・歯頸部・露出歯根面・修復物辺縁部などである。一般には幼小児・高齢者に多いが，修復物辺縁に発生する齲蝕（二次齲蝕）は年齢に関係なく多い。

齲蝕は進行程度によって，第1度～第4度に分類される（▶図5-1）。

[1] **齲蝕第1度（C_1）** 齲蝕がエナメル質に限局した状態である。

[2] **齲蝕第2度（C_2）** 齲蝕がゾウゲ質にまで進行しているが歯髄には波及していない状態で，冷水に痛みを感じることがある。

[3] **齲蝕第3度（C_3）** 齲蝕が歯髄にまで進行し，軟化崩壊したゾウゲ質を除去すると歯髄が露出したり，すでに歯髄が露出しているような状態である。

[4] **齲蝕第4度（C_4）** 歯冠が崩壊し，歯根部だけ残った状態（残根）である。

そのほかに初期の齲蝕を C_0 と分類する。なお学校歯科保健においては初期のものを CO（シーオー）と分類し，再石灰化を促進させたり経過を観察したりすることが推奨されている。なお，CO の O は observation（観察）の O である。

齲蝕によって歯髄にまで炎症が及んでいる場合を歯髄炎という。歯髄炎では，自発痛やさまざまな誘発痛を伴って，ときには痛みの部位も特定できないほどの耐えがたい痛みが生じることがある。

歯髄炎に引きつづき歯髄組織は徐々に失活していき，細菌感染が根尖部歯周

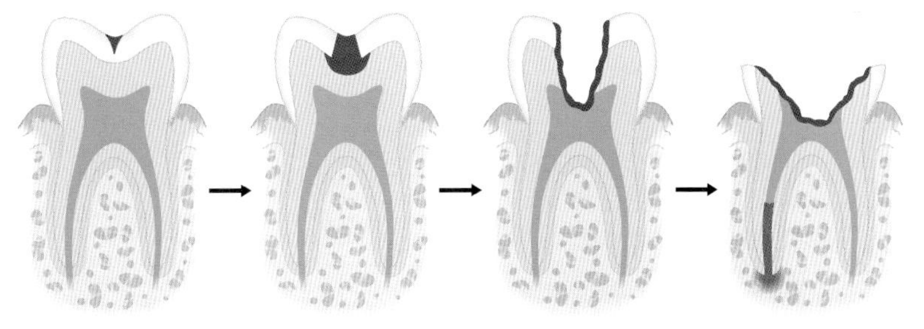

① 齲蝕第1度 (C₁)　② 齲蝕第2度 (C₂)　③ 齲蝕第3度 (C₃)　④ 齲蝕第4度 (C₄)

▶図 5-1　齲蝕の分類

組織にまで及ぶと**根尖性歯周炎**になる（▶101 ページ）。多くは慢性に経過するのでとくに症状はみられないが，かぜ・過労・睡眠不足などによって抵抗力が低下すると急性根尖性歯周炎となる。

　また，拍動性疼痛（ズキズキする痛み）を生じることもあり，炎症が拡大すると歯槽骨炎に進展する（▶101 ページ）。さらに根尖部に瘻孔を形成し，慢性化すると慢性根尖性歯周炎になる。なお，不適切な齲蝕治療などによって歯髄炎や根尖性歯周炎がおこることも多い。

検査▶　齲蝕とそれに続発する歯髄の病変については，次のことを検査する。
（1）齲蝕の部位：咬合面・隣接面・歯頸部・歯根面など
（2）齲蝕の状態：色・深さ・かたさなど
（3）歯髄の生死：生活歯・失活歯
（4）痛みの状態：自発痛・冷水痛・温水痛など
（5）根尖部付近の歯肉の状態

　齲蝕の部位は肉眼で確認できるものもあるが，歯冠修復物の辺縁や内部に発生する二次齲蝕，さらに歯間部に発生する隣接面齲蝕はX線写真でないと確認できないことが多い。根尖部の病巣は，X線写真による確認が有効である。齲蝕の進行程度は，探針によってある程度推測可能である。

　歯髄の生死や状態を調べるためには，次のような検査が行われる。
（1）温度診：歯や病変部に冷刺激や温熱刺激を与えて反応を調べる。エアシリンジによって空気を噴射して調べることが多い。
（2）歯髄電気診：歯に電気刺激を与えて反応を調べる。歯髄の生死，閾値の程度がわかる。
（3）打診：患歯をデンタルミラーの柄などで軽くたたいて反応をみる。患歯の確認に有効である。
（4）触診：患歯の根尖部付近を指で押して反応をみる。根尖部病変の有無を推測できる。

予防▶　齲蝕予防の基本はプラークコントロールである（▶61 ページ）。とくに患者自

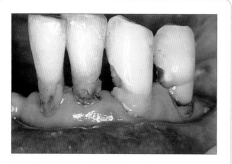

歯根部が露出し，齲蝕が生じやすい。

▶図 5-2　高齢者にみられる歯根面齲蝕

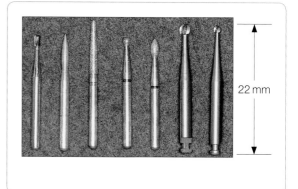

22 mm

▶図 5-3　歯の切削に使用されるバー・ポイント類

身で行う歯みがきが重要で，口腔清掃指導の際にはその方法だけでなく，歯みがきの大切さを説明することも必要である。さらに乳歯や萌出してまもない幼若永久歯に対しては，フッ化物の塗布も有効である。砂糖の摂取と齲蝕発生の関係が明らかにされていることから，食生活習慣の指導や改善も行う。最近では，キシリトールなど口内の細菌に乳酸を産生させない代用糖も普及している。

　成人では二次齲蝕の発生が多いので，プラークコントロールの徹底のために，定期的な PMTC(医療者が機械的にプラークを除去する処置)が推奨されている。高齢者では運動機能の低下によって歯みがきが十分にできなくなり，また歯根部の露出が進行するので，**歯根面齲蝕**の予防を心がける必要がある(▶図 5-2)。

　循環器系の疾患をもつ患者では，服用薬剤による副作用のために唾液の分泌が低下し，齲蝕が発生しやすくなることがある。服用薬剤の変更を検討するなど唾液の分泌を促進させる方策も必要となる。

齲蝕の治療

　齲蝕の治療は，齲蝕の進行状態によって方法が異なる。C_0 や CO では，プラークコントロールの徹底などの齲蝕予防法を行うことによって再石灰化が可能である。C_1，C_2 では**修復処置**を行うが，進行の停止した齲蝕や範囲が非常に小さい場合は経過を観察することもある。C_3，C_4 は**歯内治療**の適応となる。保存治療では治癒が見込めない場合には，抜歯の対象となる。

● 修復処置

　齲蝕に罹患した歯質を除去したあと，欠損部(齲窩)を封鎖して形態を回復することを修復処置という。

手順▶ [1] **罹患歯質の除去**　齲蝕に罹患した歯質を除去する。エアタービンやマイクロモータに装着して使用する回転切削器具(▶図 5-3)のほかに，スプーン・エ

キスカベーターなどの手用切削器具が使用される。細菌の侵入した歯質を残して修復すると，齲蝕の再発がおこりやすい。齲蝕罹患歯質が除去されたかどうかは，染色液（齲蝕検知液）による齲蝕ゾウゲ質の染色や，かたさ・色などを参考に確認する。

　[2] **歯髄保護**　齲蝕が歯髄に近接している場合や歯髄が部分的に露出してしまった場合に行う処置で，**覆髄**または**裏層**とよばれる。水酸化カルシウム系セメントやグラスアイオノマーセメントなどの歯科用セメントを局所的に塗布して，外からの刺激を遮断して歯髄の保護をはかる。なお，修復処置そのものが歯髄保護にもなるので，覆髄や裏層を行わないことも多い。

　[3] **窩洞形成**　使用する修復材料の特性によって修復物が脱落しないよう，また修復後に周囲から二次齲蝕が発生しないように欠損部の形態を修正する必要がある。このように形成された欠損部を**窩洞**という。

　最近では接着材を使用することが多く，その場合は罹患歯質以上に歯質を切削する必要はない（▶図5-4-a）。接着材を使用しない場合には，齲蝕に罹患していない健全なエナメル質やゾウゲ質を切削する必要がある（▶図5-4-b）。健全なゾウゲ質を切削する場合には強い痛みを感じるので，局所麻酔の注射を併用する。

　[4] **欠損部の修復**　修復法には間接法と直接法とがある。**間接法**とは窩洞形成後に歯の型をとり（印象採得），石膏模型を製作し，模型上で修復物を製作し，次に患者が来院したときに修復物を患歯に装着する方法である（▶図5-5）。患者は2回来院する必要があるが，複雑な形態のものを製作する際には，操作

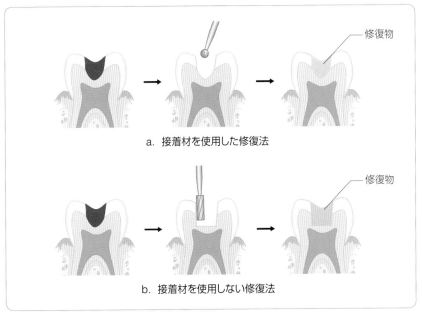

a. 接着材を使用した修復法

b. 接着材を使用しない修復法

▶図5-4　修復処置の手順

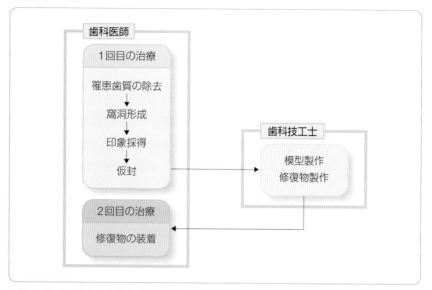

▶図5-5　間接法による治療の流れ

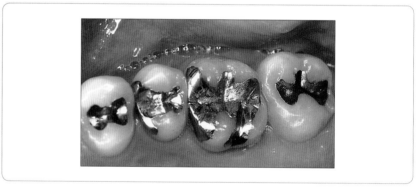

▶図5-6　メタルインレー（間接法）

が模型上でできるという利点がある。範囲のせまい修復物は**インレー** inlay，咬頭を被覆するものは**アンレー** onlay，歯冠部全体を被覆するものは**クラウン** crown（冠）とよばれる。インレー・アンレーは，臼歯の治療に用いられる。クラウンによる修復は臼歯にも前歯にも用いられる。

　直接法は窩洞に直接修復物を詰めて固める方法で，1回で処置が完了する。

間接法の修復材料▶　わが国の保険診療で認められている金・銀・パラジウムなどからなる銀色の合金（通称金パラ）のほか，20カラット金合金などが使用され，これらを**メタルインレー** metal inlay という（▶図5-6）。さらに審美的な色調の修復材料としては，ポーセレンやコンポジットレジン（セラミックスの微粒子を高分子材料で固めるもの）が使用される。とくに前歯ではポーセレンやレジンを使用したクラウンが広く用いられている。

　修復物を装着（合着ごうちゃく という）する際には，さまざまなセメントが使用される。

歯や修復物に強力に接着するレジンセメントの使用が広まっているが，グラスアイオノマーセメントやリン酸亜鉛セメントなども用いられている。

直接法の修復材料▶ コンポジットレジン，グラスアイオノマーセメント，アマルガムの順で使用頻度が高い。

コンポジットレジンは歯によく接着させることができるので，歯の切削量が少なくてすむ。また，さまざまな色調（シェード）の材料が準備されているので，患歯の色調に適合した審美的な修復が可能である。コンポジットレジンは**接着材**と**充填材**とから構成されており，いずれも青色の可視光線を照射することによって固まる**可視光線重合型レジン（光重合型レジン）**が多く用いられている。光を照射できないような状況下では，2種類のレジンペーストを練和することによって重合する自家重合型（化学重合型）レジンが使用される。コンポジットレジンは前歯にも臼歯にも使用される（▶図 5-7, 8）。

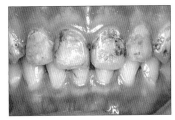
a. 治療前

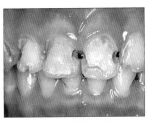
b. 齲蝕罹患歯質の除去後

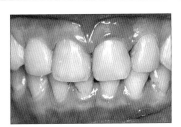
c. 治療後

▶図 5-7 コンポジットレジンによる前歯の修復例（直接法）

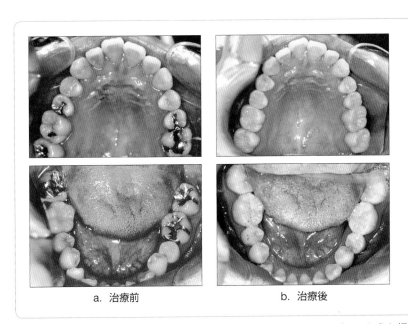

a. 治療前

b. 治療後

（写真提供：虎の門病院　佐藤暢昭氏）

▶図 5-8 コンポジットレジンによる臼歯の修復例（金属修復をレジンにかえた場合）

　グラスアイオノマーセメントは材料からフッ素が放出されるので，二次齲蝕の発生抑制が期待されているが，適用範囲は限定される。

　アマルガムは，銀・スズ・亜鉛などからなる合金粉末を，水銀で練ることによって硬化させたものである。わが国では現在使用されないが，高齢者の口腔内には見ることができる。水銀による生体への影響や環境汚染の問題から，欧米諸国での使用も激減している。なお，開発途上国においては経済的な問題もあり，いまだ多く使用されている。

　アマルガムは長年にわたり使用されてきた経緯があり，患者への影響はさほど大きな問題ではない。わが国では，下水に含まれる水銀量の基準値が定められているので，古い修復物を除去して再治療を行う場合には回収すべきである。

● 齲蝕の進行抑制処置

　患者の健康状態などの事情により，齲蝕病巣の除去や修復処置が適切に行えない場合には，齲蝕進行抑制効果のある薬剤を一定期間，病巣部に塗布する処置を行うことがある。フッ化ジアンミン銀を主成分とする，サホライド®液歯科用38%を使用する。銀によるタンパク質固定，フッ化物による不溶性塩の生成によりゾウゲ細管を閉塞し，齲蝕の進行やゾウゲ質知覚過敏を抑制するとされている。塗布すると，齲蝕病巣は黒変する。

　この薬剤による処置は1970年代以降，乳歯の齲蝕進行抑制のために普及した。その後，病巣が黒変することから使用されなくなったが，近年は高齢者の歯根面齲蝕の予防や進行抑制に活用されるようになった。

　また，歯根面齲蝕は歯質の欠損を伴わないことが多く，その検知や診断は容易ではない。露出歯根面に本薬剤を塗布すると，齲蝕病巣が存在する場合は時間の経過とともに黒変する（▶図5-9）。このことを利用して齲蝕を検知し，次回来院時に修復処置を施すことも可能である。

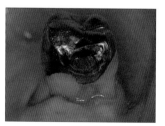 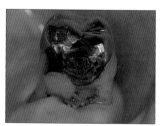

| a. 塗布前 | b. 塗布3か月後 |

▶図5-9　サホライド®液歯科用38%の塗布による歯根面齲蝕の黒変

● 歯内治療

　歯髄にまで齲蝕が波及した場合には，炎症のある歯髄を除去（断髄・抜髄）する。また，歯髄の病変が根尖部の歯周組織にまで及んでいる場合には，**根管治療**を行う。これらの治療に際しては，口腔内細菌の感染予防，術野の確保のためにラバーダム防湿法を用いる（▶図5-10, 11）。

　[1] **断髄法**　歯根部の歯髄を保存して歯冠部の歯髄を除去する治療法である。病変が歯冠部歯髄に限局されていて，歯根部の歯髄の保存が期待できるような場合に行われる。残った歯髄を生きた状態に保つ**生活断髄法**と，失活させる**失活断髄法**とがある。

　①**生活断髄法**　乳歯や若年者における根尖部歯根が未完成な歯に対して行われることが多い。歯髄の機能を残すことで，乳歯における正常な歯根吸収，歯根未完成歯における根尖部歯根ゾウゲ質の形成が期待できる。局所麻酔下で歯髄の一部を除去し，その創面に水酸化カルシウムを塗布し封鎖する。

　②**失活断髄法**　歯髄を失活させる薬剤（失活剤）を塗布したのち，歯髄の一部を除去する方法である。失活剤としては，パラホルム製剤のほかに，亜ヒ酸などの使用が認められている。亜ヒ酸は毒性が強く，漏出すると危険なため，密封・閉鎖を確実に行う。現在はほとんど行われない。

　[2] **抜髄法**　歯冠部と歯根部の歯髄すべてを除去する治療法である。多くは局所麻酔下で歯髄を除去する**直接抜髄法**が行われるが，失活剤を使用した**間接抜髄法**もある。

　歯冠歯髄を除去したのち，根管歯髄をクレンザーやリーマー，ファイルなどによって除去する（▶図5-12）。根管内は空隙のないように緊密に封鎖しないとのちに感染源となるため，封鎖しやすい形態に整える必要がある。そのため，

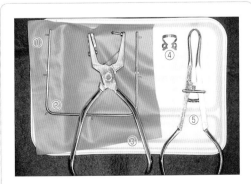

①ラバーダムシート，②フレーム，③ラバーダムパンチ，④クランプ，⑤クランプフォーセップス（鉗子）

▶図5-10　ラバーダム防湿に使用される器具

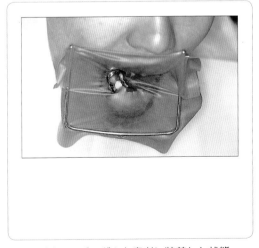

▶図5-11　ラバーダムを患者に装着した状態

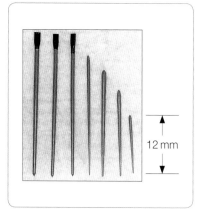

▶図5-12 歯内治療に使用される器具

①ファイル
②エンジンリーマー
③ピーソーリーマー
④ゲーツグリッデンドリル
⑤スケール
⑥抜髄針(クレンザー)
⑦ブローチ

▶図5-13 根管充塡に使用される
ガッタパーチャポイント

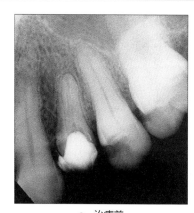

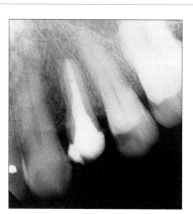

a. 治療前　　　　　　　　b. 根管充塡後

▶図5-14 根管充塡のX線写真

根管拡大という処置をリーマーやファイルによって行う。根尖部まで緊密に充塡するためには，根尖部の位置を知る必要があり，そのためには根管長測定を行う。電気抵抗値を利用した装置が広く用いられている。

　根管充塡(根管の封鎖)には，ガッタパーチャポイントと根管充塡用セメント(シーラー)を併用する(▶図5-13)。根管充塡後はX線写真による確認が行われる(▶図5-14)。1回で治療を終えることも可能であるが，多くは2～3回の来院によって治療する。

[3] **根管治療**　歯根部歯髄まで感染が生じて根尖部歯周組織に病変が波及した場合に行われる治療法で，**感染根管治療**ともいう。根管内の清掃(感染部の除去や滅菌)を行ったのちに根管充塡を行う。

　根管内の清掃には，次亜塩素酸ナトリウムとオキシドール(オキシフル®)に

よる交互洗浄のほか，水酸化カルシウム剤・クロラムフェニコール（クロロマイセチン®）溶液などを根管に置き，セメントで封鎖しておく，いわゆる根管貼薬が行われる。こうした処置を繰り返しながら，細菌培養試験によって根管内の無菌化を判定し，根管充塡に移る。

　根管拡大や根管充塡などの術式は，抜髄法とおおむね同様であるが，症例によっては根管内への薬剤貼付を複数回繰り返す必要があり，治療に要する患者の来院回数が多くなる傾向がある。

② その他の硬組織疾患

1 摩耗症 abrasion，咬耗症 attrition，酸蝕症 erosion

病態▶　歯の硬組織が機械的に摩滅したものを摩耗症とよび，とくに対合歯との咬合によって生じたものを咬耗症とよぶ。歯頸部にくさび形の欠損が生じたものは，くさび状欠損とよばれる（▶図5-15）。摩耗や咬耗は飲食物に含まれる酸により歯の表面が脱灰・軟化することにより助長される。とくに酸性の飲食物や胃液による影響を大きく受けたと思われるものは，酸蝕症とよばれる。

　エナメル質が脱灰する臨界は約 pH5.5 であり，コーラなどの炭酸飲料（pH2〜3）の常用者や，胃液（pH1〜2）が口腔内に逆流しやすい胃食道逆流症，神経性食欲不振症，神経性過食症の患者では，高度の酸蝕症となることがある。

治療▶　通常は，コンポジットレジンによって修復する。

2 歯の着色・変色

病態▶　歯の表面および内部への着色は，喫煙や飲食物の色素沈着によって生じる。コーヒー・紅茶・赤ワイン・カレーなどは着色を生じやすいとされている。

　また歯髄が失活すると，ゾウゲ質が変色して歯全体が暗い色調になる。

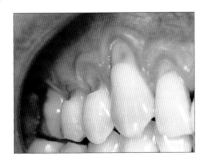

歯頸部にくさび形の欠損が生じている。冷水による痛みを伴うこともある。

▶図 5-15　くさび状欠損

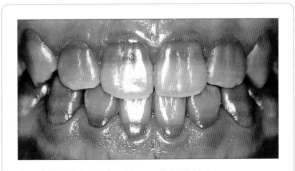

歯の内部の変色であり，表面の着色ではない。

▶図 5-16　テトラサイクリン系抗菌薬の服用による変色歯

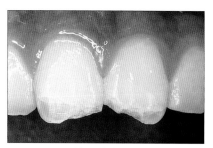

a. 破折の修復前の状態
両側上顎中切歯の切縁に破折がみられる。

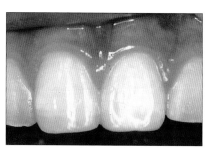

b. 破折の修復後の状態
接着材とコンポジットレジンによって1回
で修復が完了した歯である。

▶図5-17 外傷によって破折した中切歯

　　　歯が形成されるときに色素が取り込まれると，異常な着色が生じる。テトラサイクリン系の薬剤を服用した場合には，黄色ないし灰褐色の**変色歯**となる（▶図5-16）。また，新生児黄疸によって胆汁色素が沈着して緑色の変色歯を生じたり，ポルフィリン尿症によってピンク色ないしは暗赤色の変色歯を生じたりすることもある。

治療▶　歯の表面の着色は研磨によって容易に除去できる。内部への着色，歯髄の失活によるゾウゲ質の変色は，過酸化水素や過酸化尿素を用いる**漂白法**(ホワイトニング)によって改善できる。

　　　変色歯には漂白法が有効な場合もあるが，歯の表面をおおうベニヤ修復や全体をクラウンで被覆する修復も行われる。

3 歯の破折 tooth fracture

病態▶　転倒や打撲の際には上顎中切歯の**破折**が生じやすく，学童期に多くみられる（▶図5-17）。

治療▶　①歯の破折片をそのまま接着性レジンで再接着する方法，②レジンで欠損部を築造する方法，③クラウンによって修復する方法，などがある。

　　　欠損の程度によっては，歯髄処置が必要となることがある。歯根部が破折したり，歯槽骨の骨折を伴って歯が脱臼したりしているような場合には，固定・整復処置を行うが，抜歯となることも多い。

③ 歯の形成・発育異常

1 萌出異常

● 萌出時期の異常

病態▶ 出生時あるいは生後1か月以内に萌出(ほうしゅつ)する歯を**先天歯**という。下顎切歯に多いので舌下部に潰瘍(かいよう)(リガ-フェーデ病，▶107ページ)が生じることがある。

治療▶ 潰瘍形成，または授乳時に母親の乳房に傷をつけるような場合は，歯の鋭端を被覆して母親の痛みを緩和するが，抜歯することもある。

● 萌出位置の異常

病態▶ 正常な位置に萌出しない歯には，上顎犬歯の唇側転位(いわゆる八重歯(やえば))，下顎小臼歯の舌側転位，下顎智歯の埋伏(▶図5-18)などがある。

治療▶ 矯正歯科治療や抜歯が行われる。

2 歯の形成異常

病態▶ 歯の形成異常には矮小歯(わいしょう)・巨大歯・円錐歯(えんすい)など，形状が正常でないものや，歯冠部のエナメル質が正常に形成されないエナメル質形成不全症などがある。

歯が形成される時期に疾患に罹患したり，栄養状態が不良であったりすると，歯の形成異常が生じることがある(▶図5-19)。また，遺伝的な因子による場合もある(▶図5-20)。

原因の明確なものとしてはターナー Turner の歯があり，これは乳歯の根尖部の病巣が永久歯の形成に影響したものである(▶図5-21)。先天梅毒の場合には，切歯の切縁の形成障害を伴うハッチンソン Hutchinson 歯となる。過量のフッ素を摂取した場合には，エナメル質が白濁した外観を呈する斑状歯となる。

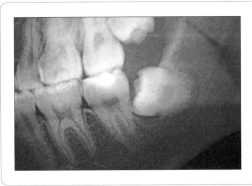

萌出余地が少ないため，智歯(⑧)が⑦の根部に接触しており，萌出ができないでいる。

▶図5-18 水平埋伏智歯のX線写真

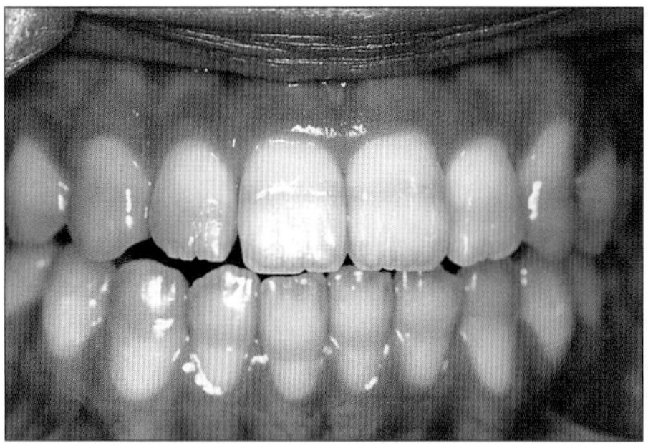

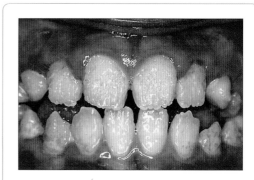

歯の形成期に麻疹などのウイルス性疾患に罹患し，エナメル質の形成不全が全歯にわたってあらわれたと思われる症例である。

▶図5-19　エナメル質形成不全症(1)

親にも同様の所見がみられた遺伝性のエナメル質形成不全症である。

▶図5-20　エナメル質形成不全症(2)

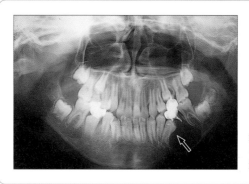

先行乳歯(E)の根尖性歯周炎により後継永久歯(5)の形成や発育に影響が生じる。

▶図5-21　乳歯の根尖病巣部にある永久歯

治療▶　レジン修復・ベニヤ修復・クラウンによる修復など，各種の修復処置によって，形態を改善できる。

　　　　歯冠部や歯根部の形態は必ずしも正常な解剖学的形態でないことが多いが，臨床的に問題がなければとくに処置の必要はない。歯根や根管の形態が極度に彎曲しているような場合には，歯内治療や抜歯の処置が困難になる。

3 歯数の異常

病態▶　正常の歯数より多いものは**過剰歯**とよび，矮小歯となることが多い。歯数の先天的な欠如もみられ，ときには全部の歯が欠如することがあり，**無歯症**とよばれる。

　　　　遺伝的な因子のほかに，全身的発育障害・栄養障害・先天梅毒などの全身的な因子，炎症や外傷などの局所的な因子によっても生じる。

治療▶　補綴治療によって咬合を回復させる。

B 口腔領域の炎症

　歯周疾患（歯周病）は，歯肉炎と歯周炎の総称である[1]。病巣が歯肉に限局した炎症を**歯肉炎**，歯根膜や歯槽骨の破壊を生じたものを**歯周炎**とよぶ。歯周疾患のほとんどは歯面上に沈着したプラーク中の細菌によって引きおこされる。

　歯周疾患は，人類にとって最も高頻度に発生する疾患の1つである。2016（平成28）年の歯科疾患実態調査においては，歯周疾患の進行を示す4mm以上の歯周ポケットをもつ人の割合は年齢とともに上昇し，50歳代以上では約半数をこえる。

① 歯肉炎 gingivitis

病態▶　歯肉炎の多くはプラーク中の細菌が原因で生じ，これを**単純性歯肉炎**という。歯肉に発赤・腫脹がみられ，歯みがきなどによって出血しやすい。

　病変は歯肉に限局しているが，進行すると歯周組織の破壊が生じ，**辺縁性歯周炎**となる。一般的に，幼児や学童では歯肉炎がみられることが多いが，加齢とともに歯周炎に移行するので，歯肉炎の罹患率は減少する。

　プラーク以外の原因から生じる特殊な歯肉炎としては，思春期・妊娠時のステロイド薬常用者に生じるステロイドホルモン性歯肉炎や，薬剤性歯肉増殖症（▶129ページ）がある。さらにウイルス感染・血流障害などが歯肉炎の原因となることもある。

予防▶　単純性歯肉炎は，患者自身がプラークコントロールを徹底することによって予防できる。

治療▶　歯周疾患の治療の項目（▶99ページ）で述べる。プラークコントロールや歯石除去のほか，とくにほかの因子が原因の場合にはそれに対応する。

② 辺縁性歯周炎 marginal periodontitis
（慢性歯周炎 chronic periodontitis）

病態▶　多くは**慢性辺縁性歯周炎**とよばれ，歯肉炎の進行したものである（▶図5-22）。歯髄の感染が原因で生じる根尖性歯周炎と区別して「辺縁性」とよばれる。歯根膜・歯槽骨などの破壊を伴うが，初期には自覚症状がないまま経過する。炎症のため歯肉が腫脹すると歯周ポケット（▶21ページ）が深くなる。ポケット内

1）歯髄の感染が原因である根尖性歯周炎は，歯周疾患には含めない。

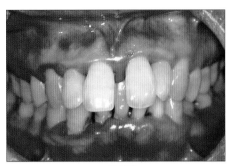

a. 治療前

歯肉の腫脹，発赤，歯石沈着および歯の傾斜が
顕著である。

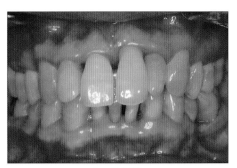

b. 治療後

プラークコントロールとスケーリング-ルートプ
レーニングによって症状の改善がみられた例で
ある。

（写真提供：東京医科歯科大学　木下淳博氏）

▶図 5-22　辺縁性歯周炎

　　部の清掃は困難になり，細菌が増殖して歯肉の発赤・腫脹がさらに進行する。
歯肉を圧迫するとポケット内部から排膿することがあり，これは歯槽膿漏とよ
ばれる。歯肉からの出血や口臭の原因となる。
　　歯槽骨の破壊が進むと歯の動揺がみられる。ときには歯が挺出（押し出され
た状態）したり傾斜したりすることもある。かぜ・過労・睡眠不足など体調不
良時には急性化し，自発痛や腫脹が増大することもある。膿瘍を形成すると，
発熱やリンパ節の腫脹がみられるようになる。これを急性歯周膿瘍という。
　　歯周病原性細菌の感染が直接的な原因となるが，歯石沈着，糖尿病などの全
身疾患，ストレス，喫煙習慣なども歯周疾患の発症や進行に関連する。逆に歯
周疾患が，全身疾患の発症や進行，さらに早産などに関連することも明らかに
なっている（▶図 5-23）。

その他の歯周疾患▶　歯周炎の多くは成人にみられるものであるが，30 歳代以下で発症する若年
性の歯周炎がある。歯槽骨破壊の進行が速く，プラークコントロールが良好で
あっても歯周組織の破壊が著しいのが特徴である。原因は不明な点が多く，全
身的に健康な状態であれば侵襲性歯周炎 aggressive periodontitis，周期性好中
球減少症などの全身疾患があれば，遺伝疾患に伴う歯周炎と分類する。さらに
成人性の歯周炎でも，通常の治療法が奏効しない難治性のものもある。

予防▶　歯肉炎の予防と同じで，患者自身によるプラークコントロールが最も重要で
あるが，ほかの因子の除去も心がける。すなわち，歯周疾患は長期間にわたる
日常の生活習慣にかかわるさまざまな要因が影響する慢性疾患であるため，一
般の生活習慣病と同様に食生活や喫煙・飲酒習慣の改善，定期的な検診とメイ
ンテナンスなどが有効な予防策となる。

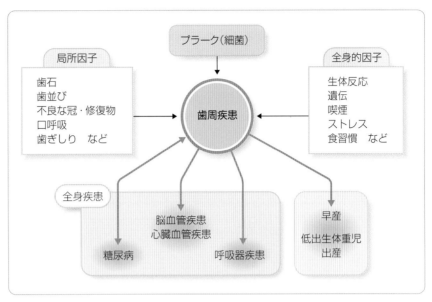

▶図 5-23　歯周疾患のリスク因子と全身の健康とのかかわり

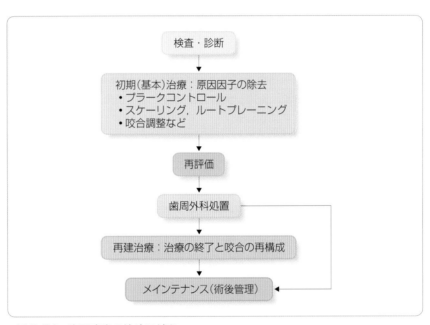

▶図 5-24　歯周疾患の治療の流れ

歯周疾患の治療

　　歯周疾患の一般的な治療の流れは，検査・診断，初期(基本)治療，再評価，必要に応じた歯周外科処置ならびに再建治療，メインテナンス(術後管理)となる(▶図 5-24)。なお，進行したものでは抜歯となる。

　治療の第一条件は，患者自身が口腔清掃を毎日実行してプラークコントロールを徹底することである（▶61 ページ）。プラークコントロールには，SRP(スケーリングとルートプレーニング)のほか，歯周ポケットをなくすための掻爬（そうは）や外科処置も有効である。

　適切でない咬合が原因で歯周組織に傷害がおこった場合には，咬合調整を中心とした咬合治療が行われる。最近では，崩壊した歯槽骨の再形成術も行われるようになってきた。

　侵襲性歯周炎や難治性の歯周炎で特定の原因菌が疑われる場合には，抗菌薬の投与も行われる。

　急性歯周膿瘍に対しては，ポケットからの排膿，切開，ポケット内洗浄，抗菌薬・消炎鎮痛薬の投与を行う。通常，歯周組織の破壊は高度で，消炎後に抜歯となることが多い。

● 歯周外科処置

◉ 歯周ポケット掻爬術と新付着術(ENAP)

　歯周ポケット掻爬術（そうは）は，盲嚢掻爬（もうのう）あるいはキュレッタージ curettage ともよばれる。口腔清掃指導や SRP を行っても改善しない症例に対して，歯周ポケットをなくすために行われる。鋭匙型（えいひ）のスケーラーを用いて，歯周ポケットを形成するポケット内面の上皮・肉芽組織（にくげ）を局所麻酔下で除去する。これによって，歯肉を歯根面に結合させて歯周ポケットを消失させる。

　スケーラーでポケット軟組織を掻爬するかわりにメスで切除し，歯肉を縫合して再付着をはかる方法もあり，これは新付着術 excisional new attachment procedure(ENAP)とよばれている。

◉ 歯肉切除術

　歯肉切除術は，歯周ポケットをなくすために，歯周ポケットを形成する歯肉を切除する外科処置で，歯周組織の崩壊が軽度な場合に行う。歯肉を切除したのち歯根面に付着している歯石を除去し，歯根面を平滑化する。創面には歯周包帯(パック)を貼付する。歯科用セメントと類似のものが，歯周包帯用材料として用いられる。

　術後疼痛は軽度で，約1週間後に歯周包帯を除去し，口腔清掃を心がけさせる。手術後約10日で創面は治癒する。なお，同様のもので歯肉整形術といわれる方法もある。

◉ 歯肉剥離掻爬術

　歯肉剥離掻爬術（はくり）は，歯周組織の崩壊がある程度進行していたり，歯槽骨の形態を整える必要があったりする場合に行われる外科処置で，フラップ flap 手術ともいわれる。ポケットを形成する歯肉から歯槽骨辺縁に向けて切開し，歯肉粘膜骨膜弁を剥離する。歯根に付着している軟組織と歯石を除去し，歯根面の平滑化を行う。また，必要に応じて歯槽骨の形態を整える。さらに，自家骨や

人工骨の移植を行うこともある。剝離した歯肉粘膜骨膜弁をもとに戻して縫合し，歯周包帯を貼付する。

術後疼痛は軽度で，約1週間後に歯周包帯を除去し抜糸する。なお，治癒の経過によっては再度，歯周包帯をする。手術後に浮腫性の腫脹とやや強い疼痛が発現することもあるが，通常は2〜3日で消退する。

● 歯周組織再生誘導術と骨再生誘導術

歯槽骨・歯根膜・セメント質を新生する手術で，特殊な膜が使用される。それぞれ GTR guided tissue regeneration 法，GBR guided bone regeneration 法ともよばれる。なお，骨形成を促進する特殊なタンパク質(エムドゲイン®・リグロス®)を使用する方法もある。すべての症例が適応ではなく，根分岐部の病変や限局的な垂直性骨吸収に有効である。

● その他の外科処置

歯周組織の形態を改善するために，歯肉歯槽粘膜形成術が行われる。そのほかに，小帯切除術・開窓術・遊離歯肉移植術などがある。

③ 根尖性歯周炎 apical periodontitis

病態▶ 根尖性歯周炎は，歯髄炎や歯髄壊死から根尖部歯周組織に細菌感染が波及して発症する。急性と慢性に分類される。

[1] **急性根尖性歯周炎** 歯の挺出感(浮いた感じ)や咬合痛に始まり，自発痛となる。また，歯の動揺もみられるようになり，歯槽骨炎に進展する。

[2] **慢性根尖性歯周炎** 最初から慢性の経過をとる場合と，急性根尖性歯周炎から移行する場合とがある。根尖部に肉芽組織が形成され，歯根肉芽腫あるいは膿瘍となる(▶図5-25)。さらに慢性に進行すると，袋状で内部に液体を含んだ歯根囊胞となる(▶117ページ)。自覚症状はないが，抵抗力が減弱したり，感染が加わったりすると急性化して腫脹・痛みを生じる。

治療▶ 急性期では抗菌薬で症状を寛解させてから，原因歯の感染根管治療や歯根端切除，抜歯を行う。

④ 急性歯槽骨炎 acute alveolar osteitis

病態▶ 急性歯槽骨炎は，根尖性歯周炎や辺縁性歯周炎が歯槽骨に波及して発症することが多い。激しい痛み，歯の挺出感・動揺，顎下リンパ節の腫脹を合併する。炎症が骨膜下に達すると骨膜下膿瘍が形成される。さらに骨膜の外に炎症が波及すると歯槽粘膜下や皮下に膿瘍が形成される(▶図5-26)。

治療▶ 安静を保ち，抗菌薬の投与と栄養補給を行う。膿瘍形成があれば切開・排膿を行うが，その前に膿瘍を穿刺・吸引し，原因菌の同定，感受性試験を行い，適切な抗菌薬を選択することも重要である。

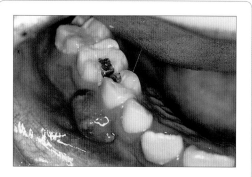

根尖部に膿瘍がみられる。

▶図5-25 根尖性歯周炎

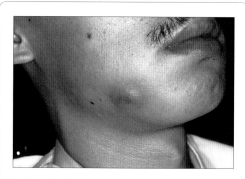

骨膜を破り皮下に膿瘍が形成されている。

▶図5-26 急性歯槽骨炎

　　　　痛み・腫脹のある局所への冷湿布や水に浸したタオルを用いての冷罨法は苦痛をやわらげる点で好ましいが，氷嚢や冷却材による強力な冷罨法は循環障害を引きおこし，治癒を遅らせるので禁忌である。

⑤ 智歯周囲炎 pericoronitis of the wisdom tooth

病態▶　半埋伏などの萌出異常による，歯冠を取り巻く歯肉の炎症を**歯冠周囲炎** pericoronitis という。

　　　　智歯とは第三大臼歯のことである。これはラテン語の *dens sapiens*（歯，知恵のある）に由来しており，知識のある成人になったころに萌出する歯という意味をもつ。ただ，現代人では，解剖学的に智歯の萌出するスペースが少なく，位置異常や埋伏したまま萌出しないことも多くなっている。そのため，周囲組織との間にプラークなどがたまりやすくなり，歯冠周囲炎をおこしやすい。智歯に発生した歯冠周囲炎を**智歯周囲炎**という。

　　　　初期症状は智歯周囲組織の断続的あるいは持続的な痛みと腫脹であり，炎症が波及すると急性歯槽骨炎・顎骨骨髄炎・顎下リンパ節炎などに進展する。ときには皮膚や筋の間の結合組織に広がり，口底や頬部の蜂窩織炎（蜂巣炎）となることもある（▶104ページ）。

治療▶　抗菌薬内服と局所洗浄などによって，通常は5〜7日間程度で軽快する。しかし，周囲組織に波及した場合は摂食困難による脱水や栄養障害となることがあり，入院加療も必要となる。炎症がおさまったら，再発防止のために抜歯する。半埋伏歯では歯冠周囲の歯肉を切除（歯肉弁切除術）して歯冠を露出させる治療も効果的である。

⑥ 顎骨骨髄炎 osteomyelitis of jaw

1 急性化膿性顎骨骨髄炎 acute purulent osteomyelitis of jaw

病態▶　急性化膿性顎骨骨髄炎は，炎症の主体が顎骨の骨髄内にあるもので，智歯周囲炎・歯槽骨炎などの進行，あるいは開放性骨折に感染が生じておこる。下顎骨に多く，初期には数歯にわたって自発痛や打診痛がみられる。また，発熱・倦怠感を合併することも多い。

　　　進行すると，歯肉の腫脹や発赤もあらわれてくる。原因歯の隣の歯にも強い打診痛を示すようになる。これを弓倉症状とよぶ。また，炎症が下顎骨内の下歯槽神経に及ぶと，その末梢のオトガイ神経支配領域の患側下唇に知覚鈍麻が出現する。これをワンサン症状という。炎症が閉口筋に及ぶと開口障害もおこり，嚥下痛のため摂食困難となる。その後，膿瘍が形成され，切開または自壊によって排膿されると症状は軽減する。炎症部位の骨は腐骨（壊死に陥った骨）となる。

治療▶　安静にして栄養補給と抗菌薬の投与を行う。発熱が高度の場合には，冷罨法とともに，腋窩や鼠径部に氷囊をあてて解熱をはかる。口腔清浄を心がけ，膿瘍が形成されれば切開・排膿を行う。

2 慢性顎骨骨髄炎 chronic osteomyelitis of jaw

病態▶　慢性顎骨骨髄炎は，急性化膿性顎骨骨髄炎から継発することが多いが，当初から慢性の経過をとることもある。急性化膿性顎骨骨髄炎が完全に治癒せずに慢性に移行したものを慢性化膿性顎骨骨髄炎という。腐骨が残存し，瘻孔から排膿が持続する。腫脹・痛みは軽度である。

　　　骨髄腔が硬化するものを慢性硬化性顎骨骨髄炎という。排膿はみられず，ときどき腫脹と痛みを示す。SAPHO 症候群（Synovitis：滑膜炎，Acne：痤瘡，Pustulosis：掌蹠膿疱症，Hyperostosis：骨化過剰，Osteitis：骨髄炎）の一症状ともいわれるびまん性硬化性顎骨骨髄炎も似たような症状を呈する。

治療▶　慢性化膿性顎骨骨髄炎は腐骨が分離・排出されるまで経過をみる。慢性硬化性顎骨骨髄炎は抗菌薬の投与のほか，局所灌流療法・高気圧酸素療法・皮質骨除去手術・骨髄穿孔手術を試みるが，治療に抵抗性で再発率が高い。

3 薬剤関連顎骨壊死 medication-related osteonecrosis of the jaw（MRONJ）

病態▶　骨粗鬆症や悪性腫瘍の骨転移に対する治療薬であるビスホスホネート（BP）製剤の副作用として，顎骨壊死が生じることがある。これをビスホスホネート関連顎骨壊死（BRONJ）という（▶図5-27）。BRONJ は BP 製剤の長期投与患者において，抜歯などの侵襲に細菌感染が加わって発症すると考えられている。

　　　BP 製剤にかわる骨転移治療薬として登場したデノスマブ（ランマーク®）で

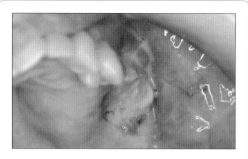

上顎の歯槽部に壊死した歯槽骨が露出し，排膿もみられる。

▶図5-27　ビスホスホネート関連顎骨壊死（BRONJ）

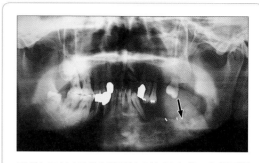

舌がんに対する放射線療法の約20年後，左側下顎骨の一部は腐骨となっている（→）。

▶図5-28　放射線性骨壊死のパノラマX線写真

も BP 製剤と同様に顎骨壊死がおこることがあり，これをデノスマブ関連顎骨壊死（DRONJ）という。BRONJ と DRONJ を包括して**骨吸収抑制薬関連顎骨壊死（ARONJ）**という。さらにアメリカで，スニチニブリンゴ酸塩・ソラフェニブトシル酸塩・ベバシズマブといった血管新生阻害薬に関連した顎骨壊死も含めた**薬剤関連顎骨壊死（MRONJ）**という名称が提唱された。

治療▶　洗浄や抗菌薬投与などの保存的な対処のほか，外科的な腐骨除去術が行われる。

4　放射線性骨壊死　osteoradionecrosis

病態▶　腫瘍などの放射線療法後，数か月から数年経過して，照射範囲に含まれていた顎骨が壊死した状態を**放射線性骨壊死**という（▶図5-28）。口腔内に骨が露出することもある。細菌感染をきたして**放射線性骨髄炎**を生じることもある。

治療▶　骨露出や瘻孔があれば洗浄し，抗菌薬投与で管理する。腐骨が分離したら除去する。

⑦　口底炎　inflammation of the mouth floor

病態▶　化膿性炎症が疎性結合組織にびまん性・進行性に広がった状態を**蜂窩織炎（蜂巣炎）**といい，限局的な膿瘍とは区別される。口底の筋肉間の結合組織に生じた蜂窩織炎を**口底炎**あるいは**口底蜂窩織炎**という。下顎の歯性炎症に起因することが多い。

　　口底・顎下部の腫脹，舌の挙上，さらに開口障害・嚥下障害などを伴う（▶図5-29）。全身的には発熱・倦怠感・食欲低下がみられる。呼吸困難を生じることもある。

治療▶　安静にし，抗菌薬投与，水分・栄養補給を行う。膿瘍形成があれば，切開・排膿を行う。呼吸困難に対しては気管挿管・気管切開を行うこともある。

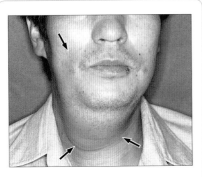

口底蜂窩織炎が顎下・頸部に波及している。

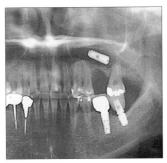

a. パノラマX線画像

歯ではないが，左上の大臼歯部に埋入したインプラント体が上顎洞内に迷入して感染源になっている，広義の歯性上顎洞炎。

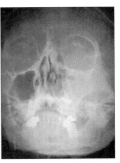

b. ウォーターズX線画像

左上顎洞全体が不透過像を呈しており，上顎洞炎と診断される。

▶図 5-29　右下顎智歯周囲炎からの口底蜂窩織炎

▶図 5-30　インプラント歯根による歯性上顎洞炎

⑧ 歯性上顎洞炎 odontogenic maxillary sinusitis

病態▶　上顎の小臼歯・大臼歯の根尖は上顎洞に近接しているため，根尖性歯周炎や辺縁性歯周炎が波及して上顎洞炎を発症することがある（▶図 5-30）。鼻性上顎洞炎と区別するために歯性上顎洞炎という。

　慢性歯性上顎洞炎では，鼻閉感，頬部の違和感，頭重感などがみられることがあるが，口腔症状はほとんどない。急性化すると歯痛や上顎部の痛みがみられる。

治療▶　原因歯の感染根管治療とクラリスロマイシンの少量長期投与を行う。改善しない場合は抜歯または歯根端切除術，上顎洞根治術（下鼻道への対孔形成術）を行う。

C 口腔粘膜の疾患

① 潰瘍を主徴とする疾患

1　アフタ性潰瘍 aphthous ulcer

● 孤立性アフタ

病態▶　アフタとは直径 2〜10 mm ほどの境界明瞭かつ類円形の浅い潰瘍で，周囲に紅暈とよばれる発赤を伴い，接触痛がある。原因は不明である。アフタが非再

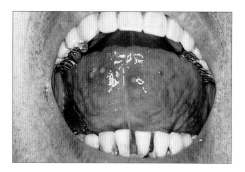

舌下面に直径2mmほどの小潰瘍が3個あり，周囲に発赤を伴っている。

▶図5-31　舌再発性アフタ（小アフタ）

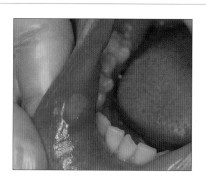

下唇に直径10mm大のアフタがみられる。

▶図5-32　下唇再発性アフタ（大アフタ）

発性で1〜3個程度生じた場合を**孤立性アフタ**という。

治療▶　根治的な治療法はなく，対症療法となる。局所的に副腎皮質ステロイド軟膏や貼付薬・噴霧薬が用いられる。

● 再発性アフタ

病態▶　**再発性アフタ**は，口腔粘膜に定期あるいは不定期にアフタの再発を繰り返す疾患で，20〜30歳代に多く，女性に多い。遺伝，口腔内の外傷，ビタミン欠乏，ウイルスなどの原因が検討されているが，明らかではない。

　　　直径10mm以下のアフタが数個生じて4〜14日程度で消失し，数か月間隔で再発する小アフタ型（▶図5-31）と，直径10mm以上のアフタが6週間ほど持続する大アフタ型（▶図5-32）などがある。

治療▶　根治的な治療法はなく，副腎皮質ステロイド薬などが用いられる。

● ベーチェット病 Behçet's disease

病態▶　ベーチェット病は，口腔の再発性アフタ，眼症状（前房蓄膿性虹彩毛様体炎・網膜ぶどう膜炎），外陰部潰瘍，皮膚症状（結節性紅斑）を4主徴とする全身性炎症性疾患である。30歳代前後の男性に多く，失明することもある。70〜80%の患者で再発性アフタが初発症状となる。

治療▶　内科・皮膚科・眼科と連携する。再発性アフタについては副腎皮質ステロイド薬などで対応する。

2　壊死性潰瘍性歯肉炎 necrotizing ulcerative gingivitis

病態▶　**壊死性潰瘍性歯肉炎**は，口腔内常在菌を含めた複数の細菌による混合感染で，初期には辺縁歯肉の発赤に始まり，壊死・潰瘍を生じる。腐敗臭を伴って歯槽骨が露出するものもある。口腔粘膜全体に広がると，**壊死性潰瘍性歯肉口内**

炎・ワンサン口内炎ともいわれる。

　全身的には発熱・悪寒・倦怠感・頭痛などを伴う。多くは2～3週間で軽快化するが，顔面皮膚に拡大することもある。

治療▶　含嗽と口腔清掃を可能な範囲で行う。全身的には抗菌薬の静脈内投与を行い，安静と水分・栄養補給に努める。

3　結核性潰瘍 tuberculous ulcer

病態▶　結核性潰瘍は，結核菌の感染による潰瘍で，肺結核患者に多く，咬傷などが誘因と推察されている。えぐれた穿掘性の潰瘍で硬結を伴うことが多く，潰瘍表面は平坦である。がんとの鑑別が必要で，生検で確定診断する。

治療▶　内科などでの原発巣の治療が大切である。

4　梅毒性潰瘍 syphilitic ulcer

病態▶　梅毒性潰瘍は，梅毒トレポネーマによる感染症である梅毒にみられる潰瘍である。初感染後3か月くらいまでの第1期では，口唇などに孤立性で境界明瞭な無痛性の結節を生じ，その後の第2期では，口腔粘膜に紅斑性結節性の梅毒疹(バラ疹)がみられ，難治性の潰瘍もみられる。

治療▶　ペニシリンを主体とした抗菌薬療法が奏効する。

5　外傷性潰瘍 traumatic ulcer

● 褥瘡性潰瘍 decubital ulcer

病態▶　慢性的な圧迫によって皮膚や粘膜が循環不全に陥って壊死状態になることを褥瘡という。壊死組織が脱落して潰瘍を形成したものが褥瘡性潰瘍である。口腔内では不適合な義歯の床下面の粘膜や舌にみられる。

治療▶　原因の除去(義歯の調整など)と創面の保護(口腔用軟膏塗布など)により，通常1～3週間で治癒する。

● リガ-フェーデ病 Riga-Fede disease

病態▶　リガ-フェーデ病は，乳児の下顎の先天歯や早期萌出歯が，哺乳時に舌を圧迫するために生じる舌下面の潰瘍である。

治療▶　原因歯の切縁の研磨や削除，被覆で改善することが多いが，やむをえず抜歯することもある。

● ベドナーアフタ Bednar's aphtha

病態▶　ベドナーアフタは乳児にみられる口蓋の潰瘍で，哺乳びんのかたい乳首や清掃のためのガーゼによって発症する。

治療▶　原因の除去を行う。

② 白斑を主徴とする疾患

1 白板症 leukoplakia

病態▶ 　白板症は，世界保健機関（WHO）により「他のいかなる疾患ともみなされない白色が優勢な口腔粘膜の病変」と定義されている。口腔内のどの部位にも発生するが，わが国では歯肉・舌・頬粘膜の順に多い。喫煙習慣の多いインドや東南アジア地域では頬粘膜に多い。

　がん化のおそれがある**潜在的悪性疾患**であり，悪性化の頻度は数％〜17％である。①白斑のみ（▶図5-33），②白斑に発赤やびらんを伴うもの（▶図5-34），③隆起するものなどがあり，②と③は悪性化しやすい（▶図5-35）。

治療▶ 　治療するなら切除しかない。切除による機能障害が懸念される場合などは経過観察も選択されるが，注意深く観察する必要がある。喫煙の習慣がある場合は，ただちに禁煙させる。

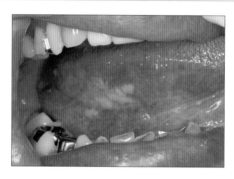

右舌に白斑がみられる。

▶図5-33　舌白板症（白斑型）

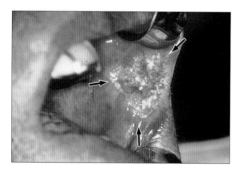

左側頬粘膜に，紅斑を伴った白斑がみられる。

▶図5-34　頬粘膜白板症（紅斑混在型）

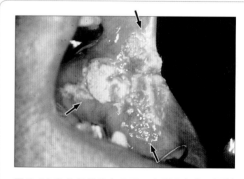

図5-34の6年後のもので，白板症からの悪性化と診断された。

▶図5-35　頬粘膜がん（扁平上皮がん）

2 口腔扁平苔癬 oral lichen planus

病態▶ 口腔扁平苔癬（へんぺいたいせん）は，口腔粘膜の角化異常を伴う慢性炎症性疾患である。頬粘膜・歯肉に好発する。40～60歳代の女性に多い。皮膚病変を合併するものもみられる。やや隆起した点状・斑状・線状の白斑が相互に連結して網状またはレース模様（ウィックハム線条）のようにみえるものが多い（▶図5-36）。白斑の周囲は発赤したびらんや潰瘍を伴うこともある。びらんが強いと痛みが生じる。潜在的悪性疾患であり，がん化率は1.09％と報告されている。

金属アレルギーや降圧薬などの常用薬により，類似の粘膜症状を呈することも知られており，これは**口腔苔癬様病変** oral lichenoid lesion として区別されている。

治療▶ 痛みがある場合には，対症療法として副腎皮質ステロイド軟膏の塗布を行う。

3 口腔カンジダ症 oral candidiasis

病態▶ 口腔カンジダ症は，口腔常在菌であるカンジダ（真菌）による口内炎である。急性偽膜性カンジダ症，慢性肥厚性カンジダ症，紅斑性（萎縮性）カンジダ症に分類される。

最も発生頻度の高い急性偽膜性カンジダ症は偽膜様の白苔におおわれ，一部では発赤を伴う（▶図5-37）。擦過により白苔が剝離されることで診断する。痛みなどの自覚症状は乏しいことが多い。

誘因は，抗菌薬や副腎皮質ステロイド薬の長期服用，免疫機能の低下などである。HIV感染者に多くみられるとの報告がある。

治療▶ 可能であれば常用薬を中止し，口腔用抗真菌薬を塗布・含嗽あるいは内服する。通常は5～7日くらいで治癒する。

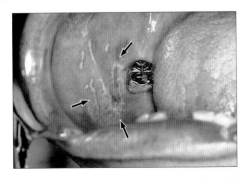

一部に紅斑を伴った白斑があり，ウィックハム線条がみられる。両側性発症。

▶図5-36 扁平苔癬（頬粘膜）

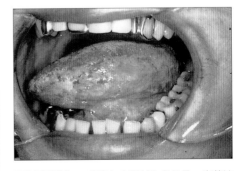

両側舌側縁に，広範な白苔がみられる。白苔は擦過によって剝離する。痛みはほとんどない。

▶図5-37 急性偽膜性カンジダ症

③ 紅斑・びらんを主徴とする疾患

1 紅板症　erythroplakia

病態▶　紅板症は，WHO により「他のいかなる疾患とも特徴づけられない燃えるような赤色病変」と定義されている（▶図5-38）。口底・舌・頬粘膜などにみられる。潜在的悪性疾患であり，口腔粘膜病変の中ではがん化する可能性が最も高く，40〜50% といわれている。

治療▶　がん化の可能性が高いことを念頭におき，積極的に外科的切除を行う。

2 地図状舌　geographic tongue

病態▶　地図状舌は，舌背部に白色（黄白色）のふちどりを伴った境界明瞭な紅斑を形成する疾患で，地図のようにみえる（▶図5-39）。日によって紅斑の位置や形が変化することから**移動性舌炎**ともよばれる。女性に多く，しばしば家族性に発生する。自覚症状はほとんどないが，軽度の刺激痛を訴えることがある。

治療▶　適切な治療法はなく，痛む場合は軟膏などを用いる。

3 正中菱形舌炎　median rhomboid glossitis

病態▶　正中菱形舌炎は，舌背正中の後方部にみられる菱形あるいは楕円形の境界明瞭な紅斑である（▶図5-40）。表面は平らなことが多いが，結節状・顆粒状に隆起するものもある。近年では紅斑性カンジダ症（▶109ページ）の一型とも考えられている。

治療▶　一般に治療の必要はないが，炎症がある場合は含嗽剤などで対応し，カンジダ症が疑われる場合は抗真菌薬を投与する。

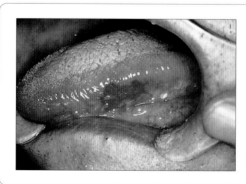

左側舌縁に境界明瞭で鮮やかな紅斑がみられる。

▶図5-38　舌紅板症

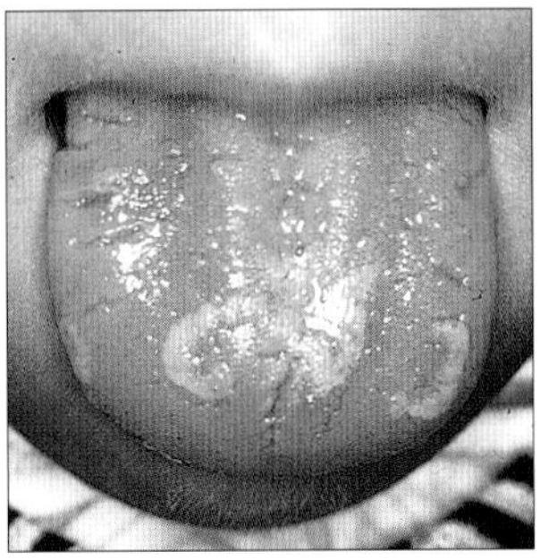

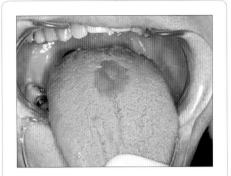

舌背部に不規則な形をした白苔がみられる。溝状舌を合併している。

▶図5-39　地図状舌(小児)

舌後方正中部に乳頭の消失と数個の小結節がみられる。

▶図5-40　正中菱形舌炎

④ 水疱を主徴とする疾患

1 ヘルペス性口内炎　herpetic stomatitis

病態▶　ヘルペス性口内炎は単純ヘルペスウイルスによる感染症で，疱疹性口内炎ともよばれる。6歳以下の小児に好発し，発熱や全身倦怠感とともに舌・口唇・歯肉などに多数の小水疱が形成され(▶図5-41)，まもなく破れてアフタ様潰瘍となる。

治療▶　通常1〜2週間で軽快するので，口腔内の清潔と安静・栄養補給を指示する。重症例では，発症後5日以内に抗ウイルス薬(アシクロビル・バラシクロビルなど)を投与する。

2 口唇ヘルペス　herpes labialis

病態▶　口唇ヘルペスは，体内に潜伏していた単純ヘルペスウイルスが体力低下などに伴い再帰感染するもので，赤唇および周辺皮膚にピリピリとした痛みを伴う小水疱が集合性に生じる。成人に多い。水疱は破れてびらんとなり痂皮におおわれ，7〜10日で治癒する。日光の紫外線も誘因となる。

治療▶　安静と体力の回復をはかる。抗ウイルス薬含有軟膏(アシクロビルなど)を塗布する。

3 帯状疱疹　herpes zoster

病態▶　帯状疱疹は，水痘-帯状疱疹ウイルスによる感染症である。初期感染では水痘(水疱瘡)を生じ，その後，脳神経や脊髄神経に潜伏したウイルスが体力低下などによって再帰感染し帯状疱疹を発症する。中高年に多い。

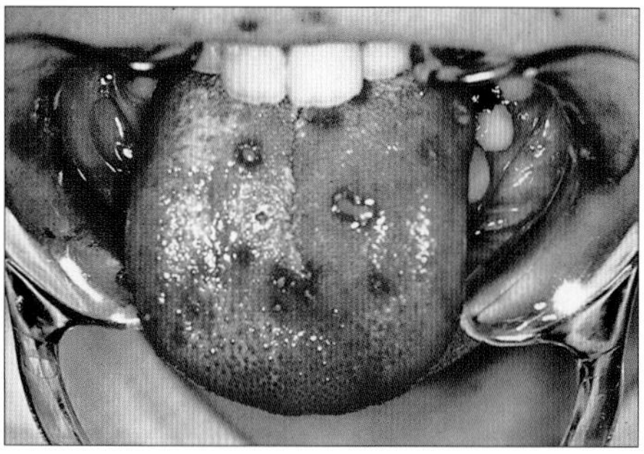

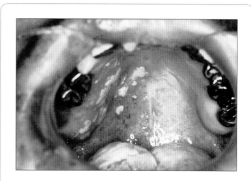

12歳小児。舌背に，水疱や破れた水疱が散在性にみられる。上唇には小さな痂皮が，また下顎歯肉には発赤がみられる。痛みは高度で摂食は困難である。

▶図5-41　ヘルペス性口内炎

右側口蓋に白苔を伴った紅斑がみられる。また一部に小さいびらんがある。痛みは高度で摂食は困難である。皮膚には高度な水疱形成がみられる。

▶図5-42　帯状疱疹（三叉神経第2枝・第3枝）

　　　　顎顔面領域では三叉神経の第2枝・第3枝の支配領域に一致した粘膜・皮膚に，最初はピリピリとした痛みがおこり，その後多数の水疱ができる。片側性である。水疱は破れてびらんとなり痂皮におおわれる（▶図5-42）。3週間程度で治癒するが神経痛様疼痛が残ることがある。

治療▶　可能な限り早期に抗ウイルス薬を内服または静脈内投与する。痛みに対しては神経障害性疼痛治療薬プレガバリンなどで対処する。

4　ヘルパンギーナ herpangina

病態▶　ヘルパンギーナは，水疱性咽頭炎ともいう。コクサッキーウイルスの感染によって生じる。夏季に流行し，幼児に好発する。

　　　　発熱とともに，軟口蓋から咽頭粘膜に多数のアフタ様潰瘍ができ，発赤を伴う。摂食時および嚥下時に痛みが生じるため，食欲不振となる。7～10日前後で自然治癒する。

治療▶　とくに治療の必要はないが，摂食困難に対しては刺激の少ない流動食とする。

5　手足口病 hand foot and mouth disease

病態▶　手足口病は，コクサッキーウイルスやエンテロウイルスなどによる感染症で，手・足・口腔に小水疱が生じる。水疱はすぐに破れてアフタ様潰瘍となる。幼小児に好発し，感染力が強いため幼稚園や小学校で流行しやすい。

治療▶　約1週間で自然治癒するが，急性期には通園・登校を禁じ集団感染を防止する。

6　尋常性天疱瘡 pemphigus vulgaris

病態▶　尋常性天疱瘡は，表皮の細胞間接着構造デスモゾームの接着分子であるデス

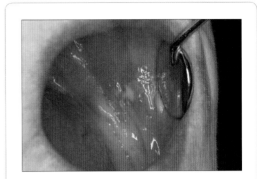

口蓋部・頬粘膜・臼後部に潰瘍がみとめられる（両側性）。

頬粘膜に水疱が破れた潰瘍がみられる。

▶図 5-43　尋常性天疱瘡（口蓋から頬粘膜部）　　　▶図 5-44　粘膜類天疱瘡

モグレイン（Dsg）に対する自己抗体を病因とする自己免疫疾患である。粘膜や皮膚に水疱が形成され，すぐに破れて不整形で広範囲，多発性のびらん・潰瘍を生じる（▶図 5-43）。難治性である。一見正常な粘膜をガーゼなどで擦過すると上皮の一部が容易に剝離される，ニコルスキー現象がみられる。

　診断は病理検査と血清中の Dsg1 抗体と Dsg3 抗体の測定を行う。Dsg3 抗体のみの場合は粘膜型で，Dsg1 抗体と Dsg3 抗体の両方があれば全身の皮膚にも生じる粘膜皮膚型である。

治療▶　副腎皮質ステロイド薬・免疫抑制薬などの投与が行われる。口腔への併用療法として，①ステロイド軟膏の塗布，②齲蝕や不良補綴物の治療を行い，刺激を極力減少させること，③刺激となる食品は避け，やわらかく調理したものを摂取すること，④食後に歯肉・舌・頬粘膜に歯ブラシの毛先が触れないようていねいに歯面清掃を行うこと，なども効果的である。

7 類天疱瘡 pemphigoid

病態▶　類天疱瘡は臨床的には天疱瘡に似ているが，上皮内ではなく上皮下に水疱を形成する自己免疫疾患である。おもに口腔粘膜と結膜に生じる**粘膜類天疱瘡**（▶図 5-44）と，鼠径部などの皮膚に多くみられる**水疱性類天疱瘡**がある。粘膜類天疱瘡は 50 歳代女性に好発し，失明や内臓の悪性腫瘍を伴うこともある。

治療▶　副腎皮質ステロイド薬の全身投与のほか，軟膏や噴霧薬が用いられる。

⑤ 色素沈着を主徴とする疾患

1 メラニン色素沈着症 melanin pigmentation

病態▶　メラニン色素沈着症は，メラニン形成細胞内で産生されたメラニンが基底細

胞の細胞質内に沈着することによって生じる。メラニンの量によって茶褐色から黒色を呈する（▶図5-45）。下記のような全身疾患の一症状として，口腔粘膜に色素沈着を合併することがある。

(1) ポイツ-ジェガース症候群：口腔粘膜と手足・指の多発性点状色素斑と消化管の多発性ポリープを合併する常染色体遺伝性疾患である。

(2) アジソン病：慢性副腎皮質機能低下に伴う疲労感，低血圧，消化管症状および皮膚・粘膜の色素沈着を呈する。

(3) フォン-レックリングハウゼン病：多発性神経線維腫，皮膚・口腔粘膜のカフェオレ様色素斑を主徴とする常染色体優性遺伝性疾患である。

(4) オルブライト症候群：線維性骨異形成症が多骨性にあらわれ，内分泌異常による性的早熟と皮膚・粘膜の色素沈着を呈する。

治療▶　審美整容的に問題がなければ，色素沈着に対する治療の必要はない。

2 色素性母斑 pigmented nevus

病態▶　**色素性母斑**は，母斑細胞が過誤腫的に増殖し腫瘤（しゅりゅう）を形成したもので，均一な茶褐色ないし青紫色を呈する。悪性黒色腫（▶124ページ）との鑑別が困難なことがある。

治療▶　口腔内の色素性母斑は悪性化の可能性があるため，切除が望ましい。再発は少ない。

3 外因性色素沈着（外来性色素沈着） tattoo, extrinsic stain

病態▶　**外因性色素沈着（外来性色素沈着）**は，体内に入った金属や，本来は体内に存在しない色素により着色を生じた状態である。口腔内では粘膜に接触した歯科治療用金属の溶出によるものが多い。

治療▶　積極的な治療の必要はないが，審美整容的な問題があれば切除，および歯科補綴物の再製を行う。

4 黒毛舌 black hairy tongue

病態▶　舌の糸状乳頭が異常にのびた状態を毛舌（もうぜつ）という。毛舌において，黒色色素を産出する細菌やカンジダ菌などが増殖すると黒色を呈し，**黒毛舌**とよばれる（▶図5-46）。抗菌薬服用による菌交代現象が原因となることもある。

治療▶　放置しても無害である。原因薬剤の中止や舌清掃具での清掃を行う。

⑥ その他の粘膜疾患

1 クインケ浮腫 Quincke's edema

病態▶　**クインケ浮腫**は，皮膚や粘膜に発生する局所的な浮腫である。血管性の浮腫

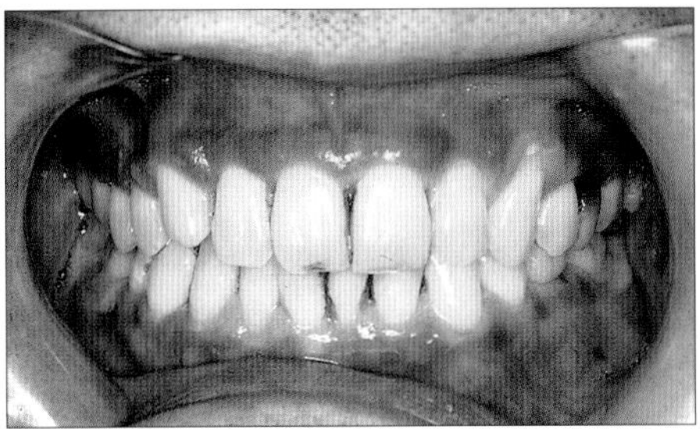

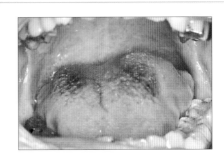

上下顎付着歯肉に左右対称的に茶褐色の色素沈着がみられる。

▶図5-45　メラニン色素沈着症

舌背糸状乳頭が茶褐色に変色している。

▶図5-46　黒毛舌

であり，アレルギーとの関係も疑われているが原因不明である。ストレスや疲労，食べ物，薬が誘因となることが多い。

口唇に突発的，両側性に生じ，数時間から数日で自然消失する。女性に多い。

治療▶　自然消失するが，症状を緩和するためには抗ヒスタミン薬を投与する。

2　溝状舌 fissured tongue

病態▶　溝状舌は，舌背の表面に多数のみぞがみられるものである。みぞの深さや走行はさまざまであり，みぞの内面は舌乳頭がない（▶図5-47）。顔面神経麻痺・肉芽腫性口唇炎・溝状舌を主徴とするメルカーソン-ローゼンタール Melkersson-Rosenthal 症候群患者に併発することもある。

治療▶　積極的な治療の必要はない。みぞの食物残渣による炎症症状などにより痛みがある場合は，含嗽薬などを用いる。

3　HIV感染者にみられる粘膜疾患

病態▶　HIV（ヒト免疫不全ウイルス）感染者にみられる口腔疾患としては，カンジダ症（▶109ページ），カポジ Kaposi 肉腫，線状歯肉紅斑，壊死性潰瘍性歯肉炎（▶106ページ），非ホジキンリンパ腫などがある。

なかでも毛状白板症 hairy leukoplakia は，HIV感染の最初の口腔症状の場合がある疾患で，舌側縁に白色で縦のしわ状の過形成病変が生じる（▶図5-48）。原因は EB（Epstein-Barr）ウイルスの日和見感染であり，臓器移植後にもみられることがある。

治療▶　HIV感染症の治療により改善する。

4　口腔粘膜に症状を示す血液疾患

病態▶　鉄欠乏性貧血・巨赤芽球性貧血では舌乳頭が萎縮し平滑舌を呈す。再生不良性貧血・白血病・血小板減少性紫斑病・血友病では口腔内の自然出血や軽微な

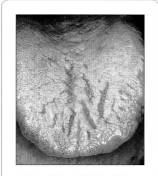

舌前方部に不規則な形をした多数の深いみぞがみられる。

▶図 5-47　溝状舌

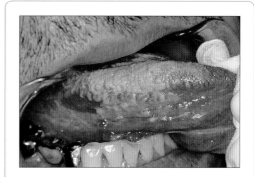

舌背から舌側縁にかけて，凹凸・しわ状の白斑がみられる。

▶図 5-48　毛状白板症

刺激による出血がみられる（▶37 ページ）。

治療▶　原疾患の治療を進めるとともに，出血に対処する。

D 口腔領域の囊胞

　　　　囊胞とは，組織内に病的に形成され，流動体（液体）や半流動体，気体で満たされた空洞である。空洞と正常組織の間には袋状の病的組織が介在しており，これを囊胞壁という。全身的にみても，顎口腔領域に発生する頻度は高い。

① 顎骨とその周囲に発生する囊胞

1 含歯性囊胞 dentigerous cyst

病態▶　含歯性囊胞は，埋伏歯の歯冠を含む囊胞である（▶図 5-49）。歯冠が形成したあと，本来であれば消失する歯原性上皮が囊胞壁のもとになって囊胞を形成し，徐々に大きくなったものである。無痛性であり，X 線検査で偶然に発見されることが多い。智歯（下顎第三大臼歯）部が好発部位である。囊胞の内容物は淡黄色の液体である。

治療▶　放置すると大きくなり，自然骨折の危険性もあるため，基本的に外科的に摘出する。大きい場合は，開窓療法を適応する。

　　　　開窓療法とは，囊胞部の粘膜，骨，囊胞壁を一部切除し，囊胞内腔と口腔とを交通させ（開窓），開窓部に抗菌薬入りガーゼを詰めて，数か月間，窓が閉じないようにすることで，囊胞を縮小あるいは消失させる方法である。

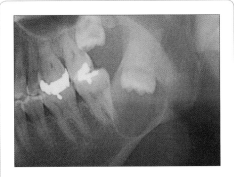

左下顎埋伏第三大臼歯歯冠を取り囲むように
透過像がみられる。

▶図 5-49　含歯性嚢胞(パノラマ X 線写真)

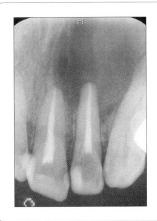

右上顎側切歯根尖部
に類円形の透過像を
みとめる。

▶図 5-50　歯根嚢胞(デンタル X 線写真)

2　歯原性角化嚢胞　odontogenic keratocyst

病態▶　歯原性角化嚢胞は，2005 年の WHO 分類では角化嚢胞性歯原性腫瘍として腫瘍に分類されていたが，2017 年の改訂によって，再び嚢胞に分類された。嚢胞壁内面の表層上皮は角化を呈する重層扁平上皮からなり，その上皮が剝離することで泥状・オカラ状の内容液を含むようになる。無痛性で，徐々に大きくなる。

常染色体優性遺伝性疾患である**基底細胞母斑症候群**(ゴーリン症候群)では，この嚢胞が多発する。

治療▶　摘出あるいは開窓後の摘出が行われるが，嚢胞壁に 娘 細胞を形成することがあるため再発しやすい。

3　歯根嚢胞　radicular cyst

病態▶　歯根嚢胞は，慢性根尖性歯周炎の経過においてそれが嚢胞化したもので，炎症性歯原性嚢胞に分類されている。X 線写真では原因歯の根尖を含む類円形の透過像をみとめる(▶図 5-50)。緩徐に増大し，鶏卵大程度になることもある。細菌感染がなければ，違和感程度か自覚症状がないことも多い。

原因歯のみ抜去されて，嚢胞が顎骨内に残ったものを**残留嚢胞**という。

治療▶　嚢胞が小さい場合は根管治療のみで治癒することもあるが，一般的には摘出術や抜歯ないしは歯根端切除術が行われる。

4　鼻口蓋管嚢胞　nasopalatine duct cyst

病態▶　鼻口蓋管嚢胞は，鼻口蓋管の残存上皮に由来する嚢胞で，切歯管嚢胞ともいう。歯とは関係しないので非歯原性発育性嚢胞に分類される。X 線写真では切歯管の位置に明瞭な透過像としてみられる。

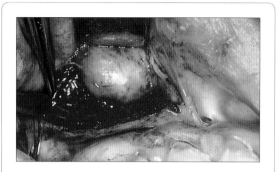

歯肉頬移行部の切開後，囊胞が剥離されて見える。

▶図 5-51　囊胞摘出術（右側鼻歯槽囊胞）

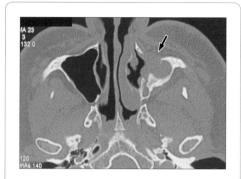

左上顎洞は手術後のため縮小変形し，外側に囊胞がみられる。上顎洞前壁は一部消失している（→）。

▶図 5-52　術後性上顎囊胞（CT 写真）

治療▶　小さい場合は経過観察することもあるが，一般的に摘出術が適応される。

5　鼻歯槽囊胞　nasoalveolar cyst

病態▶　**鼻歯槽囊胞**は非歯原性発育性囊胞の 1 つであるが，顎骨内ではなく，鼻翼基部の上顎歯槽骨と粘膜との間に発症し，ときに上顎骨の外側表面を圧迫吸収する。

治療▶　口腔内より摘出する（▶図 5-51）。

6　術後性上顎囊胞　postoperative maxillary cyst

病態▶　**術後性上顎囊胞**は上顎洞炎の手術後，数年から十数年してから発見される囊胞である。手術時に残留した上顎洞粘膜が手術瘢痕の中で分泌物をためることで発生するといわれている（▶図 5-52）。

　頬部の腫脹や痛みが生じる。眼窩底の骨を圧迫し，眼症状が発現することもある。内容液は粘性の高いチョコレート色である。

治療▶　外科的に囊胞摘出および上顎洞炎に準じた上顎洞根治術を行う（▶105 ページ）。

7　単純性骨囊胞　simple bone cyst

病態▶　**単純性骨囊胞**の内部は空洞あるいは少量のさらさらした液体のみである。一般的な囊胞の囊胞壁の内面は上皮で被覆されているが，単純性骨囊胞の囊胞壁は毛細血管を含む薄い結合組織あるいは凝血組織のみであり，上皮に被覆されておらず，いわゆる偽囊胞に属している。下顎犬歯部から智歯部に好発する。外傷との関連が考えられているが，原因不明である。自覚症状はなく，X 線撮影で偶然発見される。ホタテ貝状の X 線透過像を示す。

治療▶　外科的に搔爬することで自然縮小をはかる。

② 軟組織に発生する囊胞

1 粘液囊胞 mucous cyst

病態▶ 　粘液囊胞は，唾液腺の排出障害によって粘膜下に唾液が貯留することで発症する囊胞である。小唾液腺の外傷などで導管が損傷し形成されたものを**粘液瘤**mucocele といい，大舌下腺管や舌下ヒダの小舌下腺管が損傷して口底に形成された比較的大きな粘液囊胞を**ラヌーラ(ガマ腫)**ranula という(▶図 5-53)。

　粘液瘤は口唇，とくに下唇に多くみられる。表在性のものは内容液である唾液が透けて青みがかって見える。前舌腺に関連して舌の裏側に生じる粘液瘤は**ブランディンヌーン囊胞**ともよばれる。

治療▶ 　囊胞の摘出術が一般的である。ラヌーラ(ガマ腫)では開窓療法のほか，溶連菌製剤(OK-432)や高張ブドウ糖液を囊胞内に注入して硬化させる方法や，囊胞壁に数本の縫合糸を留置する微小開窓療法も有用である。再発を繰り返す場合は舌下腺摘出も行われる。

2 類表皮囊胞 epidermoid cyst，**類皮囊胞** dermoid cyst

病態▶ 　胎生期または後天的に外傷などによって組織内に迷入した上皮によって生じる囊胞である。囊胞壁が角化上皮だけのものを**類表皮囊胞**，毛包や皮脂腺などの皮膚付属器官を含むものを**類皮囊胞**という。

　口腔では口底正中部に多く，無痛性で球形の腫瘤である。大きくなると舌が挙上され，咀嚼・嚥下・構音などの機能障害を合併する(▶図 5-54)。内容物はオカラ状の角化物である。

治療▶ 　口腔内または顎下部から摘出術が行われる。再発は少ない。

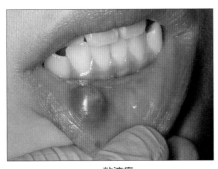

a. 粘液瘤
右下唇に境界明瞭，波動を触知する腫瘤としてみられる。

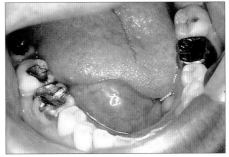

b. ラヌーラ(ガマ腫)
右口底に，やや暗紫色で弾性軟の無痛性膨隆がみられる。

▶図 5-53　粘液囊胞

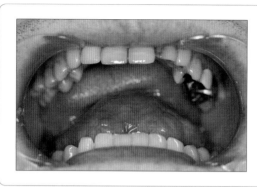

口底正中部に弾性軟の腫瘤をみとめる。舌は挙上されている。

▶図 5-54　類皮嚢胞

3 側頸嚢胞　lateral cervical cyst

病態▶　側頸嚢胞は胎生期の鰓裂に由来する嚢胞で，鰓嚢胞ともいわれる。胸鎖乳突筋の前方，下顎の下方に発生することが多い。まれに嚢胞上皮から，がんが発生することがある。

治療▶　通常は，頸部皮膚切開により摘出術が行われる。

4 甲状舌管嚢胞　thyroglossal duct cyst

病態▶　甲状舌管嚢胞は胎生期の甲状舌管の残存上皮から発生するまれな嚢胞で，多くは舌骨付近の正中部に生じる。嚢胞内には粘液性の液体を含んでいる。

治療▶　外科的に摘出術を行うが，不完全な摘出では再発や瘻孔を形成しやすいので，舌骨の中央部とともに摘出することもある。

E 口腔領域の腫瘍および腫瘍類似疾患

① 良性腫瘍　benign tumor

ⓐ 歯原性腫瘍　odontogenic tumor

歯原性腫瘍とは，歯を形成する組織に由来する腫瘍である。多くは顎骨内に発生するが，ときには歯肉に生じることもある。

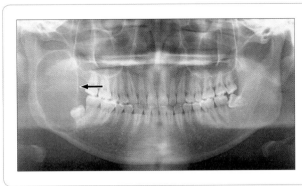

右下顎枝に智歯の歯冠を一部含んだ境界明瞭なX線透過像がみられる（→）。

▶図5-55　下顎エナメル上皮腫のパノラマX線写真

1 エナメル上皮腫 ameloblastoma

病態▶　エナメル上皮腫は歯堤上皮・エナメル上皮などに由来し，歯原性腫瘍のなかで最も多い。腫瘍内部まで組織が充満した充実型と，内部が空洞の囊胞型がある。通常は顎骨内に発症するが，まれに歯肉などの軟組織にみられることもある。

　発育は緩徐で無痛性であり，X線検査で発見されることも多い。X線写真で，充実型は単房・多房などを示すが，囊胞型は単房で下顎大臼歯部に好発し，智歯の埋伏を伴うことも多い（▶図5-55）。まれに遠隔転移や悪性を示すこともある。

治療▶　外科的に摘出する。再発を防ぐために，周辺の骨も含めて切除することもある。機能や整容面を考慮して，何度かに分けて摘出する反復処置法も行われる。囊胞型では，開窓療法により縮小させてから摘出することも検討する。

2 歯牙腫 odontoma

病態▶　歯牙腫は歯を形成する硬組織で構成されており，真の腫瘍ではなく，硬組織形成を終了すると増大しなくなる過誤腫である。性差はなく10～20歳代に好発する。エナメル質・ゾウゲ質といった歯の基本的な構造が保たれた，多数の小さな歯のような硬組織が集合したものを集合性歯牙腫という（▶図5-56）。歯の構造が不規則に形成され塊状を示すものを複雑性歯牙腫という。

　自覚症状はなく，軽度の骨膨隆，周囲の歯の萌出遅延や傾斜などがみられる。

治療▶　摘出術が行われる。再発はない。

ⓑ 非歯原性腫瘍 non-odontogenic tumor

1 乳頭腫 papilloma

病態▶　乳頭腫は，口腔粘膜の上皮が乳頭状に隆起し増殖した腫瘍で，表面は白色を

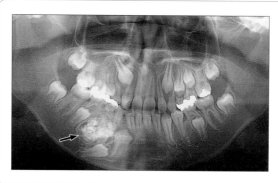

C̄からĒ下方に集合した小
塊状腫瘤がみられる（→）。
4̄は下方に圧排されている。

▶図 5-56　歯牙腫（集合性）のパノラマ X 線写真

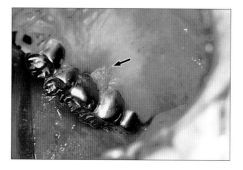

右側上顎口蓋側歯肉に，境界明瞭で有茎性の無
痛性腫瘤がみられる。表面の色は健常色で，規
則的な小凹凸がみられる。

▶図 5-57　上顎歯肉乳頭腫

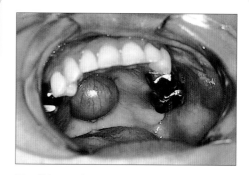

硬口蓋部に，表面平滑でやや発赤した有茎性の
無痛性腫瘤がみられる。

▶図 5-58　口蓋線維腫

帯び，規則的な丸い凹凸や突起を示す（▶図 5-57）。ヒトパピローマウイルス
（HPV）の感染が発生原因の 1 つとされ，慢性の機械的刺激も誘因になるとい
われている。

治療▶　健康部を少し含めて切除する。

2　線維腫 fibroma

病態▶　線維腫は，線維性結合組織の増殖による腫瘍性病変であるが，多くは刺激に
対する反応性の過形成であり，真の腫瘍は少ないとされる。形は有茎性のポ
リープ状や半球形で 0.5〜2 cm ほどのものが多い（▶図 5-58）。好発部位は歯
肉・頬粘膜・口蓋・舌で，まれに顎骨内に発生し中心性線維腫とよばれる。

治療▶　健康部を少し含めて切除する。

3　血管系・リンパ管系の腫瘍

従来，血管腫 hemangioma やリンパ管腫 lymphangioma とよばれていた疾患

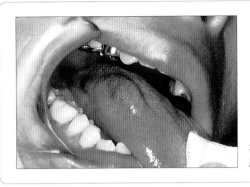

右側舌背と側縁部に，暗紫色の被圧縮性の無痛性腫瘤がみられる。

▶図 5-59　舌血管奇形（静脈奇形）

の多くは真の腫瘍ではなく，血管の形成異常である。このため，現在は乳児血管腫のみが血管性腫瘍と分類され，そのほかは血管奇形（静脈奇形・動静脈奇形・毛細血管奇形・リンパ管奇形）に分類されている。

● 静脈奇形 venous malformation

病態▶　静脈奇形は，静脈に類似した血管腔が増生した疾患で，海綿状血管腫ともよばれていた。血管奇形のなかでは最も多くみられる。好発部位は舌・口唇・頬粘膜で，表在性のものは鮮紅色ないし暗紫色の膨隆である。触診ではやわらかく，圧迫すると退色し，圧を除去するともとの色に戻る（▶図 5-59）。深いものでは正常な粘膜色の膨隆である。

治療▶　障害がなければ経過観察してよい。機能的・整容的に障害がある場合などは外科的切除あるいは硬化療法（エタノール注入）が行われる。大きな奇形ではMRI などで血管動態を確認し，栄養血管から塞栓療法を併用するとよい。

● リンパ管奇形 lymphatic malformation

病態▶　リンパ管奇形は，かつてはリンパ管腫とよばれていた。リンパ管がびまん性に増殖した病変で，多くは先天的組織異常である。血管奇形よりも発現頻度は低い。口唇・舌・頬粘膜に好発する。粘膜表層に生じるものは，半透明の黄色部分と淡いピンク色の小顆粒状の病変である。血管奇形よりも不規則でかたい。部位や大きさによっては，顎骨の変形・巨舌症・巨唇症を呈する。

治療▶　外科的切除と硬化療法が行われる。

4 脂肪腫 lipoma

病態▶　脂肪腫は，成熟した脂肪組織の増殖からなる腫瘍である。健常粘膜でおおわれた類球状の腫瘤，または単なる膨隆感だけのものもある。腫瘤はやわらかく，浅いものでは粘膜下に透けて見えるので，やや黄色を呈する。頬粘膜が好発部位で，舌・口唇・口底などにも発生する。まれに悪性の脂肪肉腫もある。

治療▶　摘出術が行われる。再発の可能性は少ない。

5　骨形成線維腫 ossifying fibroma

病態▶　**骨形成線維腫**は，線維性組織の増殖と骨様硬組織の形成からなる。その硬組織がセメント質様と診断される場合には**セメント質-骨形成線維腫**とよばれる。20歳代の女性に多く，下顎骨臼歯部に好発する。X線写真では，境界明瞭な透過像とその内部の不均一な不透過像からなる。

治療▶　摘出術を行うが，腫瘍が広範な場合には顎骨切除をすることもある。

② 悪性腫瘍 malignant tumor

顎口腔領域に発生する悪性腫瘍を総称して**口腔がん** oral cancer という。一般的には解剖学的な部位により，**舌がん**，**歯肉がん**などとよばれる。口腔がんの部位別発生頻度は民族，国，地域，生活様式・習慣により異なる。日本における口腔がんの部位別発生割合は，舌55.6%，下歯肉・下顎歯肉13.6%，口底10.1%，頬粘膜9.5%，上歯肉・上顎歯肉7.6%，硬口蓋3.6% と報告されている（日本頭頸部癌学会全国登録2015年度初診症例）。

口腔がん罹患率の信頼性の高いデータは現在のところないが，日本における口腔がんの罹患率は全がんの1〜1.5% といわれている。好発年齢は60歳代であり，男女比は3：2と男性に多い。最近では若年者の口腔がんが増加しているとの報告もある。

口腔がんの危険因子として，喫煙，飲酒，慢性の機械的・化学的刺激，ウイルス感染などがあげられているが，科学的根拠のあるものは少ない。

分類▶　進行度の分類は，国際対がん連合 Union for international cancer control（UICC）による TNM 分類が一般的に使用され，原発巣の大きさ，所属リンパ節転移・遠隔臓器転移の有無が基準となる。

病理組織学的分類は WHO の頭頸部腫瘍分類が広く用いられている。

口腔粘膜は扁平上皮で被覆されているため，病理組織学的には口腔がんの90% 以上が**扁平上皮がん** squamous cell carcinoma である（▶図5-60〜62）。そのほかとしては，小唾液腺に由来する腺系がん（▶145ページ），**肉腫** sarcoma，**悪性リンパ腫** malignant lymphoma，**悪性黒色腫** malignant melanoma（▶図5-63），転移性がんがある。

病態▶　口腔粘膜から発生するものがほとんどで，初期はびらん・潰瘍・白斑などを呈することが多い。初期には口内炎との鑑別を要することもあるが，通常の口内炎は2週間で治癒する。腫瘍が増大すると表面が壊死し，不整形のきたない潰瘍を呈し，硬結を触れる。接触痛を生じ，咀嚼・構音・嚥下障害をおこすようになる。

歯肉に発生したものは歯槽骨の吸収破壊を生じ，歯の動揺も大きくなる。こ

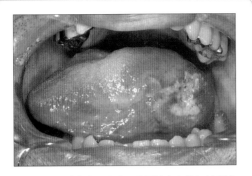

左側舌縁に潰瘍をみとめ，表面は白色苔に被覆されている。周囲に4.0×2.5 cm大の硬結を触れる。

▶図5-60　舌がん（扁平上皮がん）

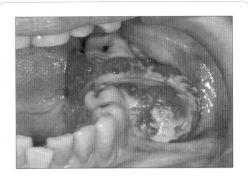

6歯槽部を中心に外向性の腫瘍をみとめる。

▶図5-61　下顎歯肉がん（扁平上皮がん）

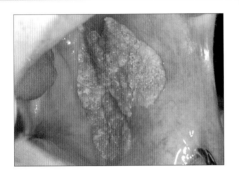

左側頬粘膜面に広基性の腫瘍をみとめ，表面は乳頭状を呈している。

▶図5-62　頬粘膜がん（扁平上皮がん）

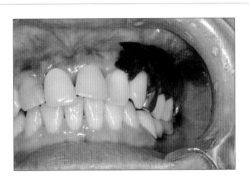

悪性黒色腫は全口腔がんの約1%で，好発部位は上顎歯肉・口蓋である。本症例では左側上顎歯肉に広範な濃い黒色斑をみとめ，軽度膨隆している。頬粘膜および前方の歯槽部にも黒色斑をみとめる。

▶図5-63　悪性黒色腫

のため，歯周炎と誤って抜歯されることも少なくない。顎骨破壊がさらに進むと，上顎では上顎洞に及んで鼻閉感・鼻出血などが生じ，眼窩下神経麻痺がおこることもある。下顎骨ではオトガイ神経麻痺を呈することもある。また，咀嚼筋に浸潤すると開口障害を呈する。

　口腔がんの約30%で頸部リンパ節転移がおこるといわれている。頸部リンパ節転移が増大すると腫瘤を触れるようになり，周囲の組織と固着性になる場合がある。

診断▶　確定診断には病理検査が必要で，細胞診や生検が行われる（▶60ページ）。

　腫瘍の進展範囲の診断には，CT，MRI，超音波断層撮影，PET検査などが用いられる。原発巣の進展範囲，頸部リンパ節転移の有無，遠隔転移の有無などを検索し，これらをもとにステージⅠ～Ⅳの判定が行われる。

予後▶　口腔がんの5年生存率はステージⅠ・Ⅱで80～90%，ステージⅢ・Ⅳで40

〜70% といわれている。

悪性腫瘍の治療

　早期例であれば，手術療法あるいは放射線療法が行われる。進展例であれば，手術療法と放射線療法・薬物療法を組み合わせて治療することが多い。

● 手術療法

　比較的早期の口腔がんでは，原発巣とその周辺を**部分切除**する（▶図5-64）。進行した口腔がんでは，広範囲の切除が必要なことがある。

◉ 再建術

　切除による組織欠損が大きければ，機能と形態の回復のために**再建術**を行う。再建には，身体のさまざまな部位から取得した皮弁（前腕皮弁・腹直筋皮弁など）や骨（腓骨・肩甲骨など）を用いる。

◉ 頸部郭清術

　頸部リンパ節転移のある症例に対しては**頸部郭清術**が第一選択となる。原発巣の切除と頸部郭清は同時に実施されることが多く，これを**一塊切除術**という。

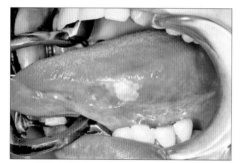

a．左側舌がん
直径 1.0 cm 大の白斑の前方に潰瘍をみとめる。

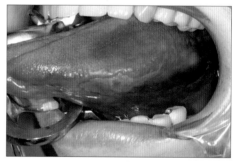

b．ヨード生体染色
病変の後方にも不染域をみとめる。

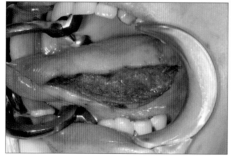

c．舌部分切除後
不染域を確実に含めるよう切除を行う。

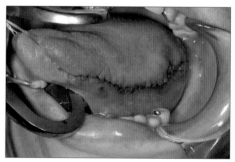

c．手術終了時（一次縫縮）
筋層および粘膜を縫合する。

▶図5-64　舌部分切除術

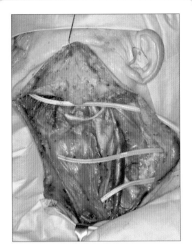

閉創前に持続吸引ドレーンを留置する。

▶図 5-65　頸部郭清術

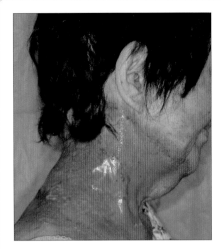

頸部に 50 Gy（グレイ）の照射を行った（セツキシマブ併用）。右側全頸部にわたり高度の紅斑をみとめ，ところどころに出血をみとめる。

▶図 5-66　放射線療法による皮膚炎

周術期の局所管理▶　頸部郭清術では，神経の損傷による頸部や肩の知覚・運動障害がおこりやすい。また，出血や還流障害による喉頭浮腫が生じることがあるため，周術期の気道確保は重要である。一般的に片側頸部郭清術であれば気道閉塞はおこらないが，原発巣の切除や再建を同時に行う場合には気道閉塞がおこりやすいため，気管切開を行うことがある。術中に横隔神経を損傷した場合は横隔膜挙上がおこることがあるので，術後は胸部 X 線撮影による確認が必要である。

　術後はドレーンからの出血や乳び・空気のもれがないかを確認する。感染を早期に発見するためにも，排液の量・性状を注意深く観察することは重要である（▶図 5-65）。

● 放射線療法

　放射線療法にはがんを完治させる根治照射，がんを縮小させて手術で取りきる術前照射，手術後に再発を防ぐために行う術後照射などがある。治療方法としては，がんに針状の小線源を刺入する組織内照射（小線源治療）と，口腔外から原発巣や頸部に照射する外部照射に分類される。

　小線源治療は早期がんが適応となり，1 週間持続的に照射する方法であるが，世界的な線源供給制限や術者の被曝の問題もあり実施できる施設は少なくなってきている。

　外部照射は，最近では薬物療法が併用される場合が多い。粘膜炎・皮膚炎が高頻度に発現するため，これらに対する管理が必要となる（▶図 5-66）。

● 薬物療法

口腔がんの薬物療法は，進行例の術後再発を防ぐための補助療法や，再発・転移例で薬物療法以外に方法がない場合に使用されることが多い。投与法は，静脈内注射や経口投与以外にも，がん病巣の栄養動脈に直接抗がん薬を注入する動脈内注入療法(動注療法)が行われることもある。

口腔がんに対して用いられる代表的な薬物には，プラチナ製剤であるシスプラチンやカルボプラチン，タキサン系薬のドセタキセル水和物，フッ化ピリミジン系薬のフルオロウラシルなどがある。再発・転移例に対しては，分子標的治療薬であるセツキシマブ，免疫チェックポイント阻害薬であるニボルマブが投与されることもある。それぞれの有害事象についての評価・対応が必要である。

③ 腫瘍類似疾患

1 エプーリス epulis

病態▶ 歯肉に限局性の腫瘤をエプーリスという。多くは炎症性や反応性の増殖物で，真の腫瘍は除外される。上顎前歯部が多いとされるが，いずれの部位にも発症する。唇側に多い。1〜2cm程度の有茎性あるいはポリープ状を呈する(▶図5-67)。発育は緩慢で，大きくなると歯を動揺・傾斜させることがある。30〜50歳代に多い。まれに新生児にみられることもあるが，数か月で消失する(先天性エプーリス)。

腫瘤の色は正常色から赤いものまであり，かたさもいろいろである。病理組織学的には，線維性・線維腫性・骨線維腫性・肉芽腫性・血管腫性・巨細胞性エプーリスなどに分類される。妊娠3か月ころから出血を伴って発症する血

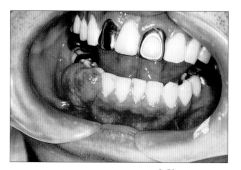

右側下顎唇側歯肉に，表面やや粗糙で一部発赤を伴った有茎性の無痛性腫瘤がみられる。

▶図5-67　下顎(線維性)エプーリス

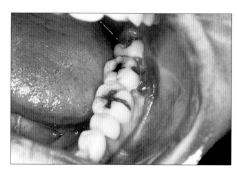

7｜頬側歯肉に，やや発赤した肉芽様腫瘤がみられる(妊娠3か月の女性)。

▶図5-68　妊娠性エプーリス

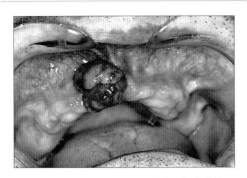

右側上顎前歯部顎堤に，やや発赤した有茎性の無痛性腫瘤がみられる。赤みの強い下半分は義歯床下にあった。

▶図5-69　義歯性線維腫

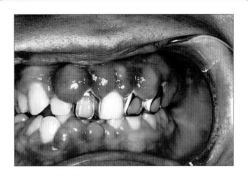

上下顎の歯間乳頭部歯肉は肥大し，一部は歯冠をおおっている。フェニトインの服用歴は10年以上である。

▶図5-70　フェニトイン歯肉肥大症

管腫性エプーリスを**妊娠性エプーリス**という（▶図5-68）。通常，出産後には縮小・消失する。

治療▶　一部健康組織を含めて切除する。再発を繰り返すものでは，歯を含めて切除する。妊娠性エプーリスは出血や機能障害が高度であれば，妊娠中期（安定期）に切除する。また出産後に消失しなければ切除する。

2 義歯性線維腫 denture fibroma，フラビーガム flabby gum

病態▶　不適合な義歯によって歯槽部に形成された，反応性の線維腫を**義歯性線維腫**とよんでいる（▶図5-69）。下顎に多くみられる。

　一方，同様に不適合な義歯の持続的な刺激によって，歯槽骨が大きく吸収し，骨の裏打ちのない軟弱な可動性の顎堤を**フラビーガム**という。フラビーガム上の義歯は安定しない。上顎前歯部に多い。

治療▶　いずれも義歯の調整と，切除・顎堤形成術を行う。義歯の再製も検討する。

3 歯肉増殖症 gingival hyperplasia

病態▶　**歯肉増殖症**は広範囲に歯肉の増殖・肥大を呈するもので，歯肉肥大症ともよばれる。炎症性の炎症性歯肉増殖症，原因不明ないしは遺伝性で家族性に発現する歯肉線維腫症，抗てんかん薬（フェニトイン）やカルシウム拮抗薬（ニフェジピン），免疫抑制薬（シクロスポリンA）服用者に発症する薬剤性歯肉増殖症がある（▶図5-70）。

治療▶　歯肉切除を行う。薬剤性歯肉増殖症では，可能であれば服用薬剤の変更を検討する。さらに口腔の不衛生も一因であるので，歯肉の清浄も重要である。

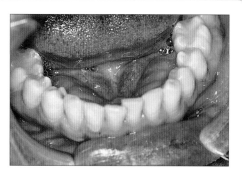

両側下顎骨犬歯から小臼歯部の舌側に，境界明瞭で健常色の骨様硬腫瘤がみられる。

▶図5-71 外骨症（下顎隆起）

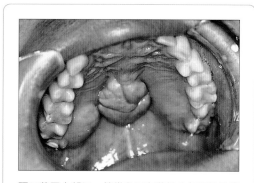

硬口蓋正中部に，健常色で有茎性の無痛性骨様硬腫瘤がみられる。

▶図5-72 外骨症（口蓋隆起）

4 外骨症 exostosis

病態▶ **外骨症**は反応性に骨表面に骨が増生したもので，骨隆起ともよばれる。下顎小臼歯舌側にできるものを**下顎隆起**（▶図5-71），上顎口蓋正中部にできるものを**口蓋隆起**（▶図5-72）という。

　成人以降にみられ，多くは左右対称性である。軽度なものを含めると日本人成人の約20～30％にみられる。悪性腫瘍との関連はない。

治療▶ 治療の必要はないが，構音や義歯装着の障害になる場合は外科的に切除する。

5 線維性骨異形成症 fibrous dysplasia of the bone

病態▶ **線維性骨異形成症**は，骨髄が線維性組織におきかえられる骨系統疾患で，長管骨に多く，無痛性の骨の膨隆を示す。まれに顎骨にもみられ，上顎骨に多い。幼少期に発症し，徐々に増大する。身体の成長がとまると発育は停止することが多い。

　単純X線画像では，初期には囊胞様の透過像を示し，のちに不透過像との混合像としてスリガラス像を呈する。CT画像では骨が膨隆し不透過像と透過像とが複雑に混在する。

治療▶ 機能障害や顔貌変形に対しては外科的に切除・減量術が行われるが，若年者では対症療法にとどめ，発育が停止したあとに整形手術を行う。

6 骨性異形成症 osseous dysplasia

病態▶ **骨性異形成症**は，骨またはセメント質に類似した硬組織が歯根尖部に付着するように増生した病変であり，非腫瘍性と考えられる。

　数本の下顎前歯根尖に限局してみられるものを**根尖性骨性異形成症**，臼歯部に限局しているものを**限局性骨性異形成症**という。また，下顎両側に広範囲に

発症するものを**開花性骨性異形成症**といい，とくに遺伝性家族性のものは**家族性巨大型セメント質腫**という。

治療▶ 　感染を伴わなければ治療の必要はないが，根尖性歯周炎などにより感染すると，ピンホール状の瘻孔が形成され排膿が持続するので，摘出する必要がある。

F 歯と顎骨の外傷

① 歯の脱臼・嵌入

病態▶ 　外力により歯が歯槽窩(骨内)から抜け出すことを歯の**脱臼**(だっきゅう)といい，完全に抜け出したものを**完全脱臼**，一部が連続しているものを**不完全脱臼**(**亜脱臼**)という(▶図5-73)。逆に，外力により，歯が深くめり込んだ状態を**嵌入**(かんにゅう)という。

治療▶ 　脱臼した歯をもとの位置に戻し(**再植**)，隣在歯と固定する。歯根膜が壊死していない場合は10〜14日程度のあまり強固でない固定とし，歯根膜が壊死している場合は歯根膜を除去して6週間，強固に固定する。さらに，根完成歯では歯髄の生存は期待できないので，固定10日目くらいに根管治療をする。

　永久歯では，嵌入の場合も同様に整復・固定を行うが，乳歯では自然再萌出を期待して経過観察する。

② 歯槽骨骨折 alveolar bone fracture

病態▶ 　上顎・下顎の歯槽骨に限局した骨折を**歯槽骨骨折**という(▶図5-74)。小児に多く，部位では前歯部に多い。歯肉や口唇の裂傷を伴い，数本の歯が骨片と一塊となって偏位あるいは動揺する。歯の脱臼や破折を合併することもある。

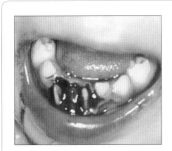
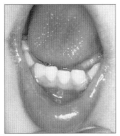

a. ‾BA|A‾脱臼，1歳10か月　　b. 2歳(再植2か月後)

▶図5-73　歯の脱臼

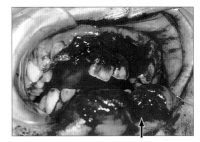

裂創

上顎骨前歯部歯槽骨骨折，1|1不完全脱臼，2|2歯牙破折(血液で見えない)，下唇に裂創(→)がある。

▶図5-74　歯槽骨骨折

治療▶　偏位した骨片は，通常，徒手で整復できる。歯肉などの裂傷がある場合は縫合する。遊離した破折歯や小骨片は，感染防止のため除去したほうがよい。整復後の固定は，線副子や金属線などを用いて歯を連続固定することで，骨も固定する。床副子を用いることもある。固定期間は3〜6週間である。

③ 顎骨骨折

1 下顎骨骨折 mandibular fracture

病態▶　**下顎骨骨折**は，顎顔面骨領域では最も頻度の高い骨折である(▶図5-75)。原因としては，交通事故，殴打，転倒・転落，スポーツ，作業事故などがある。
　　　骨折部位は，オトガイ部・関節突起・下顎角が多い。関節突起骨折では，外力が直接関節突起に加わって骨折する直達骨折のほか，オトガイ付近で受けた外力が関節突起に伝わり，最も細い関節突起基部が骨折する介達骨折も多いので留意する。症状としては，骨折部の腫脹，自発痛，圧痛などである。骨折片は付着している筋力によって偏位する。

治療▶　粘膜や皮膚を切開して骨折部位を露出させ，偏位した骨片を明視野で整復し，プレートなどで固定する方法を**観血的整復固定術**という(▶図5-76)。骨片の固定に際しては必ず上下の歯を咬合させた状態で固定(顎間固定)する。
　　　骨折部位を露出させずに，ゴム牽引などで歯列を本来の位置に整復し(▶図5-77)，顎間固定のみで骨片を固定する方法を**非観血的整復固定術**(保存療法)という。4〜6週間の固定が必要となる。

2 上顎骨骨折 maxillary fracture

病態▶　上顎骨は頬骨・鼻骨・前頭骨・蝶形骨・口蓋骨などと連結して中顔面を構成しているため，**上顎骨骨折**では複数の骨を含んでいることが多い。そのため，

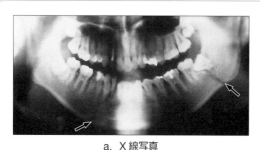

a．X線写真
③と⑧に骨折線がみられる。

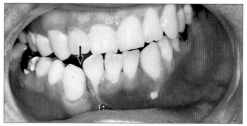

b．口腔内
②と③の間で骨折し，骨片の偏位があり正常に咬合していない。

▶図5-75　下顎骨骨体骨折

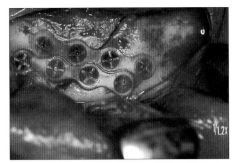

下顎骨体部を切開し，透明の吸収性プレートで固定した。

▶図 5-76　観血的整復固定術

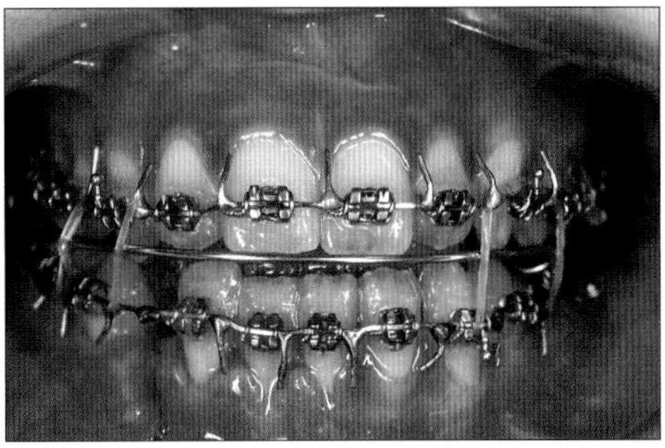

歯にブラケットを装着し，金属線で固定したあと，ゴムで牽引して整復した。

▶図 5-77　非観血的整復固定術

鼻・口腔出血，骨折部の腫脹・疼痛，眼球・結膜の出血，視力障害，口腔粘膜の裂創，咬合異常，知覚異常だけでなく，意識消失・脳振盪・ショック・出血による気道閉鎖などを合併することがある。

治療▶　まずは救命救急を優先し，軟組織の損傷を早期に処置する。全身状態の回復を待って骨折の処置を行うが，おもに観血的整復固定術を行う。

G 口腔領域の先天異常および発育異常

① 小帯の異常

1 舌小帯短縮症 disturbance of lingual frenum

病態▶　舌小帯短縮症は，舌小帯が短く厚いために舌の可動性が制限されている状態で，舌強直症 ankyloglossia ともよばれる（▶図 5-78）。

重度な場合には舌の前方突出が困難で，突出させようとすると舌尖がくびれてハート型になる。摂食障害は少ないが，構音障害があらわれることがある。

治療▶　小帯切除伸展術が行われる。

2 口唇小帯・頬小帯の異常 disturbance of labial frenum, buccal frenum

病態▶　小帯が歯間歯肉から歯槽頂まで伸展・肥厚した状態で，歯列不正や歯周炎の原因となることがある。とくに上唇小帯が肥厚し中切歯の正中が離開すること

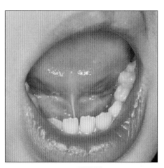 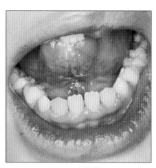

a．手術前	b．手術後
舌小帯が短縮している。	切除・伸展して縫合したところ。

▶図 5-78　舌小帯短縮症

があるが，上顎犬歯の萌出とともに自然に離開が閉じることもある。

治療▶　障害となる場合には切除術あるいは伸展術を行う。

② 口唇裂・口蓋裂 cleft lip, cleft palate

病態▶　口唇・顎堤・口蓋に生じる先天的な裂奇形を総称して口唇裂・口蓋裂とよぶ。裂のある部位により，口唇のみの**口唇裂**，口唇と顎堤の**唇顎裂**，口蓋のみの**口蓋裂**，すべてに裂がある**唇顎口蓋裂**に大別される。それぞれに片側性・両側性がある。発現頻度は出生児の約 0.2％（400〜500 人に 1 人）である。

　遺伝要因と胎生期の環境要因（薬物・栄養障害・放射線・ウイルス感染・精神的ストレスなど）が複雑にからみ合って発症すると考えられている。

　口唇裂では鼻変形を伴うことが多く，整容的障害およびそれに伴う精神的な問題も生じることがある。また，口裂を閉鎖できないため，哺乳障害や，口唇音を中心とした構音障害がみられる。

　顎裂があると，歯胚形成の欠如による歯の欠損や歯列不正をおこす。

　口蓋裂では鼻腔との交通のため，口腔内圧が得られないことによる哺乳障害や，口蓋裂言語とよばれる開鼻声と構音障害が生じる。また，口蓋帆張筋の断裂に伴う耳管咽頭口の狭小などにより滲出性中耳炎がおこり，伝音性難聴がみられることもある。

治療▶　哺乳障害に対して，哺乳時間の延長や回数増加の指導のほか，専用の哺乳乳首や弾力のある哺乳びんの使用を指導する。また口唇裂への絆創膏の貼布や人工口蓋床（ホッツ Hotz 床）の装着を行う。

　口唇裂は生後約 3〜4 か月（▶図 5-79），口蓋裂は 1 歳 6 か月前後に手術を行う（▶図 5-80）。なお，2 段階法の口蓋形成術では 1 歳 6 か月ころに軟口蓋閉鎖術を，6 歳ころまでに硬口蓋閉鎖術を行う。

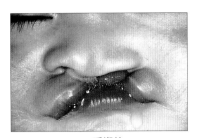
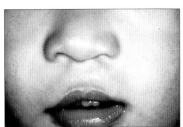

a. 手術前　　　　　　　　　　　　　　　　b. 手術後 2 年
唇裂・顎裂部から舌尖がみられる。　　　　　瘢痕も目だたず治癒している。

▶図 5-79　口唇形成術

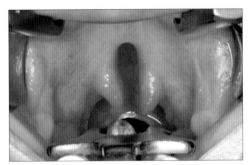
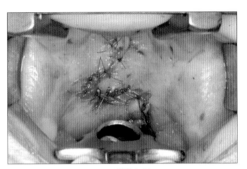

a. 手術前　　　　　　　　　　　　　　　　b. 手術直後

▶図 5-80　ファーロウ法による口蓋形成術

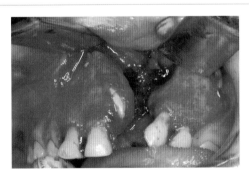
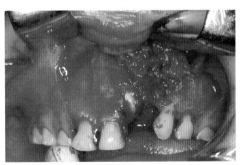

①口腔粘膜を剝離後。左顎裂が見える。　　　②顎裂部に腸骨の海綿骨を塡入。

▶図 5-81　顎裂部骨移植術

　　軟口蓋短縮や鼻咽腔閉鎖機能不全により言語障害が残存する場合は，スピーチエイド（発音補助装置）などを用いて訓練が行われる。必要に応じて 10 歳ころに咽頭弁移植術が行われる。また，顎裂部に骨の連続と骨形成による歯の萌出などを目的に，腸骨の海綿骨の移植が必要となることも多い（▶図 5-81）。

③ 顎変形症 jaw deformity

病態▶　顎変形症とは，出生後の発育異常，外傷，手術などにより，顎骨の形態や位置に異常を生じ，咀嚼障害や整容的障害をきたした状態である。

　　　上顎骨の前方発育が過剰な**上顎前突症**，口唇裂・口蓋裂手術などに伴う上顎骨の発育不全によっておこる**上顎後退症**，咬合時に下顎の前歯が上顎の前歯より前方にあり(反対咬合)，顔面下方の突出感をみとめる**下顎前突症**，下顎が後方にありオトガイの後退と中顔面の突出感(鳥貌^{ちょうぼう}とよばれる)をみとめる**下顎後退症**，左右差がみられる**顔面非対称**，前後的・左右的顎変形が同時に存在する上下顎複合変形，咬合時に上下の歯が接触しない開咬^{かいこう}に分類される。

治療▶　軽度の場合には歯列矯正治療(▶72ページ)で対応するが，変形が大きい場合は外科的に骨を切って移動させる外科矯正手術が行われる。骨移動後に咬合できるよう，術前に歯列矯正治療を行うとともに，安定した咬合を維持するために術後も歯列矯正治療を行う。この場合の矯正治療は保険適応である。

　　　外科矯正手術には，上顎骨全体を前後に移動する**ルフォー Le Fort Ⅰ型骨切^{こつき}り術**，上顎骨の前方部だけを移動させるワスムント Wassmund 法やブンデラー Wunderer 法，下顎枝を分割して下顎を移動する**下顎枝矢状分割術** sagittal splitting ramus osteotomy(SSRO)，**下顎枝垂直骨切り術** intraoral vertical ramus osteotomy(IVRO)，下顎骨体部の一部を移動させるディングマン Dingman 法，オトガイの一部を移動させるオトガイ形成術，骨延長法などがある。

[1] **下顎枝矢状分割術**　最も一般的な下顎の移動術である(▶図5-82-d)。全身麻酔下で行われる。頬粘膜から下顎歯肉粘膜を切開し(▶図5-82-a)，下顎管を避けるように左右の下顎枝を内側と外側に分割する(▶図5-82-b)。上顎歯列に咬合するように下顎骨体部を移動させ，金属または吸収性のプレートやスクリューで骨を固定する(▶図5-82-c)。粘膜を縫合して終了する。

　　　術後は上下顎間をゴム牽引，または顎間固定する。食事はペースト食などから開始するが経鼻胃管を使用することもある。

[2] **ルフォーⅠ型骨切り術**　最も一般的な上顎の移動術である。単独で行われることは少なく，多くは下顎枝矢状分割術などの下顎の骨切りと併用する(▶図5-82-g)。全身麻酔下で行われる。両側の上顎第一大臼歯間の歯肉頬移行部に切開を加え(▶図5-82-a)，上顎骨を露出させる。鼻腔底の粘膜を骨から剝離し，外科用のこぎりと骨ノミ(マイセル)とで水平的に骨分割し(▶図5-82-e)，歯槽側の骨を移動して金属または吸収性のプレートで固定する(▶図5-82-f)。粘膜を縫合して終了する。

　　　本手術では血管損傷による出血に注意が必要である。術後に出血すると窒息の危険もある。

[3] **骨延長法**　口唇裂・口蓋裂患者などでは軟口蓋の瘢痕により骨の移動が困難なことがある。そのような場合に骨と軟組織を同時に伸展できる骨延長法の

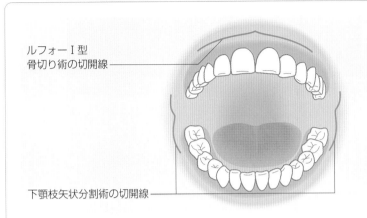

ルフォーⅠ型
骨切り術の切開線

下顎枝矢状分割術の切開線

a. 切開線

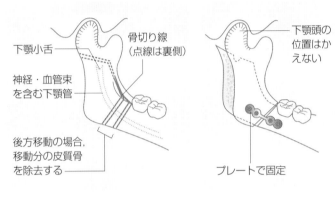

下顎小舌

神経・血管束
を含む下顎管

後方移動の場合，
移動分の皮質骨
を除去する

骨切り線
（点線は裏側）

下顎頭の
位置はか
えない

プレートで固定

b. 下顎枝矢状分割術の骨切り線

c. 骨の固定（下顎枝矢状分割術）

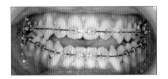

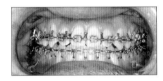

d. 下顎枝矢状分割術（手術前後）

上図は手術前で，咬合時に前歯部
は開咬状態である。下図は手術後
で正常に咬合している。

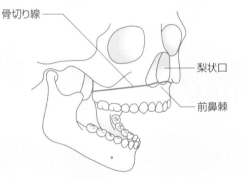

骨切り線

梨状口

前鼻棘

e. ルフォーⅠ型骨切り術の骨切り線

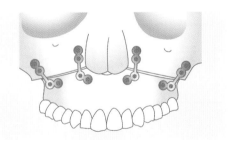

f. 上顎プレート固定（ルフォーⅠ型骨切り術）

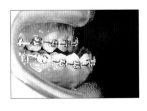

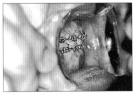

g. 下顎枝矢状分割術・ルフォーⅠ型骨切り術
（手術前後）

下顎枝矢状分割術・ルフォーⅠ型骨切り術の両
方を用いた。左図は手術前で，下顎の前突状態
がわかる。右図は手術後で，正常咬合となる。

▶図5-82　顎変形症の手術

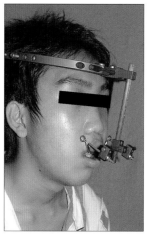 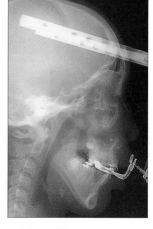

骨延長装置を装着したところ　同患者の側貌頭部X線写真

▶図5-83　骨延長法(レッドシステム)

適応となる。

　骨延長法では，骨分割後に骨移動やプレートによる固定は行わずに，延長装置を設置する(▶図5-83)。延長装置のネジを一回転すると骨を0.5mm伸展でき，1日2回転を目安に行う。目的の位置まで延長したあと，装置は撤去し，プレート固定を行う。ルフォーⅠ型骨切り術では上顎骨の前方移動距離は5mm程度が限度とされているが，骨延長法では口唇裂・口蓋裂患者であっても10mm以上の前方移動が可能である。

H 顎関節・咀嚼筋の疾患

① 顎関節症 temporomandibular disorders

　顎関節症は，日本顎関節学会(2013年)によれば「顎関節や咀嚼筋の疼痛，関節(雑)音，開口障害ないし顎運動異常を主要症候とする障害の包括的診断名である。その病態は咀嚼筋痛障害，顎関節痛障害，顎関節円板障害および変形性顎関節症である」と定義されている。

● 咀嚼筋痛障害(顎関節症Ⅰ型)myalgia of the masticatory muscle

病態▶　咀嚼筋痛障害は，硬固物の無理な咀嚼・大あくび・睡眠時ブラキシズムなどの顎運動による外傷(内在性外傷)や不安，ストレスなどによって発生する，顎運動時などの咀嚼筋痛と機能障害を主徴候とする。

治療▶　薬物療法・運動療法・オーラルアプライアンス（スプリント）療法などが行われる。また，心身医学療法や，頬杖・かみしめ癖などの寄与因子改善のための認知行動療法も重要である。なお，症状改善の目的で咬合調整や歯列矯正治療はするべきではない。

● 顎関節痛障害（顎関節症Ⅱ型）
arthralgia of the temporomandibular joint

病態▶　顎関節痛障害は，顎関節痛とそれによる機能障害を主徴候とするもので，内在性外傷によって滑膜・円板後部組織・外側靱帯・関節包の炎症や損傷をきたし，顎運動時の顎関節痛や顎運動障害を生じる。

治療▶　初期には関節包炎や滑膜炎がみられるので，大開口や硬固物咀嚼を避けるなど安静にして，さらに消炎鎮痛薬を投与するとよい。炎症消退後はストレッチに準じた開口訓練を行う。

● 顎関節円板障害（顎関節症Ⅲ型）
temporomandibular joint disc derangement

病態▶　顎関節円板障害は，関節円板の転位・変性・穿孔・線維化により生じる障害であるが，そのほとんどは関節円板の前方転位である。開口に伴って転位円板が下顎頭上に復位する場合を復位性関節円板前方転位（顎関節症Ⅲa型）といい，円板復位または転位時にカクッというクリック音を生じる。病態が進行すると，開口しても関節円板が前方に転位したままとなり，下顎頭の前方運動が制限されて開口障害が生じる。この状態を非復位性関節円板前方転位（顎関節症Ⅲb型）という。この開口障害はクローズドロックとよばれる。

治療▶　復位性関節円板前方転位のクリックは治療せずに様子をみてもよいが，クリックによるひっかかりが強い場合などは，円板整位運動療法や前方整位型アプライアンス（スプリント）により関節円板を本来の位置に整位させる（▶図5-84）。

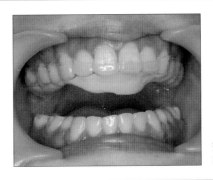

突起により，下顎が後方でかみ込めない。

▶図5-84　前方整位型アプライアンス（スプリント）

　　非復位性関節円板前方転位では，初期段階では関節円板を徒手的に復位させるが，転位期間が長期に及ぶと関節円板の変形や関節腔内の線維性癒着がおこり復位が困難となる。その場合には**下顎可動化訓練や上関節腔洗浄療法**によって関節円板・下顎頭の可動性を得ることで，顎運動や疼痛の改善を目ざす。

● 変形性顎関節症（顎関節症Ⅳ型）
osteoarthrosis (osteoarthritis) of the temporomandibular joint

病態▶　**変形性顎関節症**は，下顎頭と下顎窩・関節隆起の軟骨・骨変化を伴う退行性関節障害である。ほとんどが非復位性関節円板前方転位を併発し，関節円板に穿孔や断裂をみとめることも多い。開閉口時にザラザラというクレピタス音，開口障害，顎関節部の痛みがある。

治療▶　下顎頭の骨形態変化はほとんどが関節円板転位に対する適応変化であるため，骨形態を改善させる必要はない。非復位性関節円板前方転位に対する治療に準じて，薬物療法・下顎可動化訓練・上関節腔洗浄療法などを行う。

② 顎関節脱臼 luxation of the temporomandibular joint

病態▶　関節が正常な運動範囲をこえて関節面の正常な相対関係を失った状態を**脱臼**という。**顎関節脱臼**では過開口により下顎頭が前方に固定され，閉口できなくなった前方脱臼が一般的で，そのほかに骨折に伴って内外方に脱臼することもある。放置すると陳旧化して下顎頭が癒着することもある。

　　また，脱臼を繰り返す場合を**習慣性脱臼** habitual luxation とよぶ。閉口機能低下や関節円板の転位が関与することがあり，大開口しなくても閉じられなくなる場合がある。

治療▶　急性脱臼の場合はヒポクラテス法で徒手的に整復し，包帯などを巻いて再開口を抑制する。陳旧例では外科手術をすることもある。習慣性脱臼では開口訓練や関節腔とその周囲への血液注射，外科手術で脱臼の再発を防止する。

③ 顎関節強直症 ankylosis of the temporomandibular joint

病態▶　**強直**とは，関節が持続的に強制位置をとり正常な運動が制限された状態をいう（▶図5-85）。

　　顎関節強直症では，自己免疫疾患（リウマチ・乾癬など）・炎症・骨折・顎関節症などから顎関節に炎症が及んで生じた関節内の瘢痕や，骨折・陳旧性脱臼後の下顎頭固定によって関節腔内に癒着がおこり，開口障害や閉口障害をきたす。線維性と骨性の強直症がある。

治療▶　開放または関節鏡視下手術により癒着を除去し，関節の可動化をはかる。術後の開口訓練が重要である。

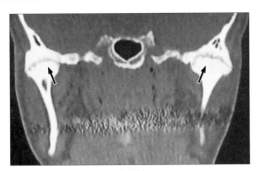
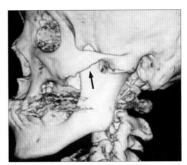

a. 前頭断 CT
下顎頭と下顎窩は骨性に癒着している（→）。

b. 3D-CT
下顎頭は形態がわからない。筋突起が過長である（→）。

▶図 5-85　顎関節強直症

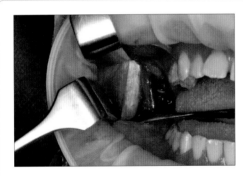

咬筋の外側に，白く光った過形成腱膜がみえる。

▶図 5-86　咀嚼筋腱・腱膜過形成症

④ 咀嚼筋腱・腱膜過形成症
masticatory muscle tendon-aponeurosis hyperplasia

病態▶　咀嚼筋腱・腱膜過形成症は，咀嚼筋（咬筋・側頭筋など）の腱および腱膜の過形成により筋の伸展が制限され，開口障害をきたす疾患である（▶図 5-86）。開口障害が若年時より緩徐に進行し，咬筋の停止部である下顎角の過形成によるスクエアマンディブル（えらがはったような顔貌）を特徴とする。

治療▶　開口訓練などの保存療法だけでは，限定的な効果しか得られない。咬筋腱膜部分切除と筋突起を含めた側頭筋腱切除が効果的である。

I｜唾液腺の疾患

① 唾石症 sialolithiasis

病態▶　唾液腺の導管内や腺体内に形成される結石を**唾石**とよぶ。唾石による唾液の排出障害によって，唾液腺の腫脹・炎症などを伴う状態を**唾石症**という。顎下腺に生じる場合が最も多く，耳下腺・舌下腺・小唾液腺ではまれである。

　　顎下腺唾石症では，唾液の排出障害から顎下腺の腫脹・痛みを呈し，ときに排膿を生じる**急性化膿性顎下腺炎**がおこることがある。また，食事の際は唾液分泌量が増加するために，激しい痛み(唾疝痛)がおこることがある。臨床的には顎下腺体内唾石と顎下腺管内唾石に分けられる。顎下腺管内唾石は，口腔外から手指で顎下腺を口腔方向に押し上げながら，反対側の手指で口腔内から触診する双指診により確認できる。

治療▶　急性期には抗菌薬や消炎鎮痛薬を投与する。再発を繰り返す場合には，顎下腺管内唾石は口腔内から口底粘膜を切開して導管を露出させ，唾石の直上で顎下腺管を切開して摘出する(▶図5-87)。腺体内唾石は顎下腺とともに口腔外から摘出する。その際，舌神経損傷に注意する。

② 唾液腺炎 sialoadenitis

1 流行性耳下腺炎 epidemic parotitis

病態▶　流行性耳下腺炎はムンプスウイルス感染による炎症で，おたふく風邪ともいわれる。幼児期・学童期に多い。飛沫感染で，潜伏期は2〜3週間である。両側性に耳下腺が腫脹し，発熱・頭痛を伴う。1〜2週間で消退する。成人が罹患した場合は，睾丸・副睾丸炎，卵巣炎，膵炎などの重篤な合併症を生じやす

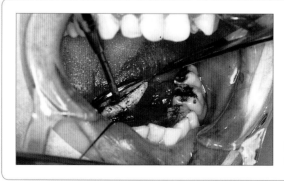

黄色の唾石が管外に引き出されたところである。

▶図5-87　顎下腺管内唾石摘出術

い。

治療▶ 対症療法を行う。感染拡大を防ぐため，隔離することが望ましい。

2 急性化膿性唾液腺炎 acute purulent sialoadenitis

病態▶ 急性化膿性唾液腺炎は，レンサ球菌やブドウ球菌など口腔内に存在する細菌が唾液腺開口部から逆行性に感染して発症した炎症である。各唾液腺の腫脹・自発痛・発赤，リンパ節腫脹のほか，唾液腺開口部から排膿がみられることもある。

顎下腺では唾石による唾液の排出障害に関連しておこることもある。

治療▶ 抗菌薬の投与を行うが，唾石症の場合にはその治療も必要となる。

3 小児慢性再発性耳下腺炎 pediatric chronic recurrent parotitis

病態▶ 小児慢性再発性耳下腺炎は幼小児期に耳下腺の腫脹を繰り返す疾患で，導管の排出障害が関与するともいわれている。片側あるいは両側の耳下腺の突然の痛みと腫脹が数日間続く。年齢を増すごとに発現頻度が減少し，思春期には自然治癒することが多い。

治療▶ 抗菌薬の投与などで，約1週間で軽快化する。

4 シェーグレン症候群 Sjögren syndrome

病態▶ シェーグレン症候群は，唾液腺や涙腺などの外分泌腺にリンパ球が浸潤し，分泌機能が障害される自己免疫疾患である。90〜95％が女性にみられる。

診断基準(旧厚生省 1999 年改訂)は，①口唇腺・涙腺の生検病理検査でリンパ球浸潤，②唾液腺造影での異常所見，あるいはガムテスト・サクソンテストでの唾液分泌量低下があり，かつ唾液腺シンチグラフィでの機能低下所見，③涙液分泌低下かつ乾燥性角結膜炎所見，④抗 Ro/SS-A 抗体，抗 La/SS-B 抗体のいずれかが陽性，の 4 項目のうち 2 項目以上を満たすことである。

関節リウマチや全身性エリテマトーデス(SLE)などの自己免疫疾患を合併することがあり，これを二次性シェーグレン症候群といい，合併のないものを一次性という。また一次性でも初期(Ⅰ期)では唾液腺や涙腺などの外分泌腺にとどまっている(腺型)が，なかにはリンパ節・肺・甲状腺・肝臓・腎臓などにも障害がおよぶことがある(Ⅱ期：腺外型)。

治療▶ シェーグレン症候群の口腔乾燥にはムスカリン受容体刺激薬であるセビメリン塩酸塩水和物とピロカルピン塩酸塩が有用である。そのほかには漢方薬や人工唾液，保湿剤なども使用される。二次性や腺外型の一次性では副腎皮質ステロイド薬の投与の適応となる。

5 ミクリッツ病 Mikulicz disease，IgG4 関連疾患 IgG4-related disease

病態▶ 両側性に涙腺・耳下腺・顎下腺の無痛性腫脹が持続する疾患をミクリッツ病

とよんでいたが，血清 IgG4 が高値を示すことがわかり，自己免疫性膵炎など
とともに IgG4 関連疾患のなかに包括されている。

　両側の顎下腺が慢性的に硬化する炎症が腫瘍のようにみえることから**キュットナー Küttner 腫瘍**とよばれていた疾患も，IgG4 関連疾患の一症状と考えられるようになった。

治療▶　副腎皮質ステロイド内服療法で腫脹は軽減する。

③ 唾液腺良性腫瘍 benign salivary gland tumor

1 多形腺腫 pleomorphic adenoma

病態▶　**多形腺腫**は上皮細胞の増殖と，粘液腫様および軟骨様組織の混在する腺腫で，以前は**混合腫瘍**ともよばれていた。唾液腺腫瘍のなかで最も頻度が高く，60〜65％ を占めるとされている。耳下腺・顎下腺に多く，口腔では口蓋が好発部位である（▶図 5-88）。

　表面は平滑で無痛性のかたい腫瘤であり，徐々に増大する。境界明瞭で周囲との癒着はない。長期経過中に悪性化することもあり，**多形腺腫由来がん**とよばれる。

治療▶　外科的摘出を行う。通常は被膜におおわれているが，部分的に被膜が消失していたり，被膜が薄くて摘出中に破れたりすることがある。不完全な摘出は再発の原因となるので，なるべく健康部を一層含めた摘出が望まれる。

2 ワルチン腫瘍 Warthin tumor

病態▶　**ワルチン腫瘍**は上皮とリンパ組織からなる腫瘍で，**腺リンパ腫** adenolymphoma ともよばれる。ほとんどが耳下腺に発生する。両側性に生じることも多い（▶図 5-89）。

治療▶　耳下腺の一部を含めて切除されることもあるが，症状に乏しいため，経過観

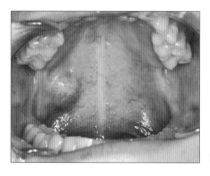

右口蓋に腫瘤がある。

▶図 5-88　口蓋多形腺腫

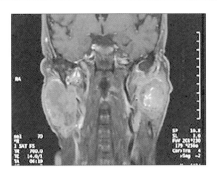

両側の耳下腺部に腫脹がみられる。	左症例の MRI。

▶図 5-89　ワルチン腫瘍

察することもある。

④ 唾液腺悪性腫瘍 malignant salivary gland tumor

1 粘表皮がん mucoepidermoid carcinoma

病態▶　粘表皮がんは，類表皮細胞・粘液産生細胞・中間細胞からなる腫瘍で，30〜40歳代に多いが，幼児にも発生する。やや女性に多い。

　　耳下腺に多いが，口腔内では口蓋や口底にみられる。発育は一般的にゆるやかで，無痛性の腫瘤を形成する。

治療▶　外科的切除が行われるが，放射線療法を併用することもある。予後は，悪性度にもよるが比較的良好である。

2 腺様嚢胞がん adenoid cystic carcinoma

病態▶　腺様嚢胞がんは，導管上皮様細胞と腫瘍性細胞または基底細胞様細胞からなる腫瘍で，顎下腺・耳下腺・口蓋・口底に多くみられる。好発年齢は40〜70歳代で，やや女性に多い。発育は緩徐で，比較的境界明瞭な腫瘤に見えるが（▶図5-90），腫瘍周囲の被膜はなく，神経や血管，周囲結合組織への浸潤増殖がみとめられ，神経麻痺を生じることも多い。

　　定型例では小嚢胞腔を含む胞巣をつくり，一部は腺管状構造を呈する。非定型例では未分化がんに似た充実性の胞巣が大部分で，定型例に比べて悪性度が高く，予後不良である。

治療▶　健康部をなるべく大きく含んで切除する。放射線照射の効果は低い。血行あるいはリンパ行性に転移を生じる。遠隔転移は肺に多く，10年以上の長期成績は不良である。

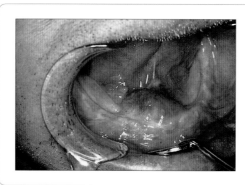

前歯部口底に，健常色で非有茎性
の無痛性腫瘤がみられる。

▶図 5-90　口底腺様囊胞がん

J｜神経の疾患

① 顔面神経麻痺 facial nerve palsy

病態▶　**顔面神経麻痺**には，脳の腫瘍・梗塞・出血・外傷などが原因の中枢性と，神
経損傷・手術・ウイルス感染・寒冷などが原因の末梢性がある。末梢性が多い。
原因不明で突発性のものを**ベル麻痺** Bell's palsy という。

　顔面神経の最末梢は顔面の表情筋を支配している。このため，末梢の側頭枝
が麻痺すると前額のしわがつくれなくなり，下顎縁枝や頬枝の麻痺では口角下
垂・口笛不能・鼻唇溝の消失がみられる。

　顔面神経の中枢側では鼓索神経が分枝して舌の味覚を支配しており，この神
経が麻痺すると味覚障害が生じる。また顎下腺や舌下腺からの唾液の減少もみ
られる。さらに中枢側ではアブミ骨神経が分枝しており，アブミ骨筋の麻痺に
よる聴覚障害をきたす。その中枢側では大錐体神経が分枝しているため涙腺の
分泌障害がみられる。

治療▶　中枢性あるいは腫瘍や炎症によるものは，その治療が重要である。神経の浮
腫を軽減する目的で副腎皮質ステロイド薬が有用で，さらにビタミン B 群で
神経を賦活（ふかつ）するとよい。

② 三叉神経麻痺 paralysis of trigeminal nerve

病態▶　三叉神経には知覚枝と運動枝があり，知覚枝は第 1 枝（眼神経），第 2 枝（上
顎神経），第 3 枝（下顎神経）に分かれて，頭部・顔面の皮膚・鼻腔・口腔粘
膜・歯髄・歯周組織などに分布している。**三叉神経麻痺**の多くは知覚麻痺であ
る。

　麻痺の原因としては，手術や外傷などによる神経損傷，腫瘍による神経の圧

迫・浸潤, 感染症(骨髄炎・智歯周囲炎)などの末梢性のほか, 中枢性の原因として, 脳の腫瘍・梗塞・出血・損傷もある。

治療▶ 原因の明らかなものはその治療を優先する。手術や外傷による損傷では神経吻合や神経移植, 副腎皮質ステロイド薬の短期間投与, ビタミンB群の長期投与, 鍼治療, マッサージなどが行われる。

③ 三叉神経痛 trigeminal neuralgia

1 典型的三叉神経痛 classical trigeminal neuralgia

病態▶ 原因が不明な三叉神経痛として, 以前は真性(特発性)三叉神経痛とよばれていたが, 血管による神経圧迫が本態だと明らかになってきたために, 典型的三叉神経痛とよばれるようになった。

三叉神経第2枝, 第3枝に多く, 女性が男性の1.5～2倍で, 50歳以上に多い。痛みは①洗顔・歯みがきなどの軽微な刺激で誘発される電撃様疼痛で, ②片側性, ③知覚異常や運動障害はなく, ④数秒から数分で自然消失するという特徴がある。痛みが誘発される刺激部位は, 特定の限局した領域であり, これをパトリック Patrick 発痛帯という。また, 三叉神経の3つの枝が骨から皮膚に出てくる眼窩上孔(第1枝), 眼窩下孔(第2枝), オトガイ孔(第3枝)を皮膚の上から圧迫することで痛みが誘発されることもあり, これをバレー Valleix の圧痛点という。

治療▶ 抗てんかん薬であるカルバマゼピンや神経障害性疼痛薬であるプレガバリンによる薬物療法が第1選択である。そのほか, アルコールなどによる神経ブロックが行われることもある。また, 血管による神経圧迫を解除する根治的療法として, 開頭手術による微小血管減圧術も有用である。

2 症候性三叉神経痛 symptomatic trigeminal neuralgia

病態▶ 症候性三叉神経痛は, 三叉神経に接する腫瘍や炎症などを原因とする神経痛で, 仮性三叉神経痛ともよばれる。基本的には典型的三叉神経痛と類似の症状であるが, ①感覚低下や異常感覚を伴うことが多く, ②持続性の痛みを伴うことがあり, ③若年者を含むすべての年齢層でみられ, ④典型的三叉神経痛ではまれな三叉神経第1枝領域にみられることがあるなどの特徴を有している。

治療▶ 原疾患である腫瘍や炎症の治療を行う。

K 歯科心身症

① 舌痛症 glossodynia, burning mouth syndrome

病態▶ 舌に器質的な変化がないにもかかわらず，痛みを感じる状態を**舌痛症**という。舌尖や舌縁に多いが，部位が不定のこともある。痛みの性状は，ヒリヒリ・ピリピリ，あるいは灼熱感様である。

心理・社会的因子のほかに神経障害性の要因などが複雑にからんで発症する。40歳代以降の女性に多い。

器質的な病変がある場合には，通常，食事時に最も痛みが顕著なはずであるが，食事時にはあまり痛みを感じないという特徴がある。

治療▶ 消炎鎮痛薬・副腎皮質ステロイド薬・含嗽薬は無効である。薬物療法としては抗うつ薬のもつ慢性疼痛に対する効果を利用するが，基本的には認知行動療法や簡易精神療法が選択される。

② 非定型歯痛

病態▶ **非定型歯痛**は，歯や歯肉・歯槽堤などに生じる原因不明の慢性疼痛で，健全歯のみならず抜歯部位や抜髄した歯にも生じる。30〜50歳代の女性に多い。

心理・社会的因子や過去の心理的ダメージによって，脳の痛み関連領域に慢性的な変化がおこっていると考えられており，ジンジン・ジワジワとした痛みを1日中自覚するが，なにかに夢中になっているときや食事中は痛くないという特徴がある。

治療▶ 舌痛症と同様に認知行動療法や簡易精神療法，抗うつ薬などで治療する。患者は歯を抜いてほしいと訴えることがあるが，決して抜歯や抜髄をしてはならない。抜歯をしても痛みは改善せず，今度は隣在歯を抜いてほしいと訴えるからである。歯の障害による痛みではないので，歯を治す必要がないことを理解してもらうことが重要である。

ゼミナール
復習と課題

❶ 齲蝕の進行度を分類し，症状・治療法について述べなさい。
❷ 齲蝕に継発する疾患をあげ，症状について説明しなさい。
❸ 歯肉炎・歯周炎の経過と症状について説明しなさい。
❹ 齲蝕・歯周炎の予防と管理について説明しなさい。
❺ 口腔粘膜の疾患を列挙し説明しなさい。
❻ 顎骨内に発生する疾患を列挙し説明しなさい。

❼ 歯原性腫瘍を列挙し説明しなさい。

❽ 口腔粘膜の悪性腫瘍にはどのようなものがあるか述べなさい。

❾ 口腔扁平上皮がんの症状について述べなさい。

❿ 歯の外傷を列挙し説明しなさい。

⓫ 顎骨骨折の症状・治療法について述べなさい。

⓬ 口唇裂・口蓋裂患者の障害および対処法について述べなさい。

⓭ 顎変形症の対処法について述べなさい。

⓮ 顎関節疾患を列挙し説明しなさい。

⓯ 唾液腺疾患を列挙し説明しなさい。

⓰ 歯科心身症を列挙し説明しなさい。

第6章

6

患者の看護

A｜疾患をもつ患者の経過と看護

　ここでは，歯・口腔領域における急性期・回復期・慢性期の看護の特徴を，口腔がん患者の事例にそって示す。とくに侵襲が大きい手術を受ける患者の入院から退院までの経過を通し，各期における看護のポイントを述べる(▶口腔がん患者の看護の詳細は201ページ)。

① 急性期の患者の看護

　急性期は，急性疾患や外傷により急激な症状が出現している期間，また手術・放射線療法・薬物療法などの侵襲による生体変化がおこり，生命の安全が優先される期間である。患者の身体的変化や心理・社会的変化，個別性をとらえ，異常の早期発見とすみやかな対応，患者の苦痛の緩和に努めることが大切である。

急性期｜舌がんの手術を受ける O さん

O さんの 回復期 ▶154ページ， 慢性期(安定期) ▶156ページ

◆症状の自覚から入院まで

　O さんは 75 歳男性で，同年齢の妻と 2 人暮らし。教員をしていたが現在は無職である。長男夫妻と孫が近所に住んでいる。1 か月くらい前から舌の左側に痛みを自覚するようになった。症状が改善しなかったため近医を受診し，紹介により大学病院を受診した。

　腫瘍をみとめ，扁平上皮がんで左舌がんと診断された。左頸部リンパ節転移もみとめられたが，遠隔転移はなかった。妻とともに現在の状態や治療方法の説明を受けた O さんはショックを受けた様子だったが，手術を受ける決心をした。手術予定日の 3 日前に入院した。

　入院翌日には担当医より，手術内容や手術に伴う危険性・合併症，手術後の経過・機能障害について説明があった。妻と長男夫妻が同席した。O さんは「ふつうの食事はいつから食べられますか」「言葉は話せるようになるのでしょうか」と手術後の機能障害が不安な様子だった。妻からは「家族で協力し，しばらくは毎日病院に来るつもりでいる」との話があった。手術前日の夜，O さんは「覚悟を決めたのでが

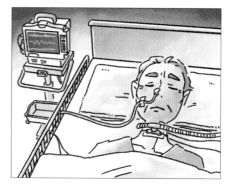

んばります」と話した。

◆ **手術から手術直後**

手術は，気管切開術，左頸部郭清術，舌亜全摘術，前外側大腿皮弁移植による再建術が行われた。手術直後は，頸部伸展・圧迫禁止，ベッドアップ（頭部挙上）30 度までのベッド上安静とした。頸部安静のための体位制限やドレーン・ライン類の留置などによる拘束感と，気管カニューレからの分泌物吸引に対し，ときおり苦痛の訴えがあった。創痛は鎮痛薬により軽減されていた。気管カニューレを挿入しているため発声できず，筆談ボードや文字盤をコミュニケーション手段とした。夜間は気管カニューレからの分泌物吸引が必要なため睡眠は浅かった。

手術直後から創部の状態やバイタルサインは安定しており，肺合併症や感染の徴候はなく順調に経過した。翌日からベッドアップ 90 度まで可能となり，経鼻経管栄養も開始された。口腔ケアや全身保清は全介助で行われた。家族が面会した際は笑顔がみられた。

◉ 看護のポイント

[1] 呼吸管理 歯・口腔領域の手術では腫脹・浮腫による気道閉塞がおこりやすいため，手術中に気管切開を行い気管カニューレが挿入されることが多い。呼吸状態を注意深く観察し，異常の早期発見に努める。

手術を受ける患者の看護（口腔がん患者の看護）▶205 ページ
呼吸障害のある患者の看護 ▶166 ページ

[2] 創部の安静 歯・口腔領域の手術では創部の安静保持が重要である。手術後は口腔内の皮弁の状態を注意深く観察し，出血や色調の変化があればすぐに担当医へ報告する。また頸部の創部安静のため，頸部の伸展・圧迫や頸部に強い力が加わることを避ける。 手術を受ける患者の看護（口腔がん患者の看護）▶206 ページ

[3] 急性の副作用への対処 とくに放射線療法や薬物療法を行う場合は副作用症状への対策も必要となる。放射線療法では，急性の副作用としてあらわれる急性放射線障害に対応する。薬物療法では，使用する薬物の特徴や副作用を十分に理解して副作用症状のおこる時期を予測し，予防や緩和に努める。

放射線療法を受ける患者の看護（口腔がん患者の看護）▶209 ページ
薬物療法を受ける患者の看護（口腔がん患者の看護）▶214 ページ

＊インフォームドコンセント

説明を受け，納得したうえでの同意という意味。医療者が患者に必要な医療について十分に説明し，患者の納得と自由意志のもとで同意を得ること。

[4] 心理・社会的支援 がんの告知やインフォームドコンセント＊の際には，患者が気持ちを表出しやすい環境をつくる。治療は現在の状況を理解できているかどうか確認しながら進め，状態を伝え不安の軽減に努める。手術後は気管カニューレが挿入され筆談や文字盤などによるコミュニケーションとなるため，負担が大きいことを理解してかかわる。

手術を受ける患者の看護（口腔がん患者の看護）▶204 ページ

② 回復期の患者の看護

　回復期は，急性疾患・外傷による症状が治癒に向かっている期間，また手術・放射線療法・薬物療法の侵襲による危機状態を脱し，身体機能の回復をはかる期間である。歯・口腔領域の手術では，手術範囲が摂食・嚥下（えんげ）や構音をつかさどる部位に及ぶ場合も多く，とくに摂食・嚥下障害や構音障害への支援が重要である。

| 回復期 | 急性期を脱し，リハビリテーションを行うＯさん |

Ｏさんの 急性期 ▶152 ページ，慢性期（安定期）▶156 ページ

◆**行動拡大**

　Ｏさんは手術後 2 日目には離床し，病室内の歩行が可能となった。排液バッグが接続されたドレーンが頸部・大腿創部に挿入され，歩行は不安定で，術中の出血や筋力低下によりふらつきもあった。このため，行動時には歩行器の使用と看護師の付き添いを必要とした。手術後 3 日目には病棟内の歩行が可能となり，筋力増強のため毎日定期的に病棟内を歩行した。手術後 7 日目にはすべてのドレーンが抜去され，歩行器を使用せずにゆっくりと歩行できるようになった。

◆**構音訓練**

　気管カニューレは手術後 4 日目にバルブで閉鎖され発声が可能となった。しかし構音障害のため相手に意思が伝わらないことがあり，筆談に頼る場面もみられた。家族の協力を得て，リハビリテーションを兼ねてゆっくりはっきりとした会話をする姿がよくみられた。言語聴覚士による構音訓練や発語明瞭度などの評価も行われた。

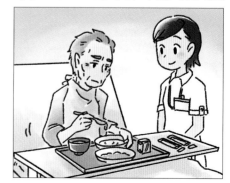

◆**嚥下訓練**

　手術後 5 日目より嚥下間接

訓練が開始となった。摂食・嚥下障害看護認定看護師を中心に，多職種によるチームアプローチが行われた。

　Ｏさんは嚥下間接訓練を毎日継続した。嚥下造影検査などで摂食・嚥下機能を確認したあと，濃いとろみのある液体より段階的に直接訓練が開始された。手術後2週間目には気管カニューレと胃管が抜去された。段階的摂食訓練では，とろみをつけずに飲水してしまい，むせる場面もみられた。

　その後，家族に励まされながら根気よく嚥下訓練を継続し，1か月後の退院時には，三食経口より全粥きざみ・とろみ食を摂取できるようになった。全量は摂取できず必要カロリーが不足したため，補食として濃厚流動食を経口より摂取した。水分補給時は必ずとろみをつけて飲水するよう指導を受け，自分で行うことができていた。

◉ 看護のポイント

[1] 摂食・嚥下障害への支援　手術前から摂食・嚥下機能検査を行い，機能の状態を把握しておく。手術後に摂食・嚥下障害がある場合には，全身状態や創の回復，誤嚥がないことなどを確認して嚥下訓練を開始する。多職種と連携して患者とともに目標を設定し，患者自身がモチベーションを維持して嚥下訓練を継続できるよう，心理的支援を行うことが大切である。

手術を受ける患者の看護（口腔がん患者の看護）▶209ページ

摂食・嚥下障害のある患者の看護▶171ページ

[2] 構音障害への支援　舌の切除により術後構音障害がおこる。会話を多くすることがリハビリテーションとなるため，家族の協力も重要である。

手術を受ける患者の看護（口腔がん患者の看護）▶209ページ

言語障害のある患者の看護▶175ページ

[3] 長期的な副作用への対処　放射線療法や薬物療法を行う場合には急性の副作用のほか，長期的な副作用にも注意する。放射線療法では，個人差も大きいが，治療後半年以上経過してから，皮膚・組織の硬結や神経障害などの晩発性放射線障害が出現することがある。化学療法では，治療後1〜2週間後に骨髄抑制がおこる。各治療法の特徴をふまえて，患者が症状マネジメント*を行えるよう支援する。

＊症状マネジメント
疾患に伴う症状，および治療の合併症や副作用をコントロールしながら生活を営むこと。

放射線療法を受ける患者の看護（口腔がん患者の看護）▶209ページ

薬物療法を受ける患者の看護（口腔がん患者の看護）▶214ページ

[4] 退院指導　入院前の生活状況を把握したうえで退院後の生活を見すえ，早期から支援体制を整える。多職種や地域と連携し，必要な医療処置・看護が退院後も継続されるよう，情報を共有する。患者のADL（日常生活動作）・IADL（手段的日常生活動作）の状況，家族の協力が得られるかなど，自己管理能力や支援体制の状況を把握する。また，利用できる社会資源について患者・家族に情報提供を行う。

手術を受ける患者の看護（口腔がん患者の看護）▶209ページ

> **本章で取り上げる回復期患者の看護**
>
> 　歯・口腔領域には，ほかにも回復期にいたる疾患がある。本章では，回復期の看護の理解を深めるため，以下の疾患の看護を解説している。
>
> ▶唇顎口蓋裂患者の看護（手術後の看護）(226ページ，229ページ)
> ▶顎嚢胞患者の看護（手術後の看護）(233ページ)

③ 慢性期（安定期）の患者の看護

　歯・口腔領域では，退院後も機能回復のためのリハビリテーションが必要な患者が少なくない。看護師は，患者が前向きにリハビリテーションを継続できるよう支援する。

慢性期（安定期）　通院しながら嚥下訓練を行うOさん

Oさんの 急性期 ▶152ページ，　回復期 ▶154ページ

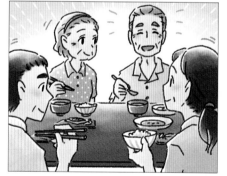

　Oさんは入院時より家族の支援体制が整っており，退院後の嚥下訓練に対する協力体制も良好であった。一緒に生活する妻も高齢者であり，調理方法に対する不安があったため，長男夫妻も妻と一緒に栄養指導を受けた。

　Oさんは退院後も摂食・嚥下リハビリテーション外来に通いながら嚥下訓練を継続し，食事形態のステップアップと必要カロリー摂取を目ざした。退院時からの体重減少や脱水症状，発熱はみられなかった。

　Oさんは「ときどきむせるけど咳ばらいしているから大丈夫。とろみもつけている」「週末は長男夫婦も来てくれる」などと話し，家族に支えられながら前向きに取り組んでいた。食事はおもに妻が調理するが，ときどきはOさんも自分でつくるとのことであった。

　外来受診には妻が付き添っている。言語聴覚士との連携も継続している。会話は少し聞きとりやすくなり，家族との意思の疎通がはかれていた。

◉ 看護のポイント

[1] 退院後の支援　とくに摂食・嚥下障害がある場合，外来通院により嚥下訓練を継続する場合や，胃瘻を造設して退院する場合があり，退院後も継続的な支援が必要となる。摂食・嚥下障害のある患者の看護▶171ページ

[2] 心理的支援　退院後はリハビリテーションの継続に対する思いのほか，審

美障害や再発に対する不安など，患者・家族が思いや不安を表出しやすいようかかわり，傾聴する。心理状態をくみとり，意向を尊重しながら情報の提供や共有を行い，患者・家族が現状を理解しながら，できるだけ安心して生活できるよう支援する。

④ 患者の経過と看護のまとめ

Oさんのように進行がんの広範な切除手術では，気管切開や気管カニューレの挿入，体位制限，経鼻経管栄養，ドレーン・ライン類の留置により心身の苦痛は大きい。安全・安楽に過ごせるよう，急性期は注意深い観察と全身管理を行い，術後合併症の早期発見と迅速な対応，苦痛の緩和に努める。

回復期には，手術後の機能障害に対し残存機能を最大限にいかせるよう，リハビリテーションの継続が必要となる。多職種で連携し，状況に応じて社会資源を活用しながらリハビリテーションの支援体制を整え，入院前の生活状況を把握したうえで退院後も見すえた支援を行う。

退院後も患者・家族と目標を共有し，長期的にリハビリテーションを継続しながら安心して生活できるようかかわる。

終末期の患者の▶
看護　　　　今回Oさんは，手術後順調に経過したが，口腔がんの患者は，がんの進行・再発や他臓器への転移により治療効果が得られず，終末期にいたることもある。激しい痛みを伴う骨転移がある場合，症状緩和を目的とした放射線療法を行うこともある。

口腔がんが進行すると，呼吸や嚥下機能，構音機能の障害のほか，顔貌などの審美的な障害を呈する。また，他臓器に転移した場合は，さらにさまざまな症状や機能障害が生じる。いずれの場合も患者は多大な心身の苦痛を伴うことになる。

看護は緩和ケアが中心となり，がん疼痛コントロール（▶160ページ）や症状の緩和，全人的ケアが必要となる。患者・家族の訴えや思いに寄り添い，苦痛の緩和をはかるとともに，患者が望む生活の質の確保が大切である。早期より緩和ケアチームなどと連携しながら，患者が安楽に過ごせるようにする。在宅療養や緩和ケア病棟への移行などの選択も考慮し，患者の望む最期を迎えられるよう支援する。

○ さんの経過のまとめ

❶ 急性期

入院〜手術
- 左舌がん，左頸部リンパ節転移の診断を受け，入院3日後に気管切開術，左頸部郭清術，舌亜全摘術，前外側大腿皮弁移植による再建術を受ける。
- 手術直後は体位制限やドレーン・ライン類の留置による拘束感から苦痛を訴える。
- 気管カニューレ挿入中は，筆談・文字盤によるコミュニケーションを行う。

手術後1日目
- ベッドアップ90度まで可能となる。
- 経鼻経管栄養を開始する。
- 肺合併症や感染の徴候はなく，順調に経過する。

❷ 回復期

離床しリハビリテーション開始
- 手術後2日目には離床し，看護師付き添いのもと，歩行器による病室内の歩行が可能となる。
- 手術後4日目に気管カニューレのバルブが閉鎖され，発声可能となる。
- 嚥下訓練・構音訓練に前向きに取り組む。

退院前
- 手術後7日目には歩行器なしでの歩行が可能となる。
- 手術後2週間目に気管カニューレ・胃管が抜去される。
- 根気よく嚥下訓練を行い，経口より全粥きざみ・とろみ食が摂取できるようになる。
- 家族と一緒に栄養指導・退院指導を受ける。
- 手術後1か月で退院となる。

❸ 慢性期（安定期）

通院・社会復帰
- 通院しながら嚥下訓練を継続し，食事形態のステップアップと必要カロリーの摂取を目ざす。
- 言語聴覚士と連携し，発音しにくい言葉の練習や会話を多くするよう心がけることを中心とした構音訓練を継続する。

B 症状に対する看護

① 口腔症状のある患者の看護

1 痛みのある患者の看護

　痛みは歯・口腔領域で最も多くあらわれる自覚症状である。患者にとっての苦痛は大きく，食事や睡眠などの日常生活に支障をきたすこともある。

　痛みは体験している本人にしかわからない主観的なものであり，表現方法はさまざまである。看護師は，まず患者の痛みに対する訴えを信じて，患者が適切に痛みを表現できるよう支援する必要がある。客観的な情報と関連づけて痛みの状態を把握し，誘因と考えられるものを避け，身体的・心理的苦痛が緩和されるように支援する。

● アセスメント

[1] 症状の把握

(1) 痛みの原因：齲蝕・歯髄炎・口内炎・骨髄炎・蜂窩織炎(蜂巣炎)・骨折・悪性腫瘍・熱傷・機械的刺激・術後など

(2) 痛みの種類：体性痛・内臓痛・神経障害性疼痛・心因性疼痛

(3) 痛みの部位：範囲・広がり，神経分布に沿った痛みの有無

(4) 痛みの強さ：可能であればペインスケール(visual analogue scale；VAS, numerical rating scale；NRS, フェイススケールなど)の使用

(5) 痛みの性質：重苦感・鈍痛・拍動性疼痛・痙攣痛・しびれ・灼熱痛・電撃様疼痛・圧痛・接触痛・冷水痛・叩打痛・擦過痛など

(6) 痛みのパターン：持続痛，突出痛，持続痛＋突出痛

(7) その他の症状：感覚異常，発赤・腫脹・熱感の有無と程度，発熱の有無，皮膚の病変の有無

(8) 患者の表情・言動・姿勢・表現方法など

(9) 検査所見：血液検査・画像検査

(10) 日常生活への影響：睡眠状況・食事摂取状況・口腔衛生状態・活動の制限・精神状態など

(11) 鎮痛薬使用の有無・回数・効果・副作用：定時薬・頓服薬

(12) 痛みが増悪する要因：夜間・疲労・不快感・不眠・不安・怒り・抑うつ・孤独感・社会的地位の喪失など

(13) 痛みが緩和する要因：疾患の治療・睡眠・休息・共感・理解・不安軽減・気分転換など

[2] 全身状態の把握　バイタルサイン：血圧上昇・頻脈・呼吸促迫の有無

[3] その他　患者と家族の思い・考え・希望，心理的・社会的・スピリチュアル的側面

● 看護目標

(1) 痛みを表現できる。

(2) 痛みが緩和する(睡眠時間確保・安静時・体動時などの目標を設定する)。

(3) 日常生活への影響が改善する(患者の望む生活に近づくように設定する)。

● 看護活動

　患者の苦痛や不安の訴えをよく聞き，痛みを適切に表現できるように援助する。患者の理解度などに合わせて，可能であればペインスケールを使用して継続的に評価する。

[1] 痛みの緩和　痛みの部位・強さ・種類・パターン，鎮痛薬使用の効果などを把握する。さらに，ほかの身体的苦痛や心理的影響がないかどうかを把握し，

緩和に努める。

　痛みの誘因となる接触や圧迫，冷熱刺激は避ける。血行が促進されると痛みが増強するため，入浴・飲酒・運動などは制限する。食事は，痛みの状態に応じて，かたいものや刺激の強いものは避け，食べ物の温度を常温にしたり，分割食にしたりするなどの工夫を行う。痰の喀出は，創部を押さえながら行う。

　術後疼痛をコントロールすると，早期離床につながり回復が促進されるため，痛みの出現状況や程度に応じて，鎮痛薬を効果的に使用する。痛みはがまんせずに早めに知らせるよう説明し，患者の協力を得る。また，痛みが軽減する体位にするなど，患者の状態に合わせて姿勢や体位をかえる。

　共感的態度でかかわり，治療の見通しや順調に経過していることを伝えるといった精神的な支援も重要である。そのほか，患者が十分な睡眠を得られるよう支援する。

　[2] がん性疼痛の緩和　　がん性疼痛は，身体的苦痛のほか，心理的・社会的苦痛やスピリチュアルな側面も影響していることが多い。全人的痛みととらえ，早期から緩和ケアチームなどと連携して，痛みの適切な評価とマネジメントを行っていく。共感的態度でかかわり，患者・家族のQOLが向上するよう全人的ケアを行うことが重要である。

　痛みの強さに応じて，非オピオイド鎮痛薬やオピオイド鎮痛薬を効果的に使用し，QOLの向上に努める。オピオイド鎮痛薬を使用する場合は，副作用が出現することがあるため，予防と対策に努める。投与初期には吐きけがおこりやすく，投与期間を通して便秘がおこりやすい。そのほかの副作用として，眠けやせん妄症状などがある。

2　腫脹のある患者の看護

　歯・口腔領域における腫脹のおもな原因には，炎症や腫瘍がある。炎症の原因には，感染・手術侵襲などがある。急性炎症による腫脹は急激に増大し，痛みや熱感を伴う。状態によっては発熱などの全身症状が出現することや，開口障害，摂食・嚥下障害，呼吸障害などを伴うこともある。

　看護師は，異常の早期発見に努め，苦痛の緩和や食事指導などを行う。

● アセスメント

[1] 症状の把握

(1) 腫脹の部位・大きさ・かたさ・色調，硬結の有無

(2) 炎症所見：発赤・熱感・痛み・発熱の有無，検査所見

(3) 術後の創部の状態

[2] 機能障害の把握

(1) 開眼困難の有無

(2) 開口障害の有無，開口の程度

(3) 摂食・嚥下障害の有無，程度

(4) 呼吸障害の有無，経皮的動脈血酸素飽和度（Spo$_2$）

[3] **その他**　精神状態，口腔衛生状態，バイタルサイン

● 看護目標

(1) 苦痛が軽減する。

(2) 呼吸困難がない。

(3) 夜間の睡眠が得られる。

(4) 必要な栄養量を摂取できる。

● 看護活動

[1] **症状の緩和**　接触や圧迫のほか，血行が促進される入浴・飲酒・運動などは避け，できるだけ安静を保つ。患部の痛みや熱感に対して，氷水や保冷剤などを用いた急激な冷罨法（れいあんぽう）を行うと，血管が収縮し治癒が遅れるため，しないように指導する。

[2] **呼吸障害への援助**　腫脹の急激な増大に伴う呼吸障害は，患者にとって大きな苦痛や不安となる。腫脹の状態や全身状態をよく観察して，異常の早期発見に努める。また，不安の軽減や安楽な体位の工夫により，苦痛が緩和されるように支援する（▶166ページ「呼吸障害のある患者の看護」）。

[3] **食事摂取への援助**　痛みや開口障害，摂食・嚥下障害を伴う場合は，水分や食事の摂取が困難になりやすく，低栄養や体力低下をまねくことがある。患者の状態に応じて，食事形態や摂取方法などを工夫する（▶171ページ「摂食・嚥下障害のある患者の看護」）。

[4] **口腔保清**　口腔保清は感染予防のためにも重要であるが，患者は苦痛や不安から消極的になり，セルフケアが不十分な場合が多い。苦痛の緩和をはかりながら，患者の状態に合わせて歯ブラシや含嗽剤（がんそう）を選択し，含嗽・ブラッシング方法を指導する（▶256ページ「口腔清掃の実際」）。

3 口腔出血のある患者の看護

口腔内の出血は，局所の安静を保持することが困難なため，止血しにくい。さらに唾液の混入により，少量の出血でも多量に感じることがあるため，患者の不安は一層強くなる。

観察により状態を正しく把握したうえで，出血の誘因を避け，患者の不安が軽減するように支援する。血液疾患がある場合や抗凝固薬を服用している場合は出血が助長されるため，他科と連携する必要がある。

● アセスメント

[1] **症状の把握**

(1) 出血の原因：手術後出血・外傷・炎症・悪性腫瘍など

(2) 出血の部位：舌・歯肉・口唇・口蓋・口底・頬粘膜など

(3) 出血の性質：静脈性・動脈性

(4) 出血の持続時間

(5) 止血状態

[2] **全身状態の把握**

(1) バイタルサイン

(2) 意識レベル，せん妄の有無

(3) 顔面蒼白・四肢冷感・チアノーゼの有無

(4) 尿量，便の性状

(5) 術後の創部の状態，ドレーンの排液の量・性状

(6) ショックの徴候

(7) 検査所見：血液検査(出血傾向・貧血・電解質バランスなど)

(8) 抗凝固薬(ワルファリンカリウムなど)使用の有無

(9) 高血圧症・血液疾患などの既往

[3] **その他**　精神状態，日常生活への影響(睡眠状況など)

● 看護目標

(1) 出血の誘因を避け，局所の安静を保つことができる。

(2) 不安が軽減する。

(3) 出血が早期に発見され，迅速に対応される。

(4) 出血時に知らせることができる。

(5) 口腔内を清潔に保つことができる。

● 看護活動

[1] **出血の誘因の除去**　患部は舌や指で刺激しないようにして，血行が促進される入浴・飲酒・運動などは制限する。局所の安静のため，やわらかい形態の食事にし，状況に応じて輸液や経腸栄養を併用する。

[2] **不安の軽減**　多くの患者は出血に対する不安が大きいため，その気持ちを受けとめることが重要である。口腔内の出血は止血しにくいことや，唾液の混入により出血量が多く感じられやすいことを説明する。また，行われている治療やその見通しについて説明し，不安の軽減に努める。

[3] **出血時の対応**　出血時は止血に努め，ショックの徴候がないかどうかを観察する。とくに，進行がんによる動脈性出血など，短時間での大量出血により気道閉塞や出血性ショックをおこす危険性が高い場合には，緊急時に迅速な対

応ができるよう準備しておく。

[4] 口腔保清　ブラッシングや強い含嗽が出血の誘因とならないように，毛がやわらかい歯ブラシを選択し，含嗽・ブラッシング方法を指導する（▶256ページ「口腔清掃の実際」）。

4 歯の欠損のある患者の看護

歯の欠損は，顔面や口腔の形態に影響を及ぼし，咀嚼障害・構音障害・審美障害を伴うことがある。患者の苦痛を理解し，治療が継続できるように支援する。

● アセスメント

[1] 症状の把握
(1) 歯の状態：欠損歯の部位，残存歯数，咬合状態
(2) 咀嚼障害・構音障害・審美障害の有無，程度
(3) 日常生活・社会生活への影響
[2] 精神状態　精神的ストレスの有無

● 看護目標

(1) 治療を継続できる。
(2) 障害を理解し，生活に対する不安がない状態で過ごすことができる。

● 看護活動

欠損した歯は，義歯やインプラントなどの補綴物によって補うことができる。患者が納得したうえで，原因疾患の治療および補綴治療を継続できるように支援する。同時に，咀嚼障害・構音障害・審美障害に対する援助も重要である（▶171 ページ「摂食・嚥下障害のある患者の看護」，175 ページ「言語障害のある患者の看護」，186 ページ「補綴治療を受ける患者の看護」）。

5 口臭のある患者の看護

口臭は，歯周疾患・口腔がん・口腔乾燥・舌苔・口腔衛生不良など，口腔に原因がある場合が多いが，気道・消化管の疾患や全身疾患，食事内容，飲酒・喫煙などが原因の場合もある。また他覚的に口臭が認知できない仮性口臭症もある。

口臭はコミュニケーションの妨げとなり精神的苦痛を伴うため，症状を緩和・予防できるよう支援する。口臭の原因を正しく把握し，原因疾患の治療に向けてはたらきかけるほか，口腔清掃指導を行い患者のセルフケア能力を高める。

● アセスメント

[1] 症状の把握

(1) 口臭の分類：生理的口臭，仮性口臭症，病的口臭症

(2) 口腔疾患の有無：歯周疾患・口腔がん・カンジダ症・外傷・潰瘍(かいよう)・びらんなど

(3) 全身疾患の有無：鼻炎・副鼻腔炎，咽頭炎，扁桃炎，鼻・副鼻腔の悪性腫瘍，喉頭がん，下咽頭・食道がん，胃炎，胃潰瘍，胃がん，食道炎，肺がん，壊疽(えそ)性疾患，重度の糖尿病・肝硬変・腎障害など

(4) 飲食状況：ニンニク・ニラ・ネギなどを含む食品，アルコール類

(5) 喫煙状況

(6) 薬物の使用：睡眠薬・向精神薬・降圧薬

(7) 口臭の程度

(8) 口腔衛生状態：食物残渣の有無，歯石・歯垢(しこう)(プラーク)・舌苔の有無，義歯の有無と清掃状態

[2] 精神状態　精神的ストレスの有無

● 看護目標

(1) 口臭が軽減する。

(2) 口臭を予防できる。

(3) 口腔内を清潔に保つことができる。

● 看護活動

[1] **食事指導・生活指導**　規則正しい食習慣と，十分な睡眠時間を確保できるような生活習慣を指導する。においの強い食べ物の摂取は控えるように指導し，唾液の分泌が促されるよう，かみごたえのある食品の摂取をすすめる。

[2] **口腔保清**　食後と就寝前にブラッシングを行う。適切なブラッシング方法を指導し，患者のセルフケア能力を高める。舌苔がある場合は，舌ブラシを使用して除去する(▶256ページ「口腔清掃の実際」)。

[3] **精神面への援助**　口臭の正しい状態を認識することが，患者の精神的安定につながる。口臭を客観的に評価し，患者の努力をねぎらう言葉をかける。

6　口腔乾燥のある患者の看護

口腔乾燥は一般に唾液の分泌量低下により生じ，口が渇く，ネバネバする，ヒリヒリと痛いなどの不快症状や，口臭，プラークの増加などがみられる。進行すると，齲蝕の増加，咀嚼障害，摂食・嚥下障害，会話困難，味覚障害などを伴うことがある。

口腔乾燥の原因には，唾液腺の異常，口腔粘膜の保湿度低下，唾液の粘性亢

進，全身疾患・加齢によるもの，心因性のもの，薬物の副作用などがある。原因を正しく把握し，状態に応じて口腔粘膜の保湿，口腔ケアなどを行い，症状の軽減に努める。

また，口腔がんに対する放射線療法では唾液腺が萎縮し，ほとんどの場合，副作用として口腔乾燥を発症する。そのため，治療前より患者へ説明し不安の軽減をはかる。

● アセスメント

[1] 口腔乾燥の原因

(1) 口腔疾患・唾液腺自体の障害の有無：唾液腺腫瘍，唾石，唾液管の狭窄，唾液腺の外科処置

(2) 全身疾患の有無：慢性炎症・シェーグレン症候群・甲状腺機能低下症・副腎皮質機能低下症・糖尿病・腎障害・鉄欠乏性貧血・脱水など

(3) 薬物使用の有無：向精神薬・抗パーキンソン薬・抗ヒスタミン薬・抗コリン薬など

(4) 放射線療法の影響（▶209 ページ「放射線療法を受ける患者の看護」）

(5) 加齢，精神状態（ストレス・うつ病・自律神経障害など），口呼吸，生活習慣（喫煙，カフェイン飲料の過剰摂取）

[2] 口腔乾燥の程度

(1) 検査所見：口腔粘膜湿潤度検査・唾液分泌量測定・唾液腺造影・口唇腺病理組織検査・唾液腺シンチグラフィ・MRI 検査など

(2) 口腔内の状態：口腔乾燥の程度，唾液分泌状態，口腔粘膜の出血・潰瘍の有無，舌苔・カンジダの有無，口内炎の有無，口臭の有無・程度，味覚の有無・程度，痛みの有無・状況，齲蝕・歯周疾患の有無，口腔衛生状況

(3) 食事摂取方法・摂取状況

(4) 咀嚼困難，摂食・嚥下困難の有無

(5) 義歯の有無と義歯不適合の有無

(6) 会話困難の有無

(7) 睡眠状況

● 看護目標

(1) 口腔乾燥症状が軽減する。

(2) 口腔内を清潔に保つことができる。

(3) 必要な水分・栄養量を摂取できる。

● 看護活動

[1] 口腔粘膜の保湿　症状に合わせて，保湿効果のある液体保湿剤や蒸散防止効果のあるジェル状保湿剤などを使用し，口腔粘膜を保湿する。洗口法・スプ

レー噴霧・スポンジブラシによる塗布などを状況に応じて選択する。アルコールを含む洗口液は控える。蒸発性口腔乾燥症に対してはジェル状保湿剤が効果的である。患者自身では行えない場合は介助する。

　口蓋の粘膜上皮が乾燥によりはがれて剝離上皮になっている場合があるため，湿らせたスポンジブラシなどを使用し十分に保湿する。介助の際は保湿剤が気道に流れ込まないよう注意する。

　義歯の不適合がある場合は，乾燥した口腔粘膜を傷つける可能性があるため，歯科医師による義歯調整を行う。

[2] **口腔保清**　口腔清掃指導，義歯の取り扱い指導を行い患者のセルフケア能力を高める。患者自身では行えない場合は介助する。

　口腔清掃の際は，保湿剤で口唇・口角・口腔粘膜の保湿も行う。含嗽ができない場合はスポンジブラシや吸引機能つき歯ブラシなどを使用するとよい。その際，誤嚥には十分に注意する。

[3] **口腔機能訓練**　とくに高齢者の場合は，唾液分泌を促すリハビリテーション・口腔機能訓練として，顎下腺・耳下腺などのマッサージや，舌・口腔体操を行う。

[4] **食事指導**　水分補給を心がける。口腔乾燥の症状が増強している場合には，おかゆなど水分の多いものや，やわらかいものを摂取するよう指導する。酸味や香辛料・調味料は唾液の分泌を促す作用があるが，口腔乾燥の症状が強い場合や放射線療法を行っている場合など口腔粘膜の炎症をおこしているときには，しみる，痛みが出るなどの刺激になるため避けるようにする。アルコールの摂取や喫煙は控えるよう指導する。

② 顎口腔機能障害のある患者の看護

1 呼吸障害のある患者の看護

　口腔は，気道の一部として呼吸を補助している。顎口腔領域の呼吸障害は，気道閉塞によって生じることが多い。気道閉塞の原因には，腫瘍の増大や炎症による気道粘膜の浮腫・腫脹，出血や気道分泌物の増加などがある。

　患者にとって，呼吸困難は想像以上の苦痛を伴う。看護師は，原因を正しく理解して状態を観察し，気道の確保や閉塞予防に努め，苦痛の緩和をはかる。また，呼吸状態の変化を予測しながら異常の早期発見に努める。異常時に迅速に対応できるよう，準備しておく。

● アセスメント

[1] 呼吸障害の程度・原因

(1) 呼吸状態：回数・リズム・深さ，胸郭の動き，肺音，努力呼吸の有無，経

皮的動脈血酸素飽和度(Spo₂)，呼吸困難感の有無と程度(安静時・労作時)

(2) バイタルサイン

(3) 喀痰の量・性状

(4) 喘鳴・咳嗽の有無

(5) 冷や汗・チアノーゼの有無

(6) 胸痛・胸部圧迫感の有無

(7) 不穏・苦悶の有無

(8) 意識状態

(9) 検査所見：動脈血ガス分析・胸部X線検査・CT

(10) 水分出納バランス

(11) 喫煙習慣

(12) 基礎疾患の有無：慢性閉塞性肺疾患・気管支喘息・間質性肺炎・過換気症候群・睡眠時無呼吸症候群など

(13) ADL

[2] **精神状態** 不安・精神的ストレス・不眠

● 看護目標

(1) 気道が清浄化する。

(2) 酸素化不全・換気不全が改善する。

(3) 呼吸困難感が軽減する。

(4) 不安が軽減する。

● 看護活動

[1] **体位の工夫** 気道を確保し，酸素が取り込める状況をつくる。また胸郭が十分に拡張できるように体位を工夫する。舌根沈下がある場合は，下顎を挙上して気道を確保する。口腔内の腫脹が強い場合は，座位や前屈姿勢をとると呼吸しやすい。

[2] **血液や痰の吸引** 痛みや顎間固定などにより，口腔内に貯留した血液や痰を自力で喀出しにくい場合は，吸引器を使用して口腔内や鼻腔から吸引する。顎間固定やゴム牽引などをしている場合は開口制限があるため，痰は咳ばらいをして舌で前方へ押し出すようにし，歯間から吸引する。状況によっては顎間固定やゴム牽引を除去する。

[3] **経鼻エアウェイによる呼吸管理** 術式などによって，浮腫・腫脹による鼻咽腔狭窄や舌根沈下が予測される場合，術直後より，経鼻エアウェイを鼻腔に沿って咽頭まで挿入し，気道を確保することがある(▶図6-1)。エアウェイ挿入中は，加湿や分泌物吸引を適宜行い，閉塞予防に努め，通気を確認する。また，正しい位置で固定されているかどうかを観察する。違和感があるため，自己抜去しないよう十分に説明し，患者の理解を得る。

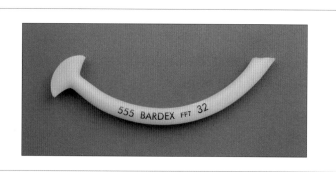

▶図6-1　経鼻エアウェイ

[4] **気管カニューレによる呼吸管理**　切除範囲が大きく，手術後の腫脹や浮腫により気道の閉塞が予測される場合は，気道確保のため，手術中に気管切開が行われ，気管カニューレが挿入される（▶203ページ「手術を受ける患者の看護」）。

[5] **不安の軽減**　呼吸障害のある患者は不安が強く，その不安がさらに呼吸困難を増強させることもある。できるだけ患者のそばに付き添い，状態を観察することで，患者が安心できるようにする。

2 開口障害のある患者の看護

十分な開口ができなくなると，食事摂取・会話・口での呼吸・口腔保清などが困難となり，日常生活に支障をきたす。原因を把握し，患者の状態に応じた援助を行う。

● アセスメント

[1] **開口障害の原因**　炎症・腫瘍・外傷・瘢痕，関節・神経・筋の障害，顎関節症，術後の開口制限など

[2] **開口障害の程度**

(1) 開口度：正常開口量は，最大開口時の上下顎中切歯間距離で 40～60 mm（3横指程度）とされる。開口度（開口量）測定器で測定，または，1横指・2横指・3横指などであらわす。

(2) 開口時顎関節部痛の有無と程度

(3) 残存歯の状態，咬合状態

(4) 食事摂取状況

(5) 口腔衛生状態

(6) 日常生活への影響：会話など

[3] **精神状態**　精神的ストレスの有無

● 看護目標

(1) 日常生活に支障のないコミュニケーションがとれる。

(2) 呼吸困難感が軽減する。

(3) 必要な栄養量を摂取できる。

(4) 口腔内を清潔に保つことができる。

(5) 目標の開口量が得られる。

● 看護活動

[1] **コミュニケーションの工夫**　開口が不十分で発音が不明瞭な場合は，筆談やジェスチャーを併用するなど，コミュニケーションの方法を工夫する(▶176ページ「言語障害のある患者の看護」)。

[2] **呼吸障害への援助**　顎間固定やゴム牽引などにより開口が制限されている場合は，口呼吸が妨げられたり，分泌物をうまく排出できなかったりして，呼吸困難を訴えることがある。その場合は，舌で分泌物を前方に押し出し，歯間から排出または吸引して取り除くことや，歯間からでもゆっくり口呼吸ができることを指導する。

[3] **食事摂取への援助**　開口状態に合わせて，できるだけ経口摂取ができるように，食事形態や摂取方法を工夫する(▶172ページ「摂食・嚥下障害のある患者の看護」)。

[4] **口腔保清**　炎症や咀嚼機能の低下によって唾液の分泌量が減少すると，口腔内の自浄作用が低下するため，口腔保清が重要となる。患者の状態に応じて，小さいヘッド(刷毛面)の歯ブラシを選択し，含嗽・ブラッシング方法を指導する(▶256ページ「口腔清掃の実際」)。

3　味覚障害のある患者の看護

　　食べ物をおいしいと感じることは，食べる楽しみにつながる。味覚が障害されると，食べる楽しみが奪われ，食欲不振へとつながり，患者にとっては耐えがたい苦痛となる。

　　味覚障害の原因には，最も多いとされている亜鉛不足のほかに，舌炎や口腔乾燥，脳梗塞や外傷などの神経障害，味が濃い食べ物の過剰摂取，薬物の副作用，加齢，喫煙，全身疾患，心因性によるものなどがある。また口腔がんに対して行われることのある放射線療法では，味蕾が萎縮することや，唾液腺の萎縮により唾液の分泌量が減少することで，味覚が変化する場合がある。

　　味覚障害の原因や程度を把握したうえで，必要な栄養量を補給し，食への欲求が満たされるよう援助する。味覚障害に気づかない場合，塩分をとりすぎて高血圧になるなど，全身へ影響が及ぶこともあるため，注意が必要である。

● アセスメント

[1] 味覚障害の原因

(1) 口腔の疾患・症状

(2) 全身疾患：シェーグレン症候群・貧血・消化器疾患・糖尿病・腎障害・肝障害・甲状腺疾患など

(3) 栄養障害：亜鉛不足など

(4) 神経障害：顔面神経麻痺・脳梗塞・脳出血・頭部外傷・聴神経腫瘍など

(5) 薬物の使用：抗がん薬・降圧薬・向精神薬・抗菌薬

(6) 放射線療法の影響(味覚の変化，口内炎)

(7) 加齢

(8) 精神状態：ストレス・うつ病など

(9) 食習慣

(10) 生活習慣：喫煙

[2] 味覚障害の程度

(1) 味覚検査：濾紙ディスク法・電気味覚検査

(2) 食事摂取状況

(3) 食欲不振の有無・程度

(4) 口腔内の状態：口腔乾燥の有無・程度，唾液分泌状態，舌苔の有無

● 看護目標

(1) 苦痛が緩和する。

(2) 必要な栄養量を摂取できる。

(3) 口腔内を清潔に保つことができる。

● 看護活動

[1] **食事指導**　唾液の分泌を促すため，酸味(うめぼし・レモン味など)の味つけや，かみごたえのある食品の摂取をすすめる。また，食欲を増進させるため，香りのよい薬味などを用いたり，食器や盛りつけなどの見た目を工夫したりする。

　患者や家族が調理する場合は，味つけが濃くなりがちなので，塩分や刺激物をとりすぎないよう指導する。バランスのよい食生活を心がけ，嗜好品などの食習慣や喫煙などの生活習慣を見直す。楽しく食事ができるよう，家族の協力を得ることも重要である。

[2] **口腔保清**　口腔乾燥や舌苔の付着を防ぐために，適切な口腔保清が必要となる。口腔乾燥が著しい場合は，刺激の少ない含嗽剤や湿潤剤配合洗口剤などを使用する。舌苔が付着している場合には，舌ブラシなどを使用して，味蕾を損傷しないようにやさしく除去する。

[3] **他科との連携** とくに心因性の味覚障害では，状況により精神科とのコンサルテーションが必要になる。

4 摂食・嚥下障害のある患者の看護

　人は，食事によって生命維持に必要な栄養を摂取している。また，食べることは楽しみでもある。食べ物を認識して口腔内に取り込み，咀嚼して食塊をつくり，飲み込むという過程に障害が生じると，摂食・嚥下障害を呈する。

　歯など，咀嚼器官の欠損がある場合や，咀嚼に関連する口腔諸器官の運動が困難である場合は，咀嚼障害がおこる。また，口腔がんの術後は，切除された原発病巣や所属リンパ節周囲の器官が摂食・嚥下にかかわりが深いため，摂食・嚥下障害を呈することが多い。

　摂食・嚥下障害による問題として，誤嚥性肺炎のリスクの上昇，脱水や低栄養，食べる楽しみの喪失などが考えられる。とくに高齢者は嚥下機能の低下により誤嚥のリスクが高くなる。

　QOLを高め，残存機能を最大限にいかせるよう，嚥下訓練などを行う。嚥下訓練には，医師，歯科医師，摂食・嚥下障害看護認定看護師，看護師，管理栄養士，歯科衛生士などが連携したチームアプローチが重要である。

● アセスメント

[1] **摂食・嚥下障害の原因**
(1) 器質的原因：炎症，腫瘍，手術による切除(欠損)など
(2) 機能的原因：脳血管障害，神経・筋疾患，加齢など
(3) 心理的原因：精神疾患，向精神薬の服用など

[2] **摂食・嚥下障害の程度**
(1) 時期：先行期(認知期)・準備期・口腔期・咽頭期・食道期
(2) 検査所見：改訂水飲みテストやフードテストなどの摂食・嚥下障害スクリーニング，嚥下内視鏡検査(VE)，嚥下造影検査(VF)
(3) 意識レベル・認知機能
(4) 口腔・咽頭の麻痺の有無，口腔内の知覚機能
(5) 咽頭反射の有無
(6) 頸部可動域
(7) 口腔内の状態：口唇・舌・軟口蓋の運動，流涎の有無，義歯の有無，残存歯の状態，咬合状態
(8) 咀嚼機能
(9) 構音機能
(10) 発声：湿性嗄声(痰がからんだようなガラガラした声)の有無

[3] **全身状態**
(1) バイタルサイン・血液検査・胸部X線検査

(2) 呼吸状態，肺炎の徴候

(3) 麻痺の有無

[4] **食事の摂取状況**

(1) 栄養状態，体重の変動，脱水・下痢の有無

(2) 食事形態：とろみづけの有無・濃度，ペースト食・きざみ食など

(3) 食事摂取量・摂取時間

(4) 食事中の姿勢：リクライニング・頸部前屈など

(5) 食事の摂取方法：自力・介助，摂食に用いる器具(スプーン・補食器など)

(6) 口腔内の食物残留状態

(7) 咽頭部の食物残留感

(8) 咳・痰：食事前・中・後

(9) むせ：食事前・中・後，食事形態

(10) 食欲

(11) 疲労感

(12) 口唇からのこぼれの有無・程度

(13) 補助装置の有無

[5] **口腔内の状態**

(1) 口腔衛生状態：粘性痰付着・乾燥痰付着・舌苔・プラーク・歯石の有無，口腔乾燥状態，口臭の有無・程度

(2) セルフケア状態

[6] **その他**　嚥下訓練に対する意欲，精神状態

● 看護目標

(1) 適切な方法で，必要な栄養量を摂取できる。

(2) 目標をもち，嚥下訓練に対するモチベーションを維持できる。

(3) 誤嚥性肺炎を予防できる。

(4) 口腔内の清潔を保つことができる。

● 看護活動

[1] **食事の形態の工夫**　経口摂取が可能な患者に対しては，食事の形態を工夫する。ミキサーにかけペースト状にした食事(ペースト食)や，きざんでとろみ剤を加えた食事(きざみ・とろみ食)は摂取しやすい(▶図6-2)。ペースト食は，開口障害や咀嚼障害がある場合でも摂取でき，さらにとろみ剤を加えることで誤嚥しにくくなる。きざみ・とろみ食は，口腔内でまとまり食塊を形成しやすいほか，すべりがよいため，誤嚥しにくく送り込みがしやすい。水などの粘度の低い液体は誤嚥しやすいため，患者の状態に合わせてとろみをつける。

　嚥下内視鏡検査や嚥下造影検査などにより，嚥下機能の状態を確認しながら，患者の食事摂取状況や意向に応じて，段階的に食事の形態を変更する(段階的

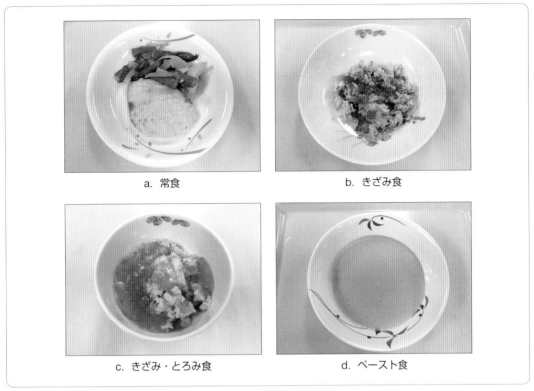

a. 常食　　b. きざみ食　　c. きざみ・とろみ食　　d. ペースト食

▶図6-2　食事形態（魚の例）

摂食訓練）。たとえばペースト食にとろみ剤を加えた食事から開始し，きざみ・とろみ食へと進める。その後，誤嚥がなく送り込みに問題がなければ，咀嚼機能に合わせて，きざみ食や常食へと進めていく。食事の場所や食器，盛りつけなどの見た目を工夫し，食べる楽しみが失われないようにする。

　歯の欠損や不正咬合，義歯の不適合などにより咀嚼障害がある場合には，障害の程度や患者の意向に合わせて，食事の形態を選択する。管理栄養士と連携して，栄養や調理方法について指導するほか，市販の介護食品などのやわらかい食品を紹介するとよい。

[2] **経管栄養管理**　術後，口腔内の創が治癒するまでは経鼻経管栄養法が行われることが多く，胃管から濃厚流動食などの経腸栄養剤を注入する。

　経管栄養法では下痢がおこりやすいため，濃厚流動食を冷たい状態で投与することは避ける。下痢がおこった場合は，原因（経腸栄養剤の投与速度・成分，細菌汚染による感染性下痢など）を判別し，対策を行う。

　下痢の原因が，経腸栄養剤の投与速度が速いことである場合，投与開始時は経腸栄養ポンプを使用して，ゆっくりと投与することが望ましい。栄養剤の組成が不適当である場合は，管理栄養士と連携しながら，中鎖脂肪酸・食物繊維・オリゴ糖を含有した栄養剤や，乳糖を含まない栄養剤，脂肪含有量の少ない栄養剤など，患者に合った栄養剤を選択し，必要な栄養量や水分量が摂取で

きるよう援助する(▶図6-3)。投与容器やルートを正しく使用し，栄養剤の細菌汚染の防止に努める。

　濃厚流動食だけでは水分不足になりやすいため，とくに制限がなければ，間食としてお茶や患者の好みの飲料などを注入し，必要な水分量を補給する。

　[3] **嚥下訓練**　嚥下訓練には，食物を使用しない基礎的な訓練である間接訓練と，食物を使用する直接訓練とがある。

　①**間接訓練**　間接訓練では，口唇・舌・頰の訓練，ブローイング訓練，プッシング・プリング訓練，頭部挙上訓練，バルーン拡張法などから，患者の嚥下機能に応じた訓練メニューを選択する。

　②**直接訓練**　直接訓練は，改訂水飲みテストやフードテストなどの摂食・嚥下障害スクリーニングや，嚥下造影検査・嚥下内視鏡検査で誤嚥がないことを確認して開始される。直接訓練時は，バイタルサイン・血液検査データ・胸部X線写真などを確認しながら，誤嚥性肺炎や脱水，低栄養にならないように予防管理する。

　誤嚥すると気道の防御反応でむせや咳が生じるため，むせ・咳の状況の観察が重要である。ただし不顕性誤嚥といい，明らかな誤嚥をみとめているにもかかわらず咳反射がおこらない状態もあるため，注意する。窒息に備えて吸引器を準備しておく。

　むせ・咳のほか，食事摂取量，口唇からのこぼれ，咽頭部の食物残留感，嚥下訓練に対する意欲，疲労感などを観察する。食事形態，摂取する速度・量，摂食に用いる器具(スプーン・補食器など)，食物挿入部位，姿勢・体位，また嚥下後の咳や発声，交互嚥下，反復嚥下(複数回嚥下)などの代償法を考慮し，前向きかつ安全に訓練を継続できるよう支援する。

　最終目標は経口摂取であるが，経口摂取と経鼻経管栄養を併用したり，胃瘻を造設したりする場合もある。患者の残存機能が最大限に活用されるよう，退院後も訓練は継続される。家族の協力体制を整え，トラブル時の対応を指導しておく。

　[4] **補助装置の使用**　広範囲にわたる切除を原因とした著しい舌の機能障害により，舌と硬・軟口蓋の接触が得られない場合，舌接触補助床 palatal augmentation prosthesis(PAP)を用いることがある。PAPとは，口蓋部を肥厚させた形態の，上顎に装着する補助装置である(▶図6-4)。有床義歯型・口蓋床型があり，欠損歯の有無により選択する。

　PAPの装着によって，摂食・嚥下機能および構音機能に必要な，舌の口蓋への接触が容易になる。摂食・嚥下障害がある場合，PAPを装着することで，摂食・嚥下運動の5期のうち，おもに口腔内で食塊を形成する準備期と，食塊を口腔から咽頭に送り込む口腔期の改善が期待できる。

　[5] **口腔ケア**　摂食・嚥下障害のある患者は，唾液分泌量減少により，口腔内の自浄作用が低下している場合が多い。口腔内細菌は誤嚥性肺炎の原因となる

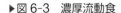

▶図6-3　濃厚流動食

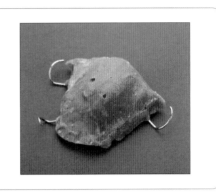

▶図6-4　舌接触補助床（口蓋床型）

ため，その予防のためにも，口腔ケアが重要である。また口腔ケアにはリハビリテーションの要素もある。患者が自分で行えない場合は介助する。

　口腔ケアは食前・食後に行うことが望ましい。食前の口腔ケアには，誤嚥性肺炎の予防，唾液分泌の促進などの効果がある。口腔乾燥が著しいときには，口腔ケアの前後に刺激の少ない含嗽剤や湿潤剤配合洗口剤を使用するとよい。誤嚥を防ぐため，患者の状態に応じて頸部前屈位など適切な体位でケアを行う。

5　言語障害のある患者の看護

　歯・口腔領域の言語障害は，おもに先天性形態異常や手術による欠損などで，口唇・舌・軟口蓋などの構音器官に生じる器質性構音障害である。また一時的なものとして，術後，気管カニューレの挿入中は発声ができなくなるほか，舌部分切除術や咽頭弁移植術などの手術後は，創部の安静のために会話が制限されることがある。

　発音が不明瞭となり，会話に支障をきたすようになった場合，患者の精神的苦痛は大きく，日常生活や社会生活にも影響を及ぼすことがある。

　看護師は患者の気持ちを受けとめ，患者が前向きな姿勢で治療やリハビリテーションを受け，日常生活や社会生活に適応できるよう支援する。

● アセスメント

[1] 言語障害の原因
(1) 手術後の組織・器官（口唇・舌・軟口蓋）の欠損による構音障害
(2) 口蓋裂や粘膜下口蓋裂，鼻咽腔閉鎖機能不全，口唇の形態異常
(3) 手術後，創部の安静のための一時的な会話制限
(4) 前歯の欠損，義歯不適合による発音不明瞭

[2] 言語障害の程度
(1) 手術後の組織欠損や瘢痕の有無・程度，残存機能
(2) 舌運動・口唇閉鎖状態・鼻咽腔閉鎖機能

(3) 構音に関する検査所見：発語明瞭度・会話明瞭度検査など

(4) 欠損歯の部位，残存歯の状態

(5) 義歯の有無・適合状態

(6) 咬合状態

(7) 摂食・嚥下機能

(8) 日常生活・社会生活への影響

[3] **その他**　精神状態・精神的ストレス，リハビリテーションへの意欲

● 看護目標

(1) 自分の意思を表現できる。

(2) 日常生活に支障のないコミュニケーションがとれる。

(3) リハビリテーションに対するモチベーションを維持できる。

(4) 社会生活に適応できる。

● 看護活動

[1] **障害の特徴の把握**　言語障害の原因が，口唇・舌・軟口蓋のどこにあるかによって影響を受ける音がかわるため，障害の特徴を把握し，患者の発音に早く慣れる必要がある。

　口蓋部に欠損があり口腔と鼻腔がつながっている場合は，全体的に開鼻声となり，とくに破裂音(パ・タ・カ行)や通鼻音(マ・ナ・ガ行)が不明瞭となる。

[2] **コミュニケーションの工夫**　筆談ボードや五十音の文字盤，予想される言葉を書いたボードなどのコミュニケーション板を使用し，意思の疎通をはかる(▶図6-5)。コミュニケーション手段については，手術前より患者とよく話し合って準備しておくことが大切である。意思が伝えにくく患者の負担は大きいため，患者の状態や表情から意思や訴えを予測し，質問をする際は，「はい」

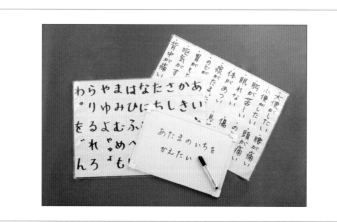

▶図6-5　コミュニケーション板

「いいえ」で答えられる形式にするなど，配慮する。

[3] **リハビリテーション**　発声が可能になったら，構音機能のリハビリテーションを兼ねて，できるだけゆっくりはっきりとした会話を多く行うように促す。とくに破裂音のパ・タ・カ行の発音が不明瞭になることが多いため，これらの音を含んだ言葉の練習を行う。「パ」は口唇閉鎖運動，「タ」は舌先の運動，「カ」は舌の後方部の運動と関連がある。

　リハビリテーションでは，口唇・舌・頰の訓練，ブローイング訓練など，嚥下訓練と同様の訓練を行う。構音機能と摂食・嚥下機能は密接に関連しているため，構音機能の評価・訓練は摂食・嚥下機能の評価・訓練にもつながる。

　看護師は，患者が前向きな気持ちになれるよう，話しやすい環境を整える。家族には積極的に患者に話しかけるよう促し，患者の言葉が聞きとりにくくても，あせらないで聞き，理解に努めるよう協力を得ておく。言語聴覚士とコンサルテーションを行うことも効果的である。

[4] **補助装置の使用**　構音訓練を行っても構音障害が改善しない場合には，舌と口蓋の接触を補う舌接触補助床(PAP)や鼻咽腔閉鎖機能を補う軟口蓋挙上装置 palatal lift prosthesis(PLP)を上顎に装着し，改善をはかることがある。

　また，口蓋裂では1歳6か月ころに口蓋形成術が行われる(▶228ページ)。その後，数年を経ても発音時に鼻咽腔閉鎖機能が不十分な場合は，発音補助装置(スピーチエイド)を装着して構音訓練を行うことがある。訓練期間中は，言語聴覚士と連携し，患児・家族にアドバイスや精神的支援を行う。

C｜治療・処置を受ける患者の看護

① 診療の準備・介助

● 歯科治療用ユニット各部の名称と準備

　歯科の治療や処置は，歯科治療用ユニットで行われる(▶図6-6)。治療や処置が安全・安楽に行われるよう，以下のように準備する。

　①**ライト**　ライトが点灯するかを確認したあと，患者がユニットへ着席する際にぶつからないよう，ライトのアームを治療椅子から離しておく。

　②**含嗽用給水装置・スピットン鉢**　コップを使うユニットの場合は，含嗽用コップをのせると，必要量の水が供給されるかを確認する。スピットン鉢やその周囲に汚染はないか，きちんと排水されるかも確認しておく。

　③**バキューム(吸引管)・エジェクター(排唾管)**　バキュームチップ・エジェクターチップを装着し，吸引がきちんと行われるかを確認する。

　④**スリーウェイシリンジ**　注水・エア・噴霧がきちんと作動するかを点検す

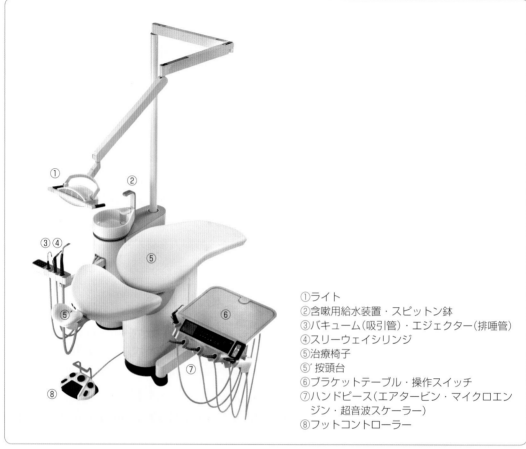

①ライト
②含嗽用給水装置・スピットン鉢
③バキューム（吸引管）・エジェクター（排唾管）
④スリーウェイシリンジ
⑤治療椅子
⑤′按頭台
⑥ブラケットテーブル・操作スイッチ
⑦ハンドピース（エアタービン・マイクロエン
　ジン・超音波スケーラー）
⑧フットコントローラー

▶図6-6　歯科治療用ユニット

る。

　⑤按頭台・治療椅子　按頭台や治療椅子のカバーによごれや水ぬれ，破損が
ないかを確認する。肘掛けがある場合には，患者が着席しやすいように上げて
おく。

　⑥ブラケットテーブル・操作スイッチ　テーブル上によごれや水ぬれがない
かを確認する。

　⑦ハンドピース（エアタービン・マイクロエンジン・超音波スケーラー）　き
ちんと作動するかを確認する。

　⑧フットコントローラー　患者が着席する際にじゃまにならず，歯科医師が
着席したときに操作しやすい場所に置かれているかを確認する。

● 診療室への患者の誘導

　患者を待合室から診療室へ誘導する際は，患者誤認を防止するためにもフル
ネームで，聞きとりやすいように大きな声でゆっくりはっきりと呼ぶ。状況に
よっては，患者自身にもフルネームで名のってもらい，確認をとることも有効

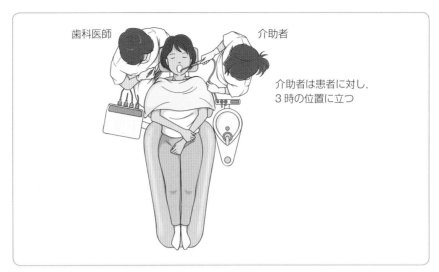

歯科医師　　　　　　　　　　　　　介助者

介助者は患者に対し,
3時の位置に立つ

▶図6-7　介助者の立ち位置

である。

　診療室内では直接,治療椅子まで案内する。高齢者や小児,身体の不自由な患者には,安全に着席できるよう相手のペースに合わせて介助する。手荷物は,ユニット横の備えつけラックなど,なるべく患者から見える場所に置いてもらうことが望ましい。

　器材やコップが清潔なものであることを示す意味もあり,患者が着席してから,使用する器材や含嗽用のコップをブラケットテーブルに配置する。コミュニケーションをとりながらエプロン・膝掛けを装着するとともに,診療の妨げになることもあるため,眼鏡は外し,口紅もとるようにお願いする。

　「椅子を倒します」と声をかけてから,ゆっくり背もたれを倒し,椅子の高さを調節する。ライトは患者の顔から70cm程度離し,目に光が直接あたらず,治療部位をきちんと照らすことができる位置を目安として合わせる。ブラケットテーブル・フットコントローラー・ドクターチェアを寄せ,歯科医師が治療に入れる体勢を整える。

● 診療の介助

　介助者は基本的に患者に対して時計の3時の位置に立ち,ライトの調節や吸引などの介助を行う(▶図6-7)。落下などの危険があるため,患者の顔の上ではけっして器具・器材を手渡さない。

② 保存治療を受ける患者の看護

　齲蝕・歯周疾患の保存治療は,歯およびその周囲組織の疾患を,抜歯せずに治療し,機能回復をはかることを目的としている。修復処置・歯内治療・歯

周疾患の観血的手術など，多岐にわたる治療が行われる。患者の年齢層は幅広く，全身疾患をもった患者も多い。

　齲蝕・歯周疾患は，初期にはほとんど自覚症状がみられないため，痛み・腫脹・歯の動揺などの症状が出現してから医療施設を訪れる患者が多い。また，患者の多くは歯科治療に対し，痛みを伴うなどのわるいイメージをもっており，不安や恐怖心をかかえながら来院する。

　緊張や不安を取り除き，安全・安楽に治療・処置が受けられるように援助するとともに，診療中の異常の早期発見に努める必要がある。また，治療後の再発を予防するため，患者の背景を考慮した生活指導や口腔保清指導が重要となる。

● アセスメント

(1) 背景：年齢・性別・職業・家族構成
(2) 疾患：部位，進行の程度
(3) 症状，口腔内の状態：痛み・腫脹・発赤・排膿・口臭
(4) 治療内容，治療の進行状況
(5) 全身状態：表情・顔色など
(6) 食事：形態・内容・量，食欲の程度
(7) 全身疾患：アレルギー・感染症・高血圧症
(8) 生活習慣・嗜好品
(9) 口腔保清：回数・時間・方法，知識・技術
(10) 歯科治療に対する恐怖心の有無

● 看護目標

(1) 安全・安楽に治療・処置を受けることができる。
(2) 口腔保清の正しい知識をもち，自己管理できる。

● 看護活動

治療前の看護▶ [1] **治療の準備**　患者を治療椅子に誘導する。着席後は，眼鏡を外して衣服をゆるめ，無理なく安楽に治療が受けられるような姿勢を整えるとともに，エプロン・膝掛けを装着する。含嗽後は，声をかけながら，ゆっくりと治療椅子を水平仰臥位に倒し，患者に苦痛がなく，かつ治療に適した位置に按頭台を調節する。

　[2] **患者の状態の把握**　緊張をほぐすことができるように，コミュニケーションをとりながら，表情・顔色・声かけへの反応などを観察し，気分不快の有無といった患者の状態を把握する。必要な情報は担当医に報告する。

　[3] **不安の軽減**　歯科治療は患者の視界の外で行われることが多い。エンジンやタービンなどの切削器具による音や振動のある処置，局所麻酔などの痛みを伴う処置は，患者の不安や恐怖心を増大させる。治療開始前に，治療内容や治

療時間の目安，使用する器具について説明することで，患者の不安を取り除き，安心して治療が受けられるようにする。

[4] 安全への配慮 鋭利な器具を使用することが多い歯科治療中の急な体動は，危険を伴う。痛みなどの苦痛や気分不快を感じた場合には，がまんをせず，術者と反対側の手を上げて知らせるなど，会話が不可能な場合の合図を決めておくと，患者の安心と安全につながる。

ラバーダム防湿を用いた治療など，口での呼吸がむずかしい場合には，肩の力を抜いて，鼻からゆっくり深呼吸するよう指導しておく。

治療中の看護▶ **[1] 患者の状態の把握** 患者は局所麻酔薬の使用などにより，ショック状態に陥る危険性がある。ときどき声をかけ，苦痛の有無を確認するとともに，顔色・口唇色，表情や手指の動きなど，全身状態の観察を通して異常の早期発見に努める。

[2] 不安・苦痛の軽減 長時間，同一姿勢で治療を受けている患者に対しては，タイミングをみて適宜，上体を起こしたり含嗽を促したりして気分転換をはかり，安楽に治療を受けられるようにはたらきかける。診療室内に音楽を流して，リラックスできるよう配慮することも効果的である。医療者どうしの会話にはつねに注意をはらい，患者の不安を助長するような言動はつつしむ。

[3] 治療の介助 治療中，患者は開口状態が続き，嚥下がむずかしくなる。じょうずにバキュームを操作して，唾液や切削時の水を排除し，苦痛を緩和する。その際，嘔吐反射を誘発することがないように注意をはらう。

エンジン・タービンなどの切削器具使用時は，舌・頬粘膜・口唇を傷つけないように，バキュームチップやデンタルミラーの先で舌を押さえたり頬粘膜を広げたりして，治療を安全に進行できるよう介助する。患者にも急に舌や顔を動かさないように説明し，協力を得る。

治療に使用される器材は非常に小さく鋭利なものが多い。それらの破折片や充填した金属の切削片，インレーなどの誤飲・誤嚥には十分に注意する。また超音波スケーラーを使用すると，霧状の水が周囲に飛散するため，エプロンやタオルなどを使用して，顔や衣服がぬれないように配慮する。

治療に使用する次亜塩素酸ナトリウムなどの薬品のなかには，生体に強い作用を及ぼすものもある。皮膚や衣服への漏洩をおこさないよう，取り扱いには細心の注意をはらい，事故防止に努める。

治療後の看護▶ **[1] 患者の状態の把握** 治療が終了したら，患者に声をかけながらゆっくりと治療椅子を起こす。ねぎらいの言葉をかけ，全身状態に異常がないかどうかを確認しながら，含嗽を促し，治療開始前にゆるめた衣服などを整える。

[2] 帰宅後の注意点の説明 局所麻酔が行われた場合には，咬傷や熱傷を予防するため，感覚がもとに戻るまで原則として飲食は禁止とし，飲食可能な時間の目安を指導する。鎮痛薬や抗菌薬が処方されている場合には，その薬効と内服方法を説明する。

▶表6-1　生活指導・口腔保清指導に必要なアセスメント

生活サイクル	起床から就寝まで
日常口腔保清環境	回数・時間・使用物品(歯ブラシ・電動歯ブラシ・デンタルフロス・歯間ブラシ・歯みがき剤・含嗽剤など)・実施環境
口腔保清に関する知識・技術	ブラッシング方法や必要性の理解，ブラッシング技術
口腔保清状態	プラークの付着状態，歯肉の炎症状態
食事	回数・時間・規則性・内容
間食・嗜好	回数・内容
喫煙習慣	有・無

　　治療が完了しておらず，次回の治療までの一時的な充填(仮封充填)を行った場合には，仮封材の脱落を予防する必要がある。食事の際は，かたいものや粘着性のあるものの摂取を控え，仮封側での咀嚼はなるべく避けるように，また仮封した部分を指や舌で不必要に触れたり，強くブラッシングしたりしないように指導する。

　　帰宅後，処方された鎮痛薬を内服しても痛みがおさまらず増強した場合や，仮封材が脱落した場合には，担当医に連絡するよう指導する。

再発の予防▶　　齲蝕や歯周疾患は，生活習慣や口腔保清方法の改善により，予防できることも多い。再発を予防するため，患者が正しい口腔保清の知識や技術をもち，自己管理できるように指導する。また，社会的背景・生活習慣・嗜好など，患者の個別性をふまえた生活指導も必要となる(▶表6-1)。

　　間食を減らして甘味食品を制限した規則的な食生活を送り，頻回に時間をかけて口腔保清を実施することが理想ではあるが，学校や職場などでは困難な場合も多い。患者のおかれている状況を把握したうえで，実現可能な目標をたてて，指導・評価を継続していくことが望ましい。

③ 外来で外科的治療を受ける患者の看護

　　外来で行われる外科的治療には，口腔外科外来で行われる抜歯・歯根端切除術・嚢胞摘出術・良性腫瘍摘出術や，歯周病外来で行われる歯肉剥離掻爬術などがある。

　　患者は疾患に対してのみならず，治療に対しても不安をかかえていることが多いため，不安の軽減と治療中の苦痛の緩和に努める。また，局所麻酔薬を使用することが多いため，治療中の患者の状態を把握し，異常を早期に発見する必要がある。

　　治療後，患者は帰宅するため，帰宅後の生活における注意点や異常時の対処方法について，十分に指導する。

1 治療前および治療中の看護

　　患者が最善の状態で，安全・安楽に治療・処置を受けることができるよう支援する。

● アセスメント

(1) 背景：年齢・性別・職業・家族構成
(2) 疾患：部位，進行の程度
(3) 症状・患部の状態：痛み・腫脹・発赤・排膿・口臭
(4) 治療内容：術式，麻酔薬(種類・使用量)
(5) 全身状態：前日の睡眠状況，食事摂取状況，バイタルサイン・表情・顔色・爪床色・口唇色，四肢冷感・気分不快の有無
(6) 全身疾患：アレルギー・感染症・高血圧症
(7) 生活習慣・嗜好品
(8) 歯科治療の経験
(9) 治療内容の理解度，治療に対する不安・緊張の有無

● 看護目標

(1) 治療内容や治療前の注意点を理解し，最善の状態で治療にのぞむことができる。
(2) 安全・安楽に治療・処置を受けることができる。

● 看護活動

治療前のオリエン▶
テーション
　[1] 不安の軽減　患者は，これからどのような治療が行われるのかわからず，強い不安や緊張をかかえていることも多い。治療の日程が決定した時点で，治療の目的やその内容，治療時間の目安などについて詳しく説明する。

　　女性患者については，月経が貧血や気分不快をおこす要因となる場合もあるため，月経日を考慮に入れて日程を調整することが望ましい。

　[2] 治療前の注意点の説明　体調を整えて治療にのぞむために，食べすぎ・飲みすぎ・過労などを避け，睡眠を十分にとって来院するよう指導する。

　　治療当日の注意点はパンフレットを用いて説明すると，帰宅後にも再確認することができて効果的である(▶表6-2)。

治療前の看護▶
　治療時間が通常よりも長いため，患者を診療室に誘導する前に，排尿・排便などをすませておくよう説明する。

　[1] 患者の状態の把握　バイタルサインを確認しながら，コミュニケーションをとり，体調がわるくないか，不安や緊張が強くないかなどの状態を把握し，担当医に報告する。

　[2] 不安の軽減　治療内容や治療時間の目安，使用する麻酔薬や器具などにつ

▶表6-2　外科的治療当日の注意点

- 欠食や過食は，気分不快や吐きけ・嘔吐の原因となる場合があります。控えめの食事を，少なくとも1時間前までにはすませてください。
- 治療前にていねいに歯をみがき，口腔内を清潔にしておきましょう。
- 身体を締めつけない，らくな服を選びましょう。
- マニキュアや口紅は，落としておいてください（爪床色や顔色を観察する際の妨げとなるため）。
- ネックレスは，頸部を圧迫するおそれがあるため，つけないでください。
- 髪が長い場合は，仰向けに寝たときにじゃまにならない位置で束ねてください。
- 身体的・精神的に余裕をもって手術にのぞめるよう，時間にゆとりをもって来院してください。
- 体調が思わしくない場合には，無理をせず早めに連絡してください。

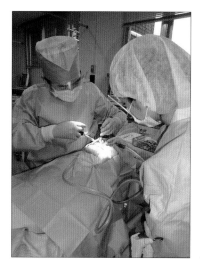

患者の顔は穴布でおおわれている。

▶図6-8　外科的治療（外来手術）の様子

いて再度説明し，不安や緊張の軽減に努める。

　[3] **安全への配慮**　治療途中の急な体動は危険を伴うため，痛みなどの苦痛や気分不快を感じた場合には，がまんをせず，術者と反対側の手を上げて知らせるなど，事前に安全な意思表示の合図を決めておく。

　[4] **治療の準備**　衣服による締めつけをなくし，リラックスした状態で治療を受けられるよう，靴を脱がせたり，ベルトやネクタイをゆるめたりする。

　治療椅子の背もたれや按頭台の角度を調節して，施術しやすく，かつ患者にとって安楽な姿勢にする。含嗽剤で口腔内を清潔にしたあと，口周囲を消毒し，顔に穴布を掛ける。

治療中の看護▶　[1] **患者の状態の把握**　治療中，患者の顔は穴布でおおわれている（▶図6-8）。そのため，全身状態（バイタルサイン・表情・顔色・爪床色・口唇色，舌や手指の動き，四肢冷感や発汗の有無など）に注意をはらい，頻回に観察する必要がある。ときどき声をかけて意識状態や気分不快・苦痛の有無を確認し，異常の早期発見に努める。

[2] **不安・苦痛の軽減** 患者は穴布により視界をふさがれ，周囲を確認できないため，不安に陥りやすい。治療が長時間にわたる場合には，途中で治療の進行状況や残り時間を説明し，患者の不安の軽減をはかる。診療室内に音楽を流すなどして，緊張をほぐすことも効果的である。長時間の開口や同一体位の保持など，時間の経過とともに疲労が加わることへの配慮も必要となる。

[3] **異常事態への対応** 治療・処置中におきるショックなどの異常事態にすみやかに対処できるよう，日ごろから救急カートなどを準備・点検しておくことが大切である。

2 治療後の看護

　治療後の注意点や異常時の対処方法を説明し，治癒にむけて患者が自己管理できるよう支援する。

● アセスメント

(1) 出血：止血状態
(2) 痛み：有無・程度
(3) 腫脹増強の可能性の有無
(4) 創部の状態：縫合・パックなどの有無
(5) 全身状態：バイタルサイン・表情・顔色・口唇色，気分不快の有無

● 看護目標

(1) 食事摂取・口腔保清などにおける注意点を理解し，自己管理できる。
(2) 異常時の対処方法が理解できる。

● 看護活動

[1] **止血** 抜歯した場合には，抜歯部に折った乾燥ガーゼをあて，かみ合わせて圧迫止血する。止血するまでは，座位または仰臥位で10〜15分安静にして休ませる。

[2] **帰宅後の注意点，異常時の対処方法の説明** 創部の止血が確認され，全身状態にも問題がなければ，パンフレットなどを用いて，帰宅後の生活における注意点や異常時の対処方法を指導する。

　①**食事** 局所麻酔が行われた場合には，咬傷や熱傷を予防するため，感覚がもとに戻るまで原則として飲食は禁止とし，飲食可能な時間の目安を指導する。

　創部の安静をはかるため，食事はしばらくの間はかたいものや粘着性のあるものを避ける。主食はおかゆとしたり，副食はやわらかく煮て，つぶしたりきざんだりして摂取するなど，食事の加工方法についても説明する。

　創部保護の目的で口腔内にパックが施されている場合には，脱離を防ぐためにも，創部以外での咀嚼を心がける。

②飲酒・運動・入浴　治療当日の飲酒，激しい運動，長湯は，血行が促進され，再出血の原因となるため，避ける。

③口腔保清　治療当日の強いぶくぶくうがいは再出血の原因となるため避け，水を口に軽く含む程度とする。創部は抜糸までブラッシングを避け，含嗽のみとするが，創部以外は通常どおりにブラッシングするよう指導する。創部に触れる部分の義歯は，傷が治るまでは食事や外出などのどうしても必要なとき以外は外し，安静を保つ。

④痛み・はれへの対処　処置後2～3日は創部の腫脹が増強する可能性があるが，徐々に回復することを説明する。氷水や保冷剤などを用いた極端な冷罨法は，血行を阻害して創部の回復が遅くなったり腫脹が長引いたりするため，創部を冷やす場合には水温程度にとどめるようにする。鎮痛薬や抗菌薬が処方されている場合には，その薬効と内服方法も説明する。

⑤出血などの異常への対処　何回も強くぶくぶくうがいをしたり，指や舌で創部に触れたりすることは止血の妨げとなる。帰宅後，出血がとまらない場合は，乾燥した清潔なガーゼで創部を圧迫し，安静にして様子をみる。数時間たっても止血しない場合には異常と判断し，担当医(医療施設)に連絡するよう説明する。そのほか，夜間も含め異常があった場合の連絡先を伝えておく。

④ 補綴治療を受ける患者の看護

補綴治療とは，齲蝕・歯周疾患・外傷などにより生じた歯の欠損を，人工的な補綴物(ブリッジ・有床義歯・インプラントなど)で補うことで，咀嚼や構音などの失われた機能と顔貌の形態の回復・改善をはかるものである。ここでは，とくに有床義歯による補綴治療を受ける患者の看護について述べる。

有床義歯には，全部床義歯・部分床義歯などがある。義歯の完成までには何度も通院する必要がある。また，義歯の完成後も調整のために通院を継続する必要があり，義歯に慣れるまでには時間を要する。

補綴物による機能回復には限界もある。患者は日々の手入れや通院での調整を繰り返しながら，補綴物とじょうずに付き合っていかなければならない。看護師は，患者が義歯を使いながら健康で快適な生活を送れるように，食事のとり方，義歯の管理方法，異常時の対処方法などについて，十分に指導する必要がある。

治療の内容上，患者は中高年層が多く，合併症や障害をかかえた人も少なくない。患者の全身状態や社会的背景などを十分に考慮に入れた対応が求められる。

1 補綴物作成時の看護

患者が安全・安楽に治療を受けることができるよう支援する。

● **アセスメント**

(1) 背景：年齢・性別・職業・家族構成

(2) 口腔内の状態：欠損歯の部位・本数，残存歯の状態

(3) 口腔機能の状態：咀嚼機能・構音機能

(4) 審美障害の程度・審美面に対する気持ち

(5) 食事：形態・内容・量，食欲の程度

(6) 全身状態：アレルギー・感染症・合併症

(7) 生活習慣・嗜好品

(8) 口腔保清：回数・時間・方法，知識・技術

(9) 義歯作成・使用経験の有無

● **看護目標**

安全・安楽に治療・処置を受けることができる。

● **看護活動**

作成開始前の看護▶ 補綴物の種類などにより異なるが，補綴物作成には何度も通院が必要な場合もある。事前に治療内容や通院回数，費用の見込みなどについて概略を説明し，患者が希望する治療を納得したうえで受けられるようにする。

毎回の治療前の▶ 患者が安心して治療を受けることができるよう，来院ごとに治療前には必ず
看護 体調を確認する。また，その日の治療の目的や方法，注意点などを，わかりやすく説明する。

患者が高齢の場合は，歩行介助や車椅子介助など，転倒を防止するための対応が必要となる。

治療中の看護▶ [1] **患者の状態の把握** 治療中はつねに全身状態を観察するとともに，ときどき声をかけて，気分不快・苦痛の有無を確認し，異常の早期発見に努める。

[2] **印象採得時の看護** 義歯作成では印象採得を行うことが多い。事前にエプロンなどを装着し，印象材で患者の衣服が汚染されるのを防止する。

印象材のにおいや咽頭部への刺激から，吐きけ・嘔吐が誘発される場合もある。事前に使用する印象材の味やにおい，印象材が硬化するまでの時間の目安などについて説明し，印象トレイが口に挿入されたら，肩の力を抜き，鼻でゆっくり深呼吸するように指導する。嘔吐を考慮して膿盆を準備しておく。

印象材が硬化して印象トレイを口腔内から除去するまで，患者の体位は起座位とし，嘔吐による窒息の予防に努める。印象採得が終了したら，含嗽を促しながら，ねぎらいの言葉をかけ，口周囲に付着している印象材を除去する。

[3] **口腔保清指導・食事指導** 補綴物完成まで，患者は歯が欠損した状態や仮の歯の状態で生活しなければならない。残存歯などの口腔内の状態や，食事調理者が誰かといった情報を把握し，患者1人ひとりに合わせた口腔保清指導・

食事指導を行う必要がある。

2　補綴物完成後の看護

　　義歯の取り扱い方法などを説明し，患者が義歯を使用しながら健康で快適な生活を送ることができるよう支援する。

● アセスメント

(1) 生活習慣・嗜好品：食事調理者が誰か，外食が多いか

(2) 義歯使用経験の有無

(3) 義歯の取り扱いに関する知識の有無

(4) 義歯使用時の口腔保清方法に関する知識の有無

(5) 食事加工方法に関する知識の有無

(6) 異常時の対処方法に関する知識の有無

(7) 全身状態：合併症

● 看護目標

(1) 義歯の取り扱い方法を理解し，管理することができる。

(2) 義歯を使用し，健康で快適な生活を送ることができる。

● 看護活動

　　はじめて義歯を装着する患者には，その構造や着脱方法，清掃方法，保管方法，食事のとり方，異常時の対処，定期的な通院調整の必要性など，たくさんの指導が必要となる。

　　指導内容をまとめたパンフレットを用いると，帰宅後に再確認することができて効果的である。パンフレットは高齢者にもわかりやすいように，日常的な用語や絵を多く用いるとよい。患者が高齢などの理由で自己管理できない場合には，家族などの介護者にも一緒に指導する。

　［1］**義歯の着脱方法**　義歯は装着前に水でぬらし，鏡を見ながら着脱する。無理な力で外したり，落下による衝撃を与えたりすると，破損するおそれがあるため，ていねいに取り扱う。

　［2］**義歯に慣れるまでの対処**　はじめて義歯を装着した患者は，表 6-3 のような違和感をいだくことが多い。担当医による調整を受けながら，時間をかけて徐々に慣らしていくことになる。義歯に慣れるまでの期間には個人差があり，数か月かかることもまれではない。義歯が合わないときには，自分で義歯床を削ったりクラスプを曲げたりせずに，担当医に連絡するよう説明する。

　　義歯は残存歯や口腔粘膜で支えて使用するため，体調によって使用感が左右されることもある。栄養や運動，睡眠などに気を配り，体調を整える必要がある。会話が困難だったり，発音が不明瞭だったりしても，積極的に義歯を入れ

▶表6-3　はじめて義歯を装着した際に多い違和感

・歯が締めつけられて，きつく感じる	・熱を感じにくい
・歯頸部が痛くなる	・味がよくわからない
・話しにくい	・気持ちがわるくなる，吐きそうになる
・発音が不明瞭になり，電話での話がうまく伝わらない	・頬や舌をかんでしまう
	・唾液がたくさん出る

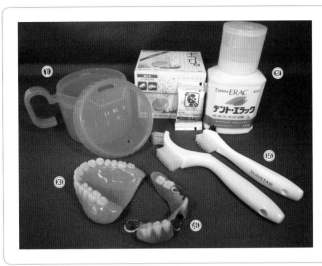

①義歯洗浄容器
②義歯洗浄剤
③全部床義歯
④部分床義歯
⑤義歯用ブラシ

▶図6-9　義歯および義歯洗浄用具

て，ゆっくりと発音練習をするとよい。

[3] **義歯の清掃方法**　義歯を清潔に保つため，破損・変形などに注意しながら清掃を行う。残存歯や口腔粘膜も，義歯の保持に重要な役割を果たすため，ていねいに清掃する。

(1) 毎食後，義歯は必ず口から外し，義歯用ブラシまたは歯ブラシで清掃する（▶図6-9）。

(2) 研磨剤入りの歯みがき剤は，義歯が傷つきやすいため使用しない。

(3) クラスプがついている場合は，強い力がかからないように注意しながら，クラスプ周囲もていねいに清掃する。

(4) 落下時の破損を予防するため，水をはった洗面器かタオルの上で清掃する。小さい義歯は清掃時に誤って排水溝に流すことのないように，必ず排水溝に栓をした状態で取り扱う。

(5) 熱いお湯につけると，義歯の合成樹脂部分が変形するため，注意する。

(6) 週に1回程度，またよごれが落ちにくい場合は，義歯洗浄剤を使用することが望ましい。

[4] **義歯の保管方法**　義歯床下の口腔粘膜の安静をはかるため，就寝時には必ず義歯を外す。保管にあたっては，以下の点に注意する。

▶表6-4　義歯に慣れるまでの食事加工の工夫

- かまなくても，舌と上顎でつぶせるまで，やわらかく煮る
- 細かくきざむ
- 牛乳やスープなどに浸す
- スプーンやフォークの背を使い，つぶす
- すりおろす
- ミキサーにかける

(1) 外した義歯は，乾燥による変形を防ぐため，義歯全体がつかる大きさのふたつき容器に入れて，水に浸して保管する。

(2) 義歯をティッシュペーパーやハンカチなどに包んだままにしておくと，乾燥により変形して合わなくなったり，不注意で踏みつぶして破損させたり，家族に間違って捨てられてしまったりすることがあるため，注意する。

[5] **食事**　部位や大きさにより異なるが，義歯を使用すると，欠損歯のない状態の咬合と比較して咀嚼能力が低下し，味覚も変化することが多いといわれている。そのことをふまえて，以下のような指導を行う。

(1) 義歯に慣れるため，装着当日は，重湯やスープ・ジュース・牛乳などの流動食から開始し，徐々に，おかゆやとうふ・プリン・ゼリーなどのやわらかい食事とし，最終的に普通食が食べられるように，段階をふんで食事を加工する（▶表6-4）。

(2) 義歯により食物の温度に対する感覚が鈍くなるため，熱すぎるものや冷たすぎるものには注意する。

(3) 義歯では食べにくい食品を説明する（もち・ガムなどの粘着性のあるもの，たくあん・せんべいなどのかたいもの，ゴマなどの小さい種子類，かまぼこ・イカなどの弾力性のあるもの）。

(4) 全部床義歯の場合，前歯でかむと義歯が外れやすいので，奥の歯で左右均等にかむことを心がける。

(5) 栄養バランスを考慮した食品選びが基本であるが，全身疾患をもち食事制限がある患者には，疾患に応じた食事指導が必要となる。

[6] **異常時の対処**　粘膜が傷つき痛みが持続する場合や，バネがゆるんで外れやすくなった場合など，なんらかの異常が発生したときは，自分で義歯を調節するようなことはせず，担当医に連絡するよう説明する。

⑤ 矯正歯科治療を受ける患者の看護

　矯正歯科治療とは，歯列に矯正装置を装着し機械的な力を加えることで，歯列ならびに咬合の異常を矯正する治療であり，咀嚼障害・発音障害・審美障害を改善することを目的としている。患者は顎骨の発育時期である学童期や青年期が中心であるが，最近では成人を対象に治療が行われることも多い。

治療は，歯や歯周組織に影響を与えないよう，時間をかけて行われるため，2〜3年以上と長期にわたることが多い。治療開始前に治療方法・治療期間・費用などについて詳細に説明し，患者が希望する治療を納得したうえで受けられるようにする必要がある。

矯正装置装着後は月1回程度の来院となるため，その間の自宅や学校・職場での口腔保清・装置管理が治療効果に影響を及ぼす。とくに学童期では治療を始めるきっかけが保護者の意思であることが多いため，治療に協力を得られるよう患者自身のモチベーションを高めることが治療を成功させるカギとなる。患者の家族も含めた協力体制を構築する必要がある。

矯正装置には，可撤式のものと固定式のものとがある。ここでは，とくに固定式矯正装置(マルチブラケット装置)を用いた矯正歯科治療時の看護について述べる。

1 矯正装置装着前の看護

患者が治療の内容を理解し，意欲をもって治療にのぞむことができるよう支援する。また，正しい食習慣・口腔保清習慣を習得し，実践できるよう指導する。

● アセスメント

(1) 背景：年齢，学業または職業，家族構成
(2) 口腔内の状態
(3) 発音状態・咀嚼状態・審美状態
(4) 口腔習癖の有無：吸指癖・咬唇癖・弄舌癖など
(5) 食事：内容・量，食欲の程度
(6) 生活習慣・嗜好品：間食などの摂取状況
(7) 全身疾患：アレルギー・感染症
(8) 口腔保清：回数・時間・方法，知識・技術
(9) 矯正歯科治療に対する理解・意欲

● 看護目標

(1) 矯正歯科治療を理解し，意欲をもって治療にのぞむことができる。
(2) 生活習慣(食習慣・口腔保清習慣)の正しい知識をもち，自己管理できる。
(3) 口腔習癖が改善できる。

● 看護活動

[1] 治療に対する意欲の向上　矯正歯科治療は，治療期間が長期にわたる。そのため，患者の治療に対する理解と協力が重要なポイントとなる。歯列が整うことにより，きちんと咀嚼できるようになる，口腔保清がいきとどくようにな

り齲蝕や歯周疾患の予防につながる，審美的にも整うなどの効果を説明し，患者が納得したうえで，意欲をもって治療を開始できるよう援助していく。

しかし，患者が低年齢の場合には，患者自身の治療に対する意欲が不十分な場合もある。医療者と保護者の間で綿密に情報を交換し，協力体制を築きながら治療を進める必要がある。

[2] 食事指導・口腔保清指導　不規則な食事や頻回な間食，だらだら食いなどは，口腔内がよごれたままとなることにつながりやすい。また，矯正装置を装着することにより，口腔内の清掃はさらにむずかしくなり，齲蝕や歯周疾患になりやすい。

矯正装置装着後は月1回程度の来院となるため，自宅や学校・職場での生活習慣（食習慣・口腔保清習慣）が治療に大きな影響を及ぼすことになる。治療開始前から，正しい食習慣・口腔保清習慣を習得し，実践できるよう指導する。

[3] 口腔習癖の改善　吸指癖や咬唇癖などの口腔習癖は，不正咬合の原因や治療の妨げとなる場合がある。治療をスムーズに進めるためにも，口腔習癖を早い時期に改善する必要がある。

2 矯正装置装着時の看護

患者の年齢に合わせて治療内容を説明し，安全・安楽に治療を受けることができるよう支援する。

● アセスメント

(1) 治療の内容・進行状況
(2) 矯正部位
(3) 矯正装置の種類
(4) 治療に対する理解・協力の程度
(5) 精神状態：不安・緊張の程度

● 看護目標

安全・安楽に治療を受けることができる。

● 看護活動

治療前の看護▶ **[1] 患者の状態の把握，不安の軽減**　患者が低年齢の場合など，保護者が付き添って来院しているときには，治療前に当日の患者の体調や治療への意欲について情報を収集する。また同時に，その日に行われる治療内容と所要時間について説明する。

患者を待合室から診療室へ誘導するときには，目を合わせてやさしく言葉をかけ，表情や言動から不安や緊張の有無を把握する。治療椅子では，患者の年齢に合った言葉でわかりやすく治療内容を説明し，不安の軽減に努める。

[2] **安全への配慮** 治療途中の急な体動は危険を伴うため，「左手を上げる」など，言いたいことがある場合の合図の方法を事前に決めておく。

治療中の看護▶ やさしい言葉で適宜声をかけ，不安や緊張の軽減に努めると同時に，患者の全身状態を観察しながら，治療が安全に手ぎわよく進行するよう介助する。

3 矯正装置装着後の看護

矯正装置装着中の注意点などを説明し，患者が自己管理しながら治療を継続できるよう支援する。

● アセスメント

(1) 治療の内容・進行状況
(2) 矯正歯科治療に対するストレスの有無
(3) 矯正装置の取り扱い方法，異常時の対処方法についての知識
(4) 口腔保清に関する知識・技術
(5) 口腔保清状態：口腔内の状態，ブラッシング回数・時間・方法

● 看護目標

(1) 矯正歯科治療を理解して協力でき，治療が安全に継続できる。
(2) 矯正装置を自己管理できる。
(3) 口腔保清を適切に実施できる。

● 看護活動

矯正装置装着後，帰宅後の生活指導(食事指導・口腔保清指導など)を行い，異常時の対処方法を説明する。患者の年齢に応じて，家族を含めた指導も必要となる。その際はパンフレットを用いると，帰宅後の生活のなかで実際に困ったことが生じてからも読み返せる。また当日に説明を受けていない家族にも正しく理解してもらうことができ，協力が得られる。

[1] **痛みがあるときの対処** 矯正装置装着後，6〜7時間程度で痛みや不快を感じはじめる。その後2〜3日間は歯が痛かったり，歯の浮いた感じがするなど違和感が強かったりする。

痛みはなにもしていないときよりも，歯を食いしばったときに強くみられるため，食事をしているときに痛みを強く感じ，食事摂取が困難になることもある。食事以外では，歯のブラッシング時や，口を大きく開けたとき，起床時，洗顔時などに痛みを感じる場合が多いが，痛みや不快の感じ方，感じる期間には個人差がある。

これらの痛みは，矯正歯科治療の効果に伴ってあらわれる症状であるため，乗りきるよう励ましていく。また，痛みががまんできないときには，処方された鎮痛薬を服用するよう内服方法を指導する。

▶表6-5　痛みがあるときの食事加工の工夫

穀類	ご飯はおかゆにする，パンは牛乳やスープに浸す，めん（うどん・そば）は短く切る ※麩も食べやすい
イモ類	裏ごしする（スイートポテトなど），煮込んでやわらかくする，スープにする（シチューなど）
マメ・マメ製品	すり鉢でする，ミキサーにかける ※とうふ料理は食べやすい
肉・魚・たまご	ひき肉を用いる，細かくほぐす，やわらかく煮る ※たまご料理（茶わん蒸し・だし巻きたまご・オムレツ・プリン）は食べやすい
野菜類	やわらかく煮る，ミキサーにかける，スープにする，市販の野菜ジュースなどで補う
果物	小さく切る，ミキサーにかけて生ジュースにする，市販の果汁入りジュースなどで補う

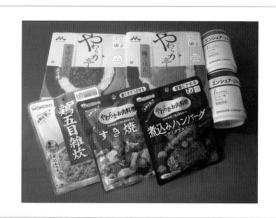

▶図6-10　市販食品の例

[2] **食事**　矯正装置装着後しばらくは，痛みにより食事摂取が困難になることもある。その際は，表6-5のように，食事を加工すると食べやすくなる。外出先などで食事の加工がむずかしいときは，とうふ・プリン・ゼリー・ヨーグルト・調理ずみのやわらかいレトルト食品・ベビーフード・栄養補助食品などの，市販食品を利用するとよい（▶図6-10）。

　肉類，野菜類（ゴボウ・キュウリ）などは，食べるときに痛みを感じやすく，かまぼこ・イカなどの弾力性のある食品は，かみきりにくい。また，野菜類（ホウレンソウなど）・わかめなどの繊維質の多い食品は矯正装置にからまりやすく，ごはん・パン・ひき肉などは矯正装置に詰まったり，くっついたりする。

　矯正装置がこわれる原因となるため，もち・ガムなどの粘着性のあるもの，たくあん・せんべいなどのかたい食品を食べる際は，注意が必要である。

[3] **口腔保清**　矯正装置には針金がはりめぐらされているため，野菜の繊維がからまったり，ごはんがくっついて詰まったりするなど，食物残渣が付着しやすい。また，矯正装置により清掃がいきとどきにくいため，齲蝕や歯肉炎になりやすい。

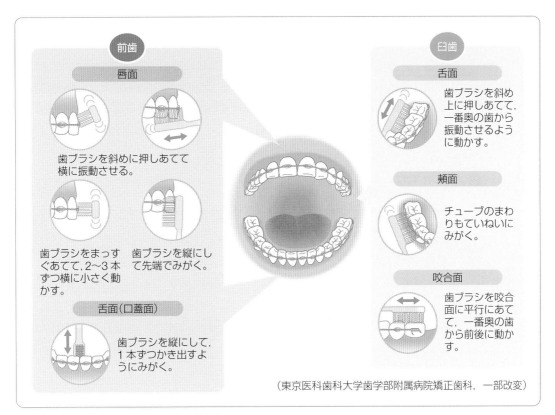

前歯

唇面

歯ブラシを斜めに押しあてて横に振動させる。

歯ブラシをまっすぐあてて, 2〜3本ずつ横に小さく動かす。

歯ブラシを縦にして先端でみがく。

舌面(口蓋面)

歯ブラシを縦にして, 1本ずつかき出すようにみがく。

臼歯

舌面

歯ブラシを斜め上に押しあてて, 一番奥の歯から振動させるように動かす。

頬面

チューブのまわりもていねいにみがく。

咬合面

歯ブラシを咬合面に平行にあてて, 一番奥の歯から前後に動かす。

(東京医科歯科大学歯学部附属病院矯正歯科, 一部改変)

▶図6-11　矯正装置装着後の歯みがき法

　矯正装置の種類や装着部位などを念頭におき, みがき残しがなく, 矯正装置に負担をかけない歯みがき方法を指導する(▶図6-11)。

　基本的に歯ブラシは, 矯正装置にむだな力が加わりにくいペンホルダーグリップ(鉛筆持ち)で持つ。握り持ちは必要以上に強い力が加わり, 矯正装置に負担をかけてしまうことがあるが, みがく部位によってはよごれを落としやすい。ブラッシングの際は, 斜め上45度・真横・斜め下45度と, 3方向から歯ブラシをあて, 1か所につき2〜3本の歯を対象に10回くらいずつ細かく振動させる。みがきづらい場所は, 歯ブラシを縦向きにしてヘッドの先端でみがくとよい。

　十分な採光のもとで, 手鏡を用いながらブラッシングすると, どの歯のどの部分をみがいているのか, 歯ブラシの毛先がきちんとあたっているか, よごれが残っていないか, 歯肉炎の症状はないかなどを確認することができる。

　歯肉とブラケットの間, 歯と矯正装置の境目, 歯と歯の間, 歯並びがわるく引っ込んだところはみがきにくいため, 注意してみがく。歯間ブラシ, デンタルフロスといった補助用具の使用も有効である。自分なりにブラッシングの順序を決めておくと, みがき残しを防ぐことができる。来院ごとにプラーク染色液で清掃状態を確認し, みがき残しやすい部分を認識させることも効果的であ

る。

[4] 異常時の対処　矯正装置がとれたり，ワイヤーが折れたりした場合など，矯正装置に異常が発生したときには，担当医に連絡するよう説明する。また，矯正装置の一部が口唇や頰粘膜にあたって痛みが生じたときには，応急処置として，小さくちぎって丸めたワックスを矯正装置があたっている部分につけると，痛みを軽減できることを指導する。

⑥ 小児の歯科治療時の看護

　小児歯科は，乳歯の萌出が始まる生後8か月ころから永久歯列が完成する15歳ころまでの患者がおもな対象となる。乳児期から幼児期・学童期・思春期までの成長発達段階を理解し，その身体的・精神的特性を十分に考慮して対応する必要がある。

　治療内容は，齲蝕予防処置・乳歯歯髄炎処置・乳歯冠装着・乳歯抜歯など，歯科全般にわたる。低年齢の患者は，治療や口腔保清の必要性を理解できないため，保護者の理解と協力が欠かせない。医療者と保護者の間で十分にコミュニケーションをとり，信頼関係を築く必要がある。

● アセスメント

(1) 年齢・性別・家族構成
(2) 口腔内の状態
(3) 現病歴・既往歴
(4) 口腔習癖の有無：吸指癖・咬唇癖など
(5) 口腔保清習慣：口腔保清状態，口腔保清に関する知識・技術(患児・保護者)
(6) 食習慣：食事・間食(回数・時間・内容)，好ききらいの有無
(7) 歯科治療の経験の有無
(8) 歯科治療に対する恐怖心の有無

● 看護目標

(1) 治療・処置が安全に継続できる。
(2) 口腔内を清潔に保つことができる。

● 看護活動

治療前の看護▶ **[1] 待合室・診療室の工夫**　待合室は，キャラクターや季節の行事(ひな祭り・七夕・クリスマスなど)を取り入れた飾りつけをしたり，絵本などを自由に読めるように置いたりして，待ち時間をあきずに過ごせるようにするとよい。診療室内はおだやかな色合いとし，音楽などを流して，患児の不安や緊張をや

わらげることができるように工夫する。

[2] **診療室への誘導**　患児を待合室から診療室へ誘導する際は、表情や言動などから精神状態を把握する。不安や緊張を緩和できるよう、患児と目線を合わせて、やさしく言葉をかける。

　3〜4歳ごろになると、ひとりで治療を受けることが可能となる。患児が診療室の雰囲気に慣れるまでの間は保護者とともに入室してもらうが、保護者が付き添うことによりかえって甘えが出るなど、治療の進行の妨げになる場合もあるので、なるべく早い時期にひとりで治療を受けさせるようにする。治療に保護者が付き添う場合は、事前に治療内容や治療時間を説明し、患児の不安を助長するような言葉がけは控えるように依頼する。

[3] **治療の準備**　小児の集中力が持続する時間は短い。そのため、使用する器具や材料は事前に準備しておき、診療をスムーズに介助して、治療時間をできるだけ短くするように心がける。患児が治療に慣れるまでは、不必要に恐怖心を与えないよう、使用する器具や注射器などは、なるべく患児の目にふれないようにする。

[4] **患児の精神面への配慮**　医療者や保護者は、患児に対して「今日は見るだけだから」などと、その場しのぎのうそや気休めを言ってはならない。医療施設以外の場でも「言うことを聞かないと歯医者さんで歯を抜いてもらうよ」など、保護者が子どもを叱る際の手段として歯科治療をもち出すことのないよう、協力を依頼する。

治療中の看護▶[1] **患児の状態の把握，不安の軽減**　治療中はやさしい言葉で適宜声をかけ、患児の状態を観察しながら、不安や緊張の軽減に努める。医療者どうしの会話にもつねに注意をはらい、患児の不安を助長するような言動はつつしむ。

[2] **患児への説明**　患児が治療にある程度慣れてきたら、診療行為や使用する器具について、小児でもイメージできるわかりやすい言葉で説明する。たとえば、バキュームは掃除機、エアは風、水は水鉄砲、エンジンは電車、タービンはジェット機、セメントはクリーム、ラバーダムはマスク、クランプは歯の指輪、乳歯冠は歯の帽子などと説明すると、小児にもわかりやすい。実際に器具を動かしてみせたり、手鏡を持たせて治療の進行状況を見せたりすることで、徐々に恐怖心を取り除いていく(TSD〔Tell Show Do〕法)。

　また、治療をおとなしく受けている模範的な患児を実際に見せてほめることで、望ましい行動とはどのようなものかを学習させ、患児の競争心や自尊心を引き出す方法(モデリング法)も効果的である。

[3] **安全への配慮**　治療中、それまで協力的で聞きわけのよかった患児でも、なんらかのきっかけで予測できない行動をとることがある。急に起き上がろうとする、頭を動かす、手を口にもっていくなどの体動には、つねに十分注意をはらう必要がある。どうしても治療への協力が得られない場合には、危険を防止するため、大判のバスタオルで身体を包み込んだり、抑制用ネット(レスト

レーナー)を使用したりする。

①**抑制の実施**　抑制を実施する場合には，事前に使用の目的や方法，患児の協力が得られた時点で外すことを説明し，保護者の了解を得る。抑制中は圧迫の程度を確認しながら，患児の呼吸状態や全身状態をつねに観察し，異常の早期発見に努める。患児が協力を約束した場合などには，様子を見ながら，じょうずに協力できていることをほめて，徐々に抑制を解除していく方法も有効である。

②**嘔吐への対応**　小児は激しい啼泣が誘因となり，突然嘔吐することがある。そのような場合には，すぐに患児の顔を横に向け，口腔内の吐物を吸引して気道を確保する。嘔吐しやすい患児には，来院の2時間程度前から飲食を制限するよう，保護者に協力を依頼する。

抑制による多量の発汗や，嘔吐による衣服の汚染などが予想される場合は，着がえを持参するよう，あらかじめ説明しておく。

治療後の看護▶　治療終了後はがんばったことを賞賛し，患児の自信につなげることが大切である。保護者には治療内容を説明し，帰宅後の注意点を説明・指導する。局所麻酔を使用した場合には，咬傷や熱傷を予防するため，感覚がもとに戻るまでは原則として飲食は禁止とし，飲食可能な時間の目安を説明する。

再発の予防▶　乳歯・永久歯の萌出直後は，とくに齲蝕に罹患しやすい。治療後の再発を予防するために，保護者に正しく食事指導・口腔保清指導を行い，協力を得る必要がある。小児期に，以下のような正しい生活習慣を身につけると，生涯を通じて歯の健康を維持できる。

(1) 食事は栄養バランスのとれたものを三食規則的に摂取する。
(2) 糖分を多く含む菓子類やジュースをできるだけ控える(シュガーコントロール)。
(3) 間食を減らし，お菓子などをだらだら摂取しない。
(4) 毎食後の歯みがきを徹底する。

⑦ 高齢者の歯科治療時の看護

高齢者歯科では，老化を考慮し全身状態を管理しながら，歯科全般の治療が行われている。

高齢者の身体的特徴には，①恒常性維持力の低下，②予備力の低下，③生体防御力の低下，④回復力の低下，⑤合併症が多い，⑥個体差が大きい，⑦症状が非定型的，などがある。

また，不安やストレスなどの精神的要因，生活環境や生活習慣などの社会的要因にも目を向けなければならない。高齢者の歯科治療時には，一般的な看護のほかに，上記のような若年者と異なる特徴があることを十分に考慮した対応が必要となる。

　高齢者にとって，歯科治療により，口から食事を摂取できるようになったり，会話を通じていろいろな人とコミュニケーションをとれるようになったりすることは，QOLの維持・向上のためにも重要である。

　医療者は，患者の口腔機能を維持・向上させながら，健康的な日常生活を継続できるよう支援していく必要がある。

● アセスメント

(1) 年齢・性別

(2) 家族構成・生活環境・介護者

(3) 口腔内の状態

(4) 咀嚼障害や構音障害の有無・程度

(5) 現病歴・既往歴

(6) 全身状態：当日の体調，前日の睡眠状況，食事摂取状況，常用薬の内服状況，バイタルサイン・表情・顔色・口唇色，手指の動きなど

(7) 身体機能

(8) 精神状態

(9) 歯科治療に関する知識

(10) 口腔保清に関する知識・技術

● 看護目標

(1) 安全・安楽に治療・処置を受けることができる。

(2) 口腔機能(食事・会話など)を維持・向上させながら，日常生活を送ることができる。

● 看護活動

治療前の看護▶ [1] **情報の収集，信頼関係の構築**　高齢者の場合，患者自身から得られる現病歴・既往歴などの情報が不明確で，患者の全体像をつかみにくい場合がある。せいて要点だけを知ろうとせずに，ゆっくりと時間をかけて聞く姿勢が必要となる。状況に応じて，家族や他科の主治医などからも情報を収集する。

　患者との信頼関係を築くためには，どの患者にも公平に接し，命令口調や高圧的な態度は避け，人生の先輩として敬う気持ちをもつことが重要となる。

　[2] **診療室への誘導**　受付や待合室での様子，診療室内への移動の様子は，状態を把握するよい機会である。歩行の状態，呼びかけへの反応，表情などを観察する。

　待合室の患者を呼ぶ場合，とくに高齢者歯科では，患者誤認防止のためにフルネームで，聞きとりやすいように大きな声でゆっくりはっきりと呼ぶように心がける。高齢者は耳が遠くなっており，他人の名前が呼ばれても自分の名前が呼ばれたと誤解することがある。患者自身にもフルネームで名のってもらい，

確認をとることも有効である。

　運動能力の低下などにより，少しの段差につまずいたり，バランスをくずして転倒したりする危険性もある。そのため診療室への誘導時は，車椅子や杖歩行以外の患者に対しても注意が必要である。安全に着席できるよう，相手のペースに合わせて介助する。

　[3] 患者の状態の把握　緊張をほぐすことができるように，コミュニケーションをとりながら，表情・顔色，声かけへの反応などを観察する。また当日の体調，前日の睡眠状況，食事摂取状況，常用薬の内服状況などについて確認し，必要時にはバイタルサインを測定する。

　[4] 不安の軽減　患者は，どのような治療が行われるのかわからず，不安をかかえながら緊張して来院していることが多い。

　治療開始前に，当日の治療内容や治療時間の目安，使用する器具について，ゆっくりとわかりやすく説明することで，患者の不安を軽減し，安心して治療が受けられるようにする。

　[5] 治療の準備　義歯を装着している場合は外す。含嗽後，声をかけながら，ゆっくりと治療椅子を倒す。患者の身体状態を考慮したうえで，苦痛がなくかつ治療に適した姿勢に調節する。

治療中の看護▶　高齢者は，ストレスに対する抵抗力が低下している場合が多い。精神的ストレス(緊張・恐怖心など)や身体的ストレス(痛みなど)に配慮し，軽減に努めなければならない。

　[1] 患者の状態の把握　治療中はときどき声をかけ，苦痛の有無を確認する。同時に顔色・口唇色，表情や手指の動きなど，全身状態を観察して，異常の早期発見に努める。急変時に迅速に対応できるよう，事前に体制を整えておく。

　[2] 不安・苦痛の軽減　長時間にわたる治療では，同一姿勢による苦痛も考えられる。タイミングをみて声をかけ，一時的に上体を起こしたり，姿勢をかえたりしてもらい，安楽に治療が受けられるようにする。

　患者が治療の進行状況などをイメージしやすいように，治療途中にも適宜わかりやすく説明する。医療者どうしの会話にもつねに注意をはらい，患者の不安を助長するような言動はつつしむ。

治療後の看護▶ [1] 患者の状態の把握　治療が終了したら，患者に声をかけてから，ゆっくりと治療椅子を起こす。ねぎらいの言葉をかけながら，気分不快はないか，全身状態に異常はないかを確認する。

　[2] 帰宅後の注意点などの説明　治療内容に応じた帰宅後の注意点や薬の内服方法，異常時の対処方法などを説明する。状況に応じて，家族にも説明する。

　[3] 生活指導・口腔保清指導　患者の身体的・精神的・社会的背景を考慮に入れた，個別性のある生活指導・口腔保清指導を行う。

◉ これからの高齢者歯科治療と看護師の役割

　高齢化が進むなか，高齢者歯科の対象患者はこれからますます増加すると考

えられる。しかし自宅や施設で介護を受けている高齢者のなかには，歯科治療が必要でも社会的環境が要因となり通院がむずかしい人もいる。全身疾患をもつ患者では，歯科治療の優先順位が低くなってしまうことも多い。

　看護師は医療施設内だけでなく，地域の医師や歯科医師・歯科衛生士・看護師・ケアマネジャー・家族など，患者を取り巻く人々と連携をとり，高齢者が口腔機能を維持しながらよりよい生活を送れるよう，支援していかなければならない。

D 疾患をもつ患者の看護

① 口腔がん患者の看護

　口腔は構音，摂食・嚥下，呼吸などの重要な機能を担っている。口腔がん患者は，がんの進行や手術によって，これらの機能に障害をきたしやすい。手術による切除部位が広範囲に及ぶ症例では，術後の機能障害が大きくなると同時に，顔貌の変化による審美障害を伴うことが多い。機能障害・審美障害の精神的影響は大きく，社会復帰への妨げとなる。看護師は術後の QOL を考え，残存機能を最大限にいかせるよう，身体的，心理・社会的支援を行う必要がある。

　口腔がんの治療には，主体となる手術療法のほか，放射線療法，薬物療法などがある。早期がんでは，手術療法あるいは放射線療法が単独で行われることが多いが，進行がんではこれらの併用療法が行われる。放射線療法・薬物療法では副作用による苦痛が生じるため，苦痛の緩和をはかり，患者が前向きな姿勢で治療に専念できるよう支援する。

ⓐ 手術を受ける患者の看護

　進行がんの広範な切除手術では，切除後に，欠損した組織の形態・機能改善を目的として，前腕皮弁・腹直筋皮弁・前外側大腿皮弁・広背筋複合皮弁・肩甲骨複合皮弁・腓骨皮弁など，各種の皮弁を用いて移植する即時再建術が行われる。

　また口腔がんは頸部リンパ節に転移しやすいため，頸部郭清術が併用されることが多く，歯・口腔領域の手術のなかでは最も侵襲が大きい。創部が広域にわたり，術後に機能障害や審美障害を伴うことから，患者の身体的・精神的苦痛は大きい。

　手術を受ける口腔がん患者のクリニカルパスの一例を，図 6-12 に示す。

	入院から手術前日まで	手術当日		術後1日目	2日目	3日目	4日目	5日目～	7日目～	～14日目	退院前日まで
		手術前	～手術直後								
治療・検査	スパイロメトリー，尿検査，血液検査，VF など	輸液	低圧持続吸引→ 酸素吸入→ ネブライザー吸入→ 尿カテーテル留置→ 輸液，抗菌薬 DIV→ 気管カニューレ（カフつき，サイドチューブつき）	口腔洗浄→ ガーゼ交換→ 血液ガス分析 尿検査 血液検査 胸部 X-P			カニューレ交換（カフなし，バルブ装着）	抗菌薬内服（5日間）→	抜糸開始 血液検査 胸部 X-P	抜糸終了 呼吸，嚥下に問題なければ抜管 1回/週 血液検査 VF	VF
安静			ベッド上安静，頸部伸展禁 ベッドアップ 30 度可	ベッドアップ 90 度可	室内歩行可 病棟内歩行可						
食事		禁食・禁水	胃管留置	胃管より水注入・濃厚流動食注入開始						創部状態と嚥下状態により胃管抜去，経口摂取ペースト食（とろみつき）など段階的にアップ	
看護ケア	入院時オリエンテーション 手術前指導 含嗽，ブラッシング 必要物品の準備 経鼻経管栄養法 コミュニケーション方法 深呼吸の練習 術前オリエンテーション 手術前の処置 不安の軽減 転倒・転落リスク査定 せん妄スクリーニング 退院支援スクリーニング	手術室へ入室 移送と申し送り 術後ベッドの準備	手術室より帰室 輸送と申し送り 吸引介助 以下の管理 気管カニューレ 低圧持続吸引 酸素吸入 ネブライザー 尿カテーテル 輸液ポンプ 心電図モニター 胃管など 感染予防	全身清拭，陰殿部洗浄 更衣 口腔ケア（口内清拭） 食事注入介助 疼痛コントロール 転倒・転落予防	自然排尿の確認 歩行時介助 尿カテーテル抜去		痰喀出練習 発声・発音練習		創部の状態により洗髪シャワー浴， 含嗽指導 嚥下訓練→		退院指導 口腔ケア指導 栄養指導（栄養士） 内服薬指導（薬剤師）

（東京医科歯科大学歯学部附属病院）

▶図 6-12 手術を受ける口腔がん患者のクリニカルパスの例（医療者用）：気管切開術，腫瘍切除，頸部郭清術，口腔再建術（前腕皮弁，肩甲骨皮弁，腹直筋皮弁など）

1 急性期（手術前～手術直後）の看護

● 患者の問題

手術前の問題▶ 　患者はがんに対する恐怖や不安，手術に対する期待とともに，複雑な手術に対する漠然とした不安をかかえている。また，手術後の状態や再発，社会復帰への不安，経済的負担など，さまざまな因子により，精神的に不安定になりやすい。歯・口腔領域では扁平上皮がんが大多数を占め，病変部を患者自身が見られるため不安は一層強くなる。

手術後の問題▶ **[1] 痛み**　術後，手術部位の創痛が出現する。痛みにより安楽が阻害される。

[2] 呼吸障害　口腔内の創部の腫脹や浮腫，分泌物などによって気道が閉塞されやすい。多くの場合，気道確保のため，手術中に気管切開術が行われる。長期臥床による気道分泌物の貯留や，創痛・咳嗽反射低下による痰の喀出困難は，誤嚥性肺炎を引きおこす要因となる。とくに高齢者は，反射機能などの低下があるためリスクが高い。誤嚥性肺炎を予防するため，術後は気管カニューレから分泌物を吸引する必要があるが，患者の苦痛は大きい。

[3] セルフケア不足　術後は，侵襲からの回復と創部の安静のため，ADL の制限がある。口腔保清・身体清潔・食事・排泄・歩行など，日常生活全般において介助が必要となる。

[4] 術後の精神的苦痛　術後は，長期臥床，ドレーン・ライン類の留置，気管切開によるコミュニケーション障害，痛み，安静の必要などによりストレスを生じ，精神的苦痛が大きい。

[5] 感染リスク状態　術後，口腔内の創部は露出している。唾液や痰などで汚染されやすいため，清潔に保つことがむずかしく，創感染をおこしやすい。とくに高齢者は，気管切開に加えて，反射機能などの低下により誤嚥性肺炎を合併しやすい状態にある。

● アセスメント

手術前の▶ **[1] 身体的側面**
アセスメント
(1) 食事内容，摂取量，方法，時間，食欲，嚥下状態

(2) 排泄状況

(3) 清潔状況

(4) 転倒・転落のリスク

(5) 喫煙状況

[2] 心理・社会的側面

(1) 患者および家族の手術に対する理解，受けとめ方

(2) 手術に必要な検査・処置に対する理解

(3) 術後の苦痛および機能障害に対する認識

(4) 表情の変化，不安の訴え，睡眠状況

(5) 支援してくれる家族の有無，支援の状況，家族との関係

手術後の▶ [1] 身体的側面
アセスメント

(1) 痛み：部位・程度・頻度・性質・持続時間・誘因，鎮痛薬の効果

(2) 創部の状態：発赤，腫脹，出血，滲出液の有無・性状・量，皮弁の色調

(3) 全身状態：全身倦怠感，呼吸状態，循環動態

(4) 顔面・頸部の浮腫

(5) 排泄状況

(6) 清潔状況

(7) 安静度と ADL の状況

(8) 機能障害の程度と ADL への影響：構音障害，摂食・嚥下障害，上肢や頸部の可動域

(9) コミュニケーションの手段

(10) 検査所見：X 線検査・CT・シンチグラフィ・血液検査など

(11) バイタルサインの変化

(12) 転倒・転落のリスク

[2] 心理・社会的側面

(1) 表情の変化，不安の訴え，睡眠状況

(2) 支援してくれる家族の有無，支援の状況，家族との関係

● 看護目標

手術前の目標▶　不安が軽減し，心身ともに手術への準備ができる。

手術後の目標▶ (1) 術後合併症がおこらず，異常が早期に発見される。

(2) 痛みや苦痛が緩和する。

(3) 創部の安静を保つことができる。

● 看護活動

手術前の看護▶　手術方法や術後に予測される状況，機能障害などに対する理解の程度，受けとめ方を把握する。医師による説明が必要と判断されたときは，説明を受けられるよう調整して，患者に十分な情報が提供されるようにし，不安の軽減に努める。また，患者・家族とコミュニケーションを十分にとって信頼関係を築き，訴えを表出しやすい環境をつくることが大切である。

　手術に向けての準備として，次のような術前指導を行う。

(1) 口腔保清指導

(2) 手術までに必要な物品の確認

(3) 経管栄養法の説明

(4) 深呼吸の練習

(5) 術後のコミュニケーション方法についての説明

(6) 術前オリエンテーション　など

手術後の看護▶ **[1] 循環動態の管理**　術直後は，意識障害・神経障害の程度，皮膚の色，冷感，チアノーゼ，また輸血・輸液量と尿量・排液などの水分出納バランスを観察し，循環動態を把握する。心電図モニターの装着とバイタルサインの観察，血液検査所見の把握を行い，循環血液量の低下や術後出血など，異常の早期発見に努める。また，ベッドは前もってあたためておき，適切に保温する。

[2] 呼吸管理　切除範囲が大きく，手術後の腫脹や浮腫により気道の閉塞が予測される場合は，気道確保のため，手術中に気管切開が行われ，気管カニューレが挿入される。帰室後は酸素吸入が行われる。

　手術直後は，経皮的動脈血酸素飽和度（SpO_2），呼吸形式，呼吸のリズム，呼吸数，呼吸の深さなどの呼吸の観察，胸郭の動きやチアノーゼ，喘鳴の有無，聴診による呼吸音異常の有無の確認，分泌物の量・性状・臭気などの観察を行う。また，動脈血ガス分析により呼吸機能を把握する。

　気管カニューレや口腔から適切に分泌物を吸引する。気管カニューレからの吸引は清潔操作で行う。患者の苦痛を伴うため，吸引前には声をかける。閉塞予防のため，分泌物が乾燥してかたくならないよう，人工鼻の装着やネブライザーなどによる加湿を行う。またカフ圧やひもの固定などを確認し，カニューレが抜けないよう注意する。口腔内からの吸引時は，皮弁の色調を観察し，創部を刺激しないよう注意をはらう。

　術後急性期は，カフつきサクションラインつきの気管カニューレ（▶図6-13-a）が挿入されている。カフ上部に貯留した分泌物を吸引することで，誤嚥性肺炎を予防できる。咳ばらいによる痰の喀出ができ，上気道の閉塞がなく，発声

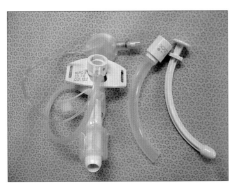

a. 複管式低圧カフつきカニューレ（サクションラインつき）

カフ上部に貯留した分泌物の吸引ができるサクションラインつきのカフつき気管切開チューブ。二重管構造のため内筒の脱着が可能で内腔の洗浄が行える。

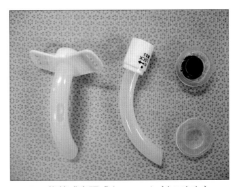

b. 複管式高研式カニューレ（カフなし）

二重管構造のカフなし気管切開チューブ。外筒に側孔があり，内管を外してエアウェイバルブ（右下）や一方方向弁のワンウェイバルブ（右上）を装着すると発声訓練が可能になる。

▶図6-13　気管カニューレ

が行えると判断されたら，発声可能なカニューレ（▶図6-13-b）に交換し，発声訓練・呼吸訓練・痰喀出訓練・嚥下訓練などを行っていく。呼吸困難がなく，発声，痰の喀出，唾液の嚥下が良好に行われ，肺炎の徴候がなければ，カニューレを抜去する。カニューレ交換時や抜去直後は，呼吸状態を注意深く観察する。呼吸管理については，「呼吸障害のある患者の看護」の項参照（▶166ページ）。

[3] **経管栄養管理**　術後は，口腔内の創部の安静を保つ必要があり，また嚥下が困難である。そのため経鼻経管栄養法による栄養摂取となり，術中に胃管が挿入される。全身麻酔によって胃・腸の蠕動運動が低下するため，術直後は胃管を開放し，胃内に停滞している血液・消化液などを自然排出させる。聴診により蠕動音を確認したあと，水を注入し，吐きけ・嘔吐がなければ，ゆっくりとした速度で濃厚流動食の注入を開始する。吐きけ・嘔吐，胸やけ，腹部膨満感，腹痛，下痢などの症状がないかどうかを観察し，投与速度を調整しながら，必要な栄養量を注入する。経管栄養管理時の注意点については，「摂食・嚥下障害のある患者の看護」の項参照（▶171ページ）。

胃管は，創部の治癒や嚥下機能の回復が確認されたあと，抜去される。

[4] **創部の観察**　創部の痛み・出血・滲出液・腫脹の有無と程度を観察し，挿入されているガーゼの汚染状況にも注意する。口腔内の皮弁の状態は，術後48時間以内はとくに注意深く観察し，うっ血や色調の変化がみられた場合はただちに担当医へ報告する。

創部周囲には，排液バッグを接続したドレーンが留置される。これは，低圧持続吸引により滲出液や血液を体外へ排出し，創部の治癒を促進するためである。排液バッグ装着時は，ドレーンの抜去や閉塞などの事故を防止するため，引っぱられたり，屈曲・圧迫したりすることがないよう注意する。また，バッグ内がつねに陰圧に保たれているかどうかを確認し，確実に吸引が行われるようにする。

ガーゼ交換時には，創部・挿入部を観察し，発赤・腫脹・出血・滲出液の有無を確認し，感染の徴候に注意する。また，ドレーンからの排液の量・性状・臭気なども観察する。発熱の持続やCRPの上昇など，炎症所見にも注意する。

[5] **痛み・苦痛の緩和**　痛みは患者にとって最も大きな苦痛である。痛みがあると，不眠や体力の消耗などにつながり，術後の回復に影響する。痛みのあらわれたときはがまんしないように伝え，バイタルサインや痛みの部位・程度・性質・誘因などを把握し，効果的に鎮痛薬を使用し，痛みの誘因を取り除くよう援助する（▶158ページ「痛みのある患者の看護」）。腹直筋皮弁による再建術を行った場合は，吸引時の咳嗽反射の刺激により腹部の創痛が増強するため，吸引時は創の上に手をあてて保護するよう促し，痛みの軽減をはかる。

術直後は，創痛や体位制限による苦痛，モニターや点滴ライン，ドレーンなどによる拘束感などから，術後せん妄となることがある。入院時のせん妄スク

リーニング，訴えの傾聴，早期離床への援助，夜間に十分な睡眠を得るための配慮，安全への配慮などを行い，不安や苦痛の緩和に努める。また，装着物が抜去される時期の目安を説明し，回復に向けて意欲がもてるよう支援する。患者の性格や病状の受けとめ方を把握し，家族と医師，看護師が一貫した対応をとるようにする。状況によっては心療内科などとのコンサルテーションを行い，睡眠薬や精神安定薬などが処方されることもある。

[6] **安静**　移植した皮弁の血管吻合部の安静保持のため，頸部の伸展は禁止され，術後 1 日目くらいまではベッド上安静となる。体位交換時や体動時には十分注意し，皮弁の色調の変化を注意深く観察する。また，体位制限によるストレスを生じやすいため，苦痛の緩和に努める。

[7] **清潔のケア**

　①**身体**　シャワー浴が可能となるまでは，全身状態を観察しながら，全身清拭・陰殿部洗浄・足浴・手浴などを行う。清拭の際は，ドレーン・尿道留置カテーテルなどの抜去や圧迫，体位制限に注意し，褥瘡好発部位の皮膚を観察する。シャワー浴が可能となったら，初回は介助し，徐々に自立へ向ける。洗髪は，頸部の伸展に注意し，創部のガーゼをぬらさないように介助する。

　②**口腔**　口腔内は創部があるため，口腔保清が行いにくく，清潔保持がむずかしい。しかし感染予防のためにも，口腔内の清潔は重要である。

　創部の安静と誤嚥予防のため，含嗽の許可がでるまではスポンジブラシなどによる口腔内清拭や吸引チューブつき歯ブラシで口腔保清を行う。含嗽の許可がでたら，含嗽指導を行う。のどの奥に含嗽液が到達するように上を向いて行う，いわゆる「がらがらうがい」は誤嚥のリスクが高い。そのため嚥下が良好にできるようになるまでは，口腔内全体に含嗽液をいきわたらせる，いわゆる「ぶくぶくうがい」を指導する。口唇の閉鎖障害などで，ぶくぶくうがいが不可能である場合は，口腔内に含嗽液を含ませて吐き出す方法をとる。

[8] **コミュニケーションの工夫**　気管カニューレ挿入中は発声ができなくなるため，筆談ボードやタブレット端末，五十音の文字盤，予想した言葉を書いたボード，筆談パッドなどを使用し，意思の疎通をはかる（▶176 ページ）。コミュニケーション手段については，手術前より患者とよく話し合って準備しておくことが大切である。

2 回復期の看護

● 患者の問題

[1] **摂食・嚥下障害**　口腔がんの手術で切除される原発病巣や所属リンパ節周囲の器官は，摂食・嚥下にかかわりが深いため，術後に摂食・嚥下障害を呈することが多い。摂食・嚥下障害による問題として，誤嚥性肺炎のリスクの上昇，脱水・低栄養，食べる楽しみの喪失などが考えられる。とくに高齢者は，嚥下

機能の低下により誤嚥のリスクが高くなる。

[2] 構音障害　手術により，上顎・下顎・舌・口底・中咽頭が欠損すると，皮弁により再建された場合でも，構音障害を呈することが多い。

[3] 退院後の生活に対する不安　手術後の機能障害の程度は，切除部位や範囲によって異なるが，退院後の生活に及ぼす影響は大きく，患者の不安の原因となる。さらに顔貌の変化による精神的苦痛を伴うことも多い。そのほか，社会復帰への不安，再発への不安など，かかえる問題は多様である。

● アセスメント

[1] 身体的側面
(1) 食事内容，摂取量，方法，時間，食欲，嚥下状態
(2) 機能障害の程度と ADL への影響：構音障害，摂食・嚥下障害，上肢や頸部の可動域
(3) コミュニケーションの手段
(4) 転倒・転落のリスク

[2] 心理・社会的側面
(1) 術後の苦痛および機能障害に対する認識
(2) リハビリテーションに対する意欲
(3) 表情の変化，不安の訴え，睡眠状況
(4) 支援してくれる家族の有無，支援の状況，家族との関係
(5) 退院後の不安：社会的地位・役割の変化，構音障害，摂食・嚥下障害，顔貌の変化，再発への不安など
(6) 社会資源の活用

● 看護目標

(1) 早期離床ができ，日常生活が自立する。
(2) 誤嚥の危険なく，経口摂取ができる。
(3) 残存機能をいかし，日常の会話ができる。
(4) 退院後の生活を見すえた心理・社会的支援を受けられる。
(5) 異常時の対処方法が理解でき，不安なく退院できる。

● 看護活動

[1] 行動拡大　合併症予防のため早期離床を促す。検査データ・バイタルサインの変動に注意し，ベッドアップ30度，90度，室内歩行，病棟内歩行へと，徐々に行動拡大を進めていく。筋力低下，貧血，ドレーン・ライン類の留置などにより転倒のリスクが高くなりやすいため，アセスメントを行い，患者の状態に応じた転倒予防に努める。

[2] リハビリテーション

①嚥下訓練　摂食・嚥下障害がある患者に対しては，嚥下訓練が行われる。意識清明，離床ができる，気管カニューレがバルブで閉鎖される，呼吸状態安定，発熱がないなどが判断されると，間接訓練の適応となる。嚥下訓練については，「摂食・嚥下障害のある患者の看護」の項参照（▶171ページ）。

②構音訓練　構音障害がある場合，積極的に話す機会を多くもつことが訓練となる。会話を多くし，ゆっくりはっきりと話すことを心がけるよう指導する。また，嚥下機能と構音機能をつかさどる筋肉は関連が深いため，一方の訓練が他方にも効果があることを説明する。構音機能のリハビリテーションについては，「言語障害のある患者の看護」の項参照（▶175ページ）。

③頸部・上肢の運動　頸部郭清術後は，頸部から上肢にかけての可動域制限があるため，頸部・上肢の運動を継続する。日常生活のなかでも，できるだけ上肢を使うよう意識し，リハビリテーションが自然にできるように指導する。

いずれも，指導時は，家族に同席してもらうことが望ましい。

[3] 心理・社会的支援　患者が訴えや思いを表出しやすい環境をつくり，傾聴に努める。気がかりなことはないかどうか，疾患や機能障害，顔貌の変化など，現在の状況を理解できているかどうか，社会復帰に対する意欲はどうか，などを確認する。社会的地位・経済状況などの社会的状況を把握し，医療ソーシャルワーカーなどと連携・調整しながら，必要時は社会資源を活用する。また家族の協力体制が整うよう支援する。

[4] 退院指導

①食事　摂食・嚥下障害がある場合には，患者自身が状態を把握し，未然にトラブルを防止できるよう，退院後におこりやすいトラブルについて指導する。また管理栄養士と協力しながら，食事の加工方法や加工に用いる調理用具，摂取時の工夫，栄養のバランスなどについて指導する。

②口腔保清　手術前と比べて口腔内の状態が変化しているため，口腔保清を行いにくいことがある。感染予防のためにも口腔内の清潔を保持する必要があることを説明し，効果的な含嗽の方法やブラッシング方法を指導する。

③定期的な受診　退院後は，患者に定期的に外来を受診してもらい，医療者が支援していく。再発や転移の早期発見のためにも，受診が継続できるよう指導する。退院後も薬が処方されている場合は，正確に服用できるよう指導する。

心配や不安が大きいときは，すみやかに連絡するよう伝える。

ⓑ 放射線療法を受ける患者の看護

放射線療法の目的は，早期がんの根治治療，術前・術後の補助的治療，再発や転移に対する緩和的治療など幅広い。治療のおもな方法には，放射線源を体外において照射する外部照射と，体内に放射線源をおく小線源治療がある。進行がんで頸部リンパ節に転移がある場合は，術後に外部照射が行われる。口腔

がんの外部照射では，がん細胞を可能な限り死滅させ，同時に障害を受けた正常細胞を回復させるために，分割して照射されることから，長い治療期間を必要とする。

口腔がんにおける放射線療法の副作用には，急性期の反応として，全身的には放射線宿酔や骨髄抑制，局所的には口内炎や皮膚炎，味覚障害，唾液分泌の低下などがある。また，治療後半年以上経過してから出現する晩発性放射線障害がある。

看護師は治療によって引きおこされる身体的・精神的苦痛の緩和をはかるとともに，照射線量に応じた変化を把握し，個々に合った方法で援助していく必要がある。ここでは，多く行われている外部照射を受ける患者の看護について述べる。

● 患者の問題

[1] **治療に対する不安**　患者は治療に対して恐怖心や不安をいだいていることが多い。説明を受け，納得したつもりでいても，想像以上の副作用が出現した場合や，症状の回復をみない場合は，再び不安をいだくことになる。不安の内容は，仕事への影響や再発への懸念など，さまざまである。

[2] **副作用による苦痛**　副作用の出現の有無や程度は，照射範囲や照射線量によって異なり，個人差もある。おもに以下の症状が考えられ，照射線量の増加に比例して症状が増強する。症状の増強に伴い，患者の身体的・精神的苦痛は大きくなり，日常生活にさまざまな影響を及ぼす。

①局所的症状
(1) 口内炎：照射の範囲が口腔全体に及ぶため，また頸部リンパ節転移のある場合では，頸部に広い範囲で照射することが多いため，口内炎は必発である。総量10〜20 Gy（グレイ）で出現しはじめ，30 Gy以上で高頻度に出現するといわれている。口内炎が進行すると，びらんや潰瘍となり出血することもある。また，痛みを伴うため，経口摂取困難や闘病意欲の低下などにもつながる。化学療法との併用により症状が増強する。
(2) 皮膚炎：照射した部位の皮膚に炎症がおこり，発赤や瘙痒感，ヒリヒリした痛み，乾燥による皮膚の落屑などがあらわれる。放射線療法後約1か月で回復するが，皮膚の黒ずみが2年ほど残る場合がある。
(3) 唾液の分泌量減少による口腔乾燥：放射線療法により唾液腺が萎縮し，口腔乾燥をきたす場合が多い。2〜5年以上続き，回復しないこともある。唾液の分泌量が減少すると，口腔の自浄作用が低下し，口腔内が不潔になりやすい。また唾液には，咀嚼を補助する作用や嚥下を円滑にする作用，食物残渣の停滞を防止する洗浄作用があるため，摂食・嚥下機能の低下にもつながる。
(4) 味覚障害：放射線療法により舌の味蕾が萎縮し，味覚障害がおこる。回復

には，治療終了後半年〜2年くらいかかる。

②全身的症状

(1) 放射線宿酔：治療開始後，短期間(2〜3時間くらい)におこる反応で，全身倦怠感，食欲不振，吐きけ・嘔吐，頭重感などがあらわれることがある。

(2) 骨髄抑制(易感染・出血傾向・貧血など)：放射線総照射線量が増加するとおこりやすく，とくに化学療法を併用したときにおこりやすい。

● アセスメント

[1] 身体的側面

(1) 口腔乾燥状態：唾液の粘稠度（ねんちゅう）など

(2) 痛み：口内痛，咽頭痛，摂食・嚥下時痛

(3) 味覚の変化

(4) 放射線宿酔症状：全身倦怠感，食欲不振，吐きけ・嘔吐，頭重感など

(5) 口内炎の程度：発赤，腫脹，びらん，潰瘍，白苔の付着，出血

(6) 嗄声・咳嗽

(7) 嚥下困難

(8) 皮膚炎(顔面，頸部)の程度

(9) 水分・食事摂取量と体重の変化

(10) 口腔内の清掃状態：汚染・口臭の有無など

(11) 血液検査データ：栄養状態・骨髄抑制など

(12) 造血器障害の有無：易感染・出血傾向・貧血など

(13) バイタルサインの変化

[2] 心理・社会的側面

(1) 表情の変化，不安の訴え，睡眠状況

(2) 治療の必要性・方法・副作用・効果に対する理解の程度

(3) 患者および家族の治療に対する理解の程度，受けとめ方

(4) 支援してくれる家族の有無，支援の状況，家族との関係

(5) 治療によっておこる社会的地位，役割の変化に対する不安

● 看護目標

(1) 不安が軽減される。

(2) 副作用による苦痛が緩和される。

(3) 口腔内を清潔に保つことができる。

(4) 必要栄養量を摂取できる。

(5) 皮膚障害・粘膜障害を理解し，保護行動がとれる。

(6) 予定された照射線量に到達できる。

● 看護活動

[1] **不安の軽減**　看護師は，治療内容や効果，副作用に関する正確な知識をもち，患者が理解しやすいように説明を行う。また，必要に応じて医師からの説明を受けられるようはたらきかけ，患者に十分な情報が提供されるようにする。患者が納得して，前向きな姿勢で治療にのぞめるよう支援することが大切である。説明時はできる限り家族にも同席してもらい，協力を得る。家族の支援は，患者にとって大きな励みとなる。

　副作用への対処については，個人差があるが，予防や早期対応により症状が軽くなることや，治療が終了したら症状は軽減することを説明し，患者・家族が過度な不安をいだかないようにする。

　心理的な問題は個別性があり，原因が多様である。患者の身体的変化や，睡眠状況・表情・行動などの精神的変化を見逃さず，患者・家族とのコミュニケーションを十分にとり，不安を表出しやすい関係を心がけることが望まれる。医療者の言動や対応に不一致がおこらないよう，医療者間の情報交換を緊密にし，チームで支援することが重要である。

[2] **副作用による苦痛の緩和**

　①**皮膚・口腔粘膜の保護**　照射線量の増加に伴って，皮膚・口腔粘膜の症状は増強する。症状の程度に応じて早期に対応するため，患者の自覚症状を確認し，皮膚・口腔粘膜をよく観察する。個人差は大きいが，一般に 10～20 Gy ころから口腔乾燥感，粘膜の発赤などがあらわれる。治療後約 2～3 週間までは口腔粘膜の炎症が続くので，炎症が落ち着くまでケアを継続する。

　口腔乾燥感に対しては，飲水や含嗽を促したり，ぬれたガーゼとマスクの着用やネブライザー，人工唾液の使用などで口腔内を湿潤させたりして，苦痛を緩和する（▶164 ページ「口腔乾燥のある患者の看護」）。

　毛がかたい歯ブラシでの歯みがき，刺激のある食品の摂取，喫煙など，口腔粘膜への刺激となるものは避ける（口腔保清・食事については，次項「口腔保清」「食事摂取への援助」を参照）。また，照射中は義歯を外す。

　入浴時は照射部位をこすらないようにする。照射部位は石けんを使用せず，流す程度にし，熱めのお湯は避ける。また，かみそり・絆創膏・湿布・油剤は用いないようにする。マーキング（治療開始前に決められた照射範囲に対して，皮膚に直接つけられている印）は，治療が終了するまで，消えないように注意する。

　軟膏は炎症を増強させるため，照射中は使用しない。口内炎に対して，抗炎症と疼痛緩和を目的に軟膏を塗布している場合も，照射前には塗布しない。

　口内炎が進行した場合には，治療を一時休止することもある。

　②**口腔保清**　歯や補綴物が口腔粘膜を刺激している場合，照射中に炎症が悪化する可能性が高い。そのため照射開始前の準備として，歯科医師により齲歯

の処置や歯石除去，場合によってはブリッジの撤去などを行う必要がある。

口内炎を予防するため，早期から口腔保清を行うよう，はたらきかける。まずは，照射前の口腔保清の必要性について説明し，口腔内の衛生状態を観察する。殺菌作用がある含嗽剤を使用し，口腔内全体に薬液をいきわたらせる「ぶくぶくうがい」と，のどの奥に薬液が到達するように上を向いて行う「がらがらうがい」とを交互に，起床時・毎食前後・就寝前を目安に行うと効果的である。ただし，「がらがらうがい」については嚥下障害がある場合には，行えない。

治療開始後は，口腔粘膜への刺激となるため，発泡作用のある歯みがき剤は使用しない。またブラッシングでは，照射野を刺激しないように毛がやわらかくヘッドが小さめの歯ブラシを使用する。

口内炎・口内痛が出現したらブラッシングは中止し，含嗽のみを行う。粘膜治癒促進作用があるアズレンスルホン酸ナトリウム水和物(ハチアズレ®，アズノール®など)といった含嗽剤を使用するとよい。含嗽は起床時・毎食前後・就寝前・痛みのあらわれたときに行い，薬理効果が得られるよう長めに口腔内に含むようにする。

汚染が目だつときには，スポンジブラシや綿棒などを使用して口腔清掃指導を行う。また義歯を装着している場合は，粘膜を傷つけないようにするため，食事のとき以外は外して洗浄し，変形防止のため水の入った容器で保管するよう説明する。

治療終了後，急性期の口腔粘膜の炎症が消退したあとは，水歯みがき剤や刺激の弱い小児用歯みがき剤などを使用し，ブラッシングを行うとよい。

③**痛みの緩和**　口内炎による痛みが強い場合は，痛みの緩和のため，リドカイン塩酸塩(外用 4% キシロカイン®)入りのハチアズレ®含嗽水などで，食前および痛みのあらわれたときに含嗽する。痛みが増強するときは医師と相談のうえ，鎮痛薬の使用を考慮する。場合によってはオピオイド鎮痛薬を使用することもある。

会話に伴う痛みが強い場合は，コミュニケーションの手段を筆談にしたり，「はい」「いいえ」で返答できるような問いかけをしたりするなど工夫し，痛みの軽減をはかる。

咽頭痛があるときや嚥下時に痛みが増強するときは，医師の指示によりステロイド吸入を行う場合がある。

④**食事摂取への援助**　味の濃い飲食物や，柑橘類，酸味の強いもの，香辛料などの刺激のあるものは，痛みやしみる感じなどの口内炎の症状を悪化させるため，なるべく控えるようにする。口内炎の程度に合わせて，刺激の少ない食事(薄味で香辛料・酸味・柑橘類を含まない食事)への変更や，食事形態の変更を考慮する。また熱い飲食物は避け，人肌程度の温度にして摂取できるよう配慮する。

ほかの疾患による水分・食事制限がない限り，高タンパク質・高カロリー食にして水分補給を十分にし，患者の栄養状態や体力を保持できるよう援助する。接触痛や味覚障害などで食事摂取量が減少し，必要栄養量を得られない場合は，濃厚流動食の補食を検討したり，プリン・ゼリー・とうふなどののどごしがよくやわらかい食べ物や，患者の好みの食べ物を試すようすすめたりする。

嚥下困難や口内痛の増強により経口摂取が困難な場合は，経管栄養食へ変更することも必要となる。

⑤感染の予防と休息　栄養摂取量の低下や，口腔乾燥，骨髄抑制などにより易感染状態になりやすい。化学療法を併用する場合は，さらに易感染状態になる可能性が高い。かぜをひかないよう，手洗いと含嗽，マスクの着用などをすすめる。また，睡眠を十分にとれるよう環境を整え，疲れが蓄積しないようにする。全身状態がよければ，放射線療法が行われない日に外泊するなどして，気分転換をはかるとよい。

ⓒ 薬物療法を受ける患者の看護

抗がん薬による薬物療法(化学療法)は全身療法であるため，副作用も全身にあらわれる。一般に増殖能の高い骨髄や消化器粘膜，毛根などが影響を受けるが，抗がん薬によっては腎臓や心臓にも影響を及ぼす。

副作用が患者の心身に及ぼす影響は予想以上に大きい。副作用の早期発見により，患者への影響を最小限にとどめ，前向きな姿勢で治療を継続しながら日常生活に適応できるよう支援することが大切である。また，抗がん薬は特性を理解して取り扱う必要がある。細胞毒性があるため，曝露対策を行う。

近年は，分子標的治療薬や免疫チェックポイント阻害薬といった新しいタイプの薬物も使われるようになってきた。あらわれやすい副作用など，薬物ごとの特徴を理解したうえで支援する。

1 化学療法を受ける患者の看護

● 患者の問題

[1] 治療に対する不安　「放射線療法を受ける患者の看護」の項参照(▶210ページ)。

[2] 副作用による苦痛　副作用が出現する化学療法には，おもに経静脈的なCF療法(シスプラチン〔cisplatin；CDDP〕＋フルオロウラシル〔5-fluorouracil；5-FU〕)がある。内服投与は，経静脈的投与に比べ副作用出現の頻度・程度が低い。治療は計画にそって行われる。抗がん薬の投与時期によって副作用の出現時期が予測できるため，看護師は治療計画を把握しておく必要がある。

①吐きけ・嘔吐　化学療法に伴う吐きけ・嘔吐には，急性(投与後24時間以内に発現)と遅延性(投与後24時間〜5日に発現)とがある。とくにシスプラ

チンは，投与後 24 時間までに激しい吐きけ・嘔吐がみられ，患者の苦痛は大きい。

②**皮膚・粘膜障害**　化学療法は放射線療法と併用される場合が多いため，投与後数日以降は，消化器粘膜の細胞障害による口内炎が出現しやすい（▶210ページ「放射線療法を受ける患者の看護」）。そのほか，消化器粘膜の症状としては胃炎・下痢・腹痛などがある。CF 療法では，フルオロウラシルが使用されるため，口内炎が出現しやすい。脱毛は治療開始後 2～5 週ころから始まる。

抗がん薬のなかには，少量でも血管外漏出すると，皮膚の紅斑・発赤・腫脹・水疱・壊死から難治性潰瘍へと進行し，痛みを伴う場合もある局所組織障害があらわれるものがある。

[3] 感染のリスク状態　抗がん薬を使用すると骨髄の造血機能が影響を受け，白血球が減少し，易感染状態になる。治療開始後 7～10 日くらいで白血球が減少してくる。好中球が 500 個/μL 以下になると，重症感染症を発症しやすくなる。口腔内・呼吸器・消化器・尿路などが感染するほか，全身性の感染もおこる。

[4] 転倒のリスク状態　骨髄の造血機能低下により貧血になりやすい。また，点滴ルートが留置されている場合，転倒のリスクが高くなる。出血傾向にあるため，注意が必要である。

●アセスメント

[1] 身体的側面
(1) 吐きけ・嘔吐，食欲不振，全身倦怠感
(2) 食事摂取状況
(3) 循環・腎障害：浮腫・水分出納バランス・体重増加・胸部症状など
(4) 皮膚障害・粘膜障害：口内炎・脱毛・出血斑・色素沈着・発疹など
(5) 骨髄抑制：易感染・出血傾向・貧血など
(6) 静脈内点滴注射刺入部の発赤・腫脹・痛み
(7) 排泄状況，便の性状
(8) ADL 状況
(9) 口腔内の清掃状態：汚染・口臭の有無など
(10) バイタルサイン，血液検査データの変化
(11) 転倒・転落のリスク
[2] 心理・社会的側面　「放射線療法を受ける患者の看護」の項参照（▶211ページ）

●看護目標

(1) 不安が軽減される。
(2) 副作用による苦痛が緩和される。

（3）口腔内が清潔に保たれ，口内炎が悪化しない。

（4）栄養状態を維持できる。

（5）感染予防行動がとれる。

（6）転倒しない。

（7）予定された治療を最後まで受けることができる。

● 看護活動

[1] 不安の軽減　「放射線療法を受ける患者の看護」の項参照（▶212 ページ）。

[2] 副作用による苦痛の緩和　症状の早期発見と早期対応が重要となるため，事前に副作用について患者に十分に説明し，患者自身が異常に気づき，すぐに看護師に知らせることができるようにする。また，副作用の予防方法・対処方法を，患者に説明・指導する。ナースコールはすみやかに使用できるよう，手もとに置いておく。患者の苦痛が強いときには，状況に応じて ADL の介助を行う。

①吐きけ・嘔吐　5-HT₃ 受容体拮抗型制吐薬や，選択的ニューロキニン 1 受容体拮抗型制吐薬などが使用される。食事は無理に規則的に摂取する必要はない。症状が軽減しているときに，好みのものや食べやすいものを摂取するようにする。できるだけ水分補給を心がけ，高タンパク質・高カロリーの食べ物を摂取する。

②口内炎　放射線療法との併用で症状が強く出現し，痛みを伴うことが多い。具体的には「放射線療法を受ける患者の看護」の項参照（▶212 ページ）。

③脱毛　患者の精神的苦痛を受けとめ，必ず再生することを伝え，励ます。また必要時は，かつらや帽子などを紹介する。

④循環・腎障害　患者は症状を自覚しにくいため，浮腫の有無や水分出納バランス，体重増加などを注意深く観察し，血液検査データなども把握しておく。とくに CF 療法ではシスプラチンが使用されるため，腎毒性が強い。また心毒性の薬剤については，不整脈や血圧の変動などに注意が必要である。

⑤血管外漏出への対処　末梢血管からの薬液注入時は，血管外漏出がないかどうかを注意深く観察し，もし漏出した場合はすみやかに対処する。

⑥内服投与の場合　内服投与は，経静脈的投与に比べ副作用出現の頻度・程度は低いが，正しい内服方法や副作用について十分に説明し，症状出現時はすぐに知らせるよう伝えておく。また，骨髄抑制，肝機能の低下など，自覚しにくい症状については，血液検査データを把握し，すみやかに対応できるようにする。併用禁忌薬に注意し，必要量を定められた期間，正確に内服できるようにする。

副作用による苦痛は患者の予想以上に大きい。患者の苦痛を受けとめ，闘病意欲を失わないように励ましていくことが大切である。

[3] 感染の予防　手洗い，マスクの着用，含嗽の必要性を説明し，自己管理で

きるよう支援する。含嗽は，口内炎の予防にも効果があることを理解してもらう。具体的には，「放射線療法を受ける患者の看護」の項参照（▶212ページ）。

口腔清掃では，毛がやわらかい歯ブラシを選択し，歯肉をできるだけ傷つけないようにブラッシングを行う。口腔内の細菌は乾燥に弱いので，使用後の歯ブラシは流水でよく洗浄し乾燥させる。

皮膚を清潔に保つため，全身保清を心がける。排便時には温水洗浄便座などを使用して，陰部の清潔を保つ。

骨髄抑制時の発熱の原因としては感染が考えられ，抗菌薬や解熱薬の投与が必要となる。顆粒球減少がある場合，顆粒球コロニー刺激因子 granulocyte colony-stimulating factor（G-CSF）を投与することがある。

[4] **転倒の防止**　患者が安全に治療を受けられるよう，輸液ポンプの点検やコードの位置調整，ベッド周囲の環境整備などを行う。貧血の出現や増悪があるときには，患者を安静にさせ，医師に報告する。歯肉出血，鼻出血，便潜血，下肢の出血斑などの出血傾向があるときには，経過を注意深く観察し，出血を助長させないように注意する。

輸液ポンプ使用中は，電源の取り扱いや歩行時の注意点などについて指導する。転倒のリスクが高い場合，歩行時は患者に付き添う。

◉ 上顎がんに対する動脈内注入療法時の看護

上顎がんでは，手術療法・放射線療法を併用した集学的治療で，病変部位を支配する浅側頭動脈内にカテーテルを挿入して抗がん薬を注入するカニュレーションが行われる場合がある。

カテーテルが耳前部から挿入されているため，側臥位時などに圧迫しないよう注意する。カテーテル内の血液逆流がないかどうか，接続がきちんとされているかどうかを注意深く観察する。洗髪時は介助が必要となる。また抗がん薬注入後の全身状態を観察し，異常の早期発見に努める。

2 分子標的治療薬による治療を受ける患者の看護

2012 年に分子標的治療薬セツキシマブ（アービタックス®）の頭頸部がんへの効能が承認されてから，局所進行性の口腔扁平上皮がんや再発・転移性の扁平上皮がんの患者においても，セツキシマブが使用されるようになった。状況により，放射線療法との併用療法が行われる。

副作用として，痤瘡様皮疹，皮膚の乾燥，爪囲炎などの皮膚症状が高頻度でおこる。皮膚症状のグレードに合わせて適切な皮膚のケアを行い，症状をコントロールしながら治療が継続できるよう支援する。また，日常生活において患者自身が皮膚のケアをできるよう指導する。

セツキシマブの投与中は，インフュージョンリアクション[1]が発現する可能

---

1) 投与中または投与後 24 時間以内に発現する発熱や発疹などの症状の総称。

性がある。多くはセツキシマブの初回投与中または投与終了後1時間以内に
みられるが，数時間後や2回目以降にも発現することがある。インフュージョ
ンリアクションを軽減させるため，抗ヒスタミン薬や副腎皮質ステロイド薬を
前投薬する。

　セツキシマブの投与後は，バイタルサインを頻回に測定し，注意深く観察す
る必要がある。緊急時に対応できるよう，必要な薬物や機器を準備しておき，
インフュージョンリアクションが発現した場合には，症状や重症度に応じた適
切な処置をすみやかに行う。

3　免疫チェックポイント阻害薬による治療を受ける患者の看護

　免疫チェックポイント阻害薬ニボルマブ(オプジーボ®)は，頭頸部がんにお
いても有効性が確認され，2017年3月より「再発または遠隔転移を有する頭
頸部がん」に対し適応が承認された。

　免疫チェックポイント阻害薬は，自己免疫疾患に関連する副作用を引きおこ
すことが報告されている。副作用の症状・発症時期は多様で，インフュージョ
ンリアクションのほか，甲状腺機能異常・下垂体炎などの内分泌障害，大腸炎
などの消化器障害，肺・肝臓・神経・筋・皮膚・眼の障害など全身のあらゆる
臓器に生じる可能性がある。間質性肺炎や劇症1型糖尿病，副腎不全など，と
きに重篤化する場合もある。

　薬物の理解，異常の早期発見，副作用出現時の迅速な対応が重要であり，医
療者だけではなく患者自身や家族も理解し自己管理できるように支援する。パ
ンフレットやチェックリストなどを活用し，副作用症状や対応方法について，
患者や家族が納得できるまで治療前より十分に説明する。投与終了後も自覚症
状がおこる可能性や長期間症状が残る場合もあることを伝える。連絡方法を確
認し，症状や異常を感じたら様子を見ずにすぐに連絡するよう，患者・家族と
具体的な取り決めを行い，できるだけ安心して治療を継続できるよう環境を整
えることが大切である。

　医療者は，安全で有効な治療が行えるよう医師・薬剤師・看護師など多職種
や関連部署の医療チームで連携をはかり，診療体制を整え支援していくことが
重要である。

②　顎変形症患者の看護

　顎変形症とは，顎の発育異常により顎骨の形態異常をおこした疾患である。
原因としては，先天的要因や後天的内分泌異常，発育期の顎骨外傷があげられ
るが，原因不明な場合もある。顎変形症には下顎前突症・上顎前突症などがあ
り，治療では手術前後の歯列矯正治療を併用した外科矯正手術を行うことが多
い。

　外科矯正手術後は，腫脹や分泌物喀出困難による呼吸障害，創部などの痛みによる苦痛，口腔保清が困難なことによる感染の危険性といった問題が考えられるため，これらに対する援助を行う。

　また，手術の対象年齢が顎骨の成長発育終了時期(17〜20歳前後)以降であることから，咬合機能の改善だけではなく，顔貌の審美性向上にも期待をもつ患者が多い。そのため精神面を十分に考慮に入れた援助を行う必要がある。

● 患者の問題

[1] **手術や術後の経過に対する不安**　患者の大半が若年のため，はじめての入院である場合が多い。手術や術前・術後の一般的経過に対する知識不足，手術による咬合機能改善への期待，顔貌の審美性向上への期待など，多様な因子によって不安に陥りやすい。過度の精神的ストレスにさらされ，不安定な精神状態となる可能性がある。

[2] **呼吸障害のおそれ**　手術後は，手術や経鼻挿管の刺激による咽頭・口腔内・鼻粘膜の腫脹や，痛み・倦怠感・咳嗽反射の低下などによる分泌物の喀出困難によって，呼吸が障害される可能性がある。

[3] **痛みによる苦痛のおそれ**　手術後は，外科的治療による創痛，手術中の挿管チューブの圧迫による咽頭痛，口角炎による痛み，矯正装置による口腔粘膜損傷による痛みなどがあり，患者のストレスは大きい。

[4] **口腔保清が困難なことによる感染の危険性**　手術後は，口唇・頬部の腫脹や両頬部の圧迫帯装着，口腔内ドレーン挿入などにより，口腔内分泌物の喀出が困難である。また，経口的に食事を摂取しているが，矯正装置などにより，口腔保清が不十分になりやすい。このため，感染の危険性がある。

● アセスメント

[1] **身体的側面**
(1) バイタルサインの変化
(2) 呼吸状態：回数・深さ・型・呼吸音・呼吸苦の有無
(3) 分泌物の量・性状
(4) 腫脹の有無・程度(顔面・口唇)
(5) 鼻閉感の有無
(6) 痛みの有無・部位・程度・持続時間・誘因
(7) 咽頭の違和感・痛みの有無(手術中の挿管チューブの圧迫によるもの)
(8) 睡眠状況
(9) 食欲の変化
(10) 吐きけ・嘔吐の有無，胃部不快の有無，口腔内不快感の有無
(11) 食事摂取量・水分摂取量・食事摂取方法
(12) 倦怠感の有無

(13) 創部出血の有無

(14) ドレーンからの排液状態

(15) 血液検査データ

(16) 処置・治療内容

(17) 指示薬(鎮痛薬・睡眠薬・制吐薬など)の使用状況・効果

(18) 口腔内の保清状態・口臭の有無

[2] **心理・社会的側面**

(1) 言動・表情:不安言動の有無,発言の回数・内容

(2) ほかの患者,医療者とのコミュニケーション状況

(3) 治療に対する訴えや受けとめ方

(4) 呼吸苦に対する不安の有無

(5) 口腔保清の必要性の理解

(6) 口腔保清方法の知識・技術

● 看護目標

(1) 不安・ストレスの表出ができる:不安徴候が軽減する。

(2) 呼吸困難の消失:SpO_2 値が 95% 以上保持され安定する。

(3) 痛みをコントロールできる。

(4) 口腔内の清潔を保つことができ,感染の徴候がない。

● 看護活動

[1] **不安の軽減**　コミュニケーションを十分にとり,信頼関係を築いて,不安や不満・苦痛を訴えやすい環境をつくることが,患者の不安の軽減につながる。

　術前は,クリニカルパス(▶222ページ,図6-14)を用いるなどして,入院・手術前のオリエンテーションを十分に行う。医師による説明が必要と判断されたときは説明を受けられるよう調整する。また,不安・疑問などがあるときは,ひとりでかかえ込まず,すぐ話すよう伝えておく。

　術直後は頻回に訪室し,声をかけて要求がないかどうかを確認する。患者の表情や口の動きなどから,言いたいこと・要求を推測してコミュニケーションをとったり,「はい」「いいえ」で答えられるような質問にしたりする。自分の要求が正確に伝わることで,患者は安心感・満足感をもてる。また,ナースコールは一定の位置,手の届く範囲に置き,コールにはすぐに対応する。可能な限りベッドアップにして患者の視野を広げ,不安を視覚で軽減することも効果的である。

[2] **呼吸管理**　術前から吸引器を用いた自己吸引方法を説明し,必要時には患者自身で分泌物を吸引できるよう指導しておくことが大切である。術直後はベッドアップなどで体位を調整し,吸引器を用いて唾液・痰の十分な喀出をはかる。また,あせらずゆっくり深呼吸するよう説明し,換気の改善をはかる。

呼吸がしにくい場合には，すぐに知らせるよう説明する。

　手術後2〜3日目くらいまでは腫脹が増強し，つらい状況なので，励ましや声かけを多く行うよう心がける。

　[3] **痛みの緩和**　手術後は，さまざまな要因により痛みがおこる可能性がある。痛みはがまんせず，すぐに知らせるよう伝え，痛みがひどくなる前に鎮痛薬を使用するよう促す。鎮痛薬使用時には，効果・持続時間について説明し，観察を行う。口角のびらんには，テトラサイクリン塩酸塩(アクロマイシン®軟膏)などを塗布する。ブラケット・ワイヤー類が口腔粘膜を刺激している場合は，ワックスなどで接触部分を保護するといった対処を行う。

　[4] **感染の予防**　状況に合わせて口腔ケア用品を選択し，含嗽や口腔清拭の介助，ブラッシングの指導により，感染を予防する必要がある。

③ 唇顎口蓋裂患者の看護

　唇顎口蓋裂患者は，出生直後から青年期にかけて，口唇形成術・口蓋形成術・鼻口唇修正術・顎裂部の骨移植術・瘻孔閉鎖術・咽頭弁移植術と，体重の増加や身体的成長に合わせた複数回の手術を必要とする。

　手術のための入院，その後の定期的な通院など，治療は長期間にわたる。また，言語障害や審美障害を伴う疾患であるため，患者の成長過程のなかで精神的苦痛が生じてくることが考えられる。患者への生活指導・精神的援助が重要である。

　そのほか，親への精神的援助も重要である。とくに乳幼児期は，親の不安をやわらげ，患児への精神的・情緒的弊害を少なくする必要がある。そのため親子間の関係を考慮した看護を行う。また，親と医療者との信頼関係が築けているかどうかは，患児の治療過程に強く影響する。

　医療者は，治療・看護の場面において細心の注意をはらい，患児・親の双方に対して配慮する必要がある。

ⓐ 口唇形成術を受ける患者の看護

1 手術前の看護

● 患者の問題

　[1] **栄養・水分の不足**　疾患のため，解剖学的に口腔内圧を保つことができず，患児が効率的に母乳やミルクまたは水分を摂取することは困難である。

　[2] **患児・親それぞれの不安**　口唇形成術は，患児が生後3〜4か月ではじめて受ける手術である。親にとっては，子どもが生まれてから数か月での手術であり，生活環境・生活リズム・対人関係の変化や，入院生活・手術への不安を

顎変形症の手術(下顎枝矢状分割術)を受けられる方へ

		入院時	手術前日	手術当日	
				手術前	手術後
食事		昼から食事が出ます。	手術当日までの食事や飲水について説明します。	水や食事は摂取しないでください。	許可が出てから飲水を開始します。許可が出てから流動食を摂取します。
検温		入院時・14時	6時・14時	血圧・体温・呼吸・脈拍などを測定します。	適宜,血圧・体温・呼吸・脈拍などを測定します。
清潔	身体	9時30分～17時に入浴ができます。——————→			
	口腔	毎食後と寝る前に歯みがきをしましょう。	歯みがき方法を説明します。手術後に使う吸引器の使用方法を説明します。		許可が出てから,うがいを再開します。許可が出てから創を避けて歯みがきを再開します。
活動					許可が出てから歩くことができます。必要時,付き添います。
注意点など		手術までに体調を整えて,かぜなどをひかないようにしましょう。	手術に必要なものがそろっているか確認しましょう(浴衣・バスタオル)。	男性は,朝,ひげをもう一度そってください。	痛みや苦痛があるときにはお知らせください。
説明		入院オリエンテーションをします。入院生活について,わからないことや不安なことがあったら,なんでも質問してください。	前日までに,医師より手術の説明があります。前日に,病棟看護師と手術室看護師から,術前オリエンテーションを行います。	薬や点滴などの時間に声をかけます。なるべくベッドで安静にしていてください。	
診察検査処置		病歴を聴取します。呼吸機能検査・血液検査・病態写真撮影・尿検査・印象採得などを行います。	麻酔科医の診察,矯正歯科受診があります。		点滴をします。——————酸素マスクをします。 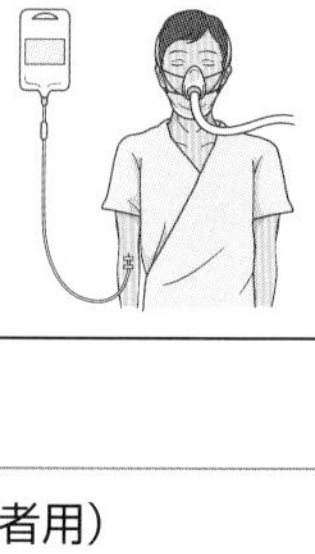

▶図6-14　顎変形症の手術(下顎枝矢状分割術)を受ける患者のクリニカルパスの例(患者用)

状況に応じて，予定が変更になる場合があります。

術後1日目	2日目	3日目	4日目	5日目	6日目	7日目	退院
創や身体の状態をみて，やわらかい食事から始めます。			状態をみて，おかゆやきざんだおかずが食べられます。				なるべくやわらかい食事をとり，かたいものは避けましょう。

6時・10時・14時・19時 ――――――→ 14時 ――――――――――――――――――――――→

蒸しタオルで身体をふきます。	許可が出たらシャワーが可能です。

毎食後と寝る前に，創を避けて歯みがきをしてください。 ―――――――――――――――→ 創の糸を抜いたら，創の部分も含めて普通に歯みがきができます。

とくに制限なく，病棟の中を自由に行動することができるようになります。

顎の骨に負担をかける激しいスポーツは避けましょう。

下顎は2〜3日間バンドで圧迫します。

一番頬や唇がはれる時期ですが，徐々にひいていきます。

矯正装置のゴムのつけ外し方法を説明します。

ブラッシングのときにはゴムを外します。

退院に向けての説明をします。

――――――→ その後は必要時のみ内服薬が出ます。

口の中の消毒をします。

血液検査・X線撮影などを行います。

7〜10日ほどで創の糸を抜きます。

退院時X線撮影を行います。

（東京医科歯科大学歯学部附属病院，一部改変）

もつと考えられる。また，親の不安・変化を，患児も敏感に感じとるものである。親・家族は入院にあたって，患児の将来に対する不安などをかかえている。

● アセスメント

[1] 身体的側面

(1) 身長・出生時体重・体重

(2) 反射・身体発達状況

(3) 合併奇形：手指・足趾の欠損の有無

(4) 既往歴

(5) 哺乳方法・回数，1回量，ミルクの種類(ふだん，児が飲んでいるもの)

(6) 排便回数，便の性状，排尿回数

(7) 睡眠状況

(8) アレルギーの有無・種類

[2] 心理・社会的側面

(1) 愛称

(2) 性格・癖・習慣

(3) きげん・好ききらい

(4) 家族構成，家族間の協力体制の状況

(5) 家族の疾患に対する知識・認識

● 看護目標

(1) 患児の栄養状態がよい状態に保たれ，身体的に安定した状態で手術を受けることができる。

(2) 親・家族が手術内容や手術後の状態を理解し，患児とともに精神的に安定した状態で手術を迎えることができる。

● 看護活動

[1] 哺乳指導　口蓋裂を伴う疾患では，生後まもなく人工口蓋床(ホッツ床)を作成し，患児の口蓋部位に装着する。ホッツ床を装着することにより，口腔内での空気のもれが減少し，嚥下時に必要な口腔内圧を確保できる。ホッツ床は口蓋裂の手術直前まで，成長に合わせて数回作成する。

　外来看護師は，担当歯科医師に，ホッツ床装着・口唇テーピングの有無などを確認する。ホッツ床を作成しない場合は，先端が大きい人工乳首を選択し，顎裂の部位にあてて哺乳するなどの工夫を親や家族へ指導する。

　哺乳にあたっては，疾患に合った人工乳首・哺乳瓶を選択し，選択した哺乳瓶の使用方法や用具の管理方法，哺乳時の観察点・注意点を，親・家族に説明・指導する。

　その後は手術に向けて，栄養・水分の摂取が十分になされているかどうかを

定期的に把握する。患児の体調の変化やニーズを知るために，親からの情報を
もとに十分な観察を行い，よりよい身体的状態を保つことが大切である。

[2] **感染の予防**　口蓋から鼻腔または耳への感染が生じやすいため，日ごろか
ら全身を観察するほか，口腔内の状態を把握する必要がある。感冒に罹患した
場合は脱水状態につながるおそれがあるため，水分や栄養の摂取量を把握する。

[3] **事故の防止**　乳児は危険を感知したり，避けたりすることができないので，
生活環境への細心の注意が必要である。ベッド上では，おもちゃの散乱を避け，
寝具による圧迫などにも注意をはらう。また処置時は，処置の部位だけでなく
全身に目を向け，患児が泣いたり暴れたりする際に生じる負傷あるいは転落と
いった危険を防止するように努める。哺乳時は誤嚥しやすいため，哺乳直後の
げっぷ（曖気）・吐物の有無や呼吸音の状態を観察する。

[4] **親の不安の軽減**　患児に付き添う親は，入院生活による環境の変化に対し
て，とまどいを感じている。新しい環境に慣れることができるよう，精神的に
援助する必要がある。頻回に病室をたずね，会話を多くもち，緊張をほぐすよ
う心がける。患児に苦痛が伴う，手術前の検査・処置などの際は，いたわりの
姿勢を示す。

　親は，子どもに負担を課していることに責任を感じている。また，子どもや
自分たちの将来に対する漠然とした不安をかかえている。これらの思いを表出
できる関係を築いていくよう，心がける必要がある。疾患の受けとめ方や認識
の程度は，環境や人により差があることを考慮しながら援助する。

[5] **手術と手術後の状態に関する説明**　創部の安静と保清のため，手術後は患
児の手が患部に届かないよう，抑制筒（▶図6-15）を両上肢（肘関節周囲）に装着
する。手術前にあらかじめ，親や家族に，抑制筒使用の目的，使用にあたって
の注意点を説明し，身体抑制に関する説明・同意書に署名してもらう。

　また，手術に関する説明を十分に行い，正しい認識のもと手術を迎えられる
よう援助する。

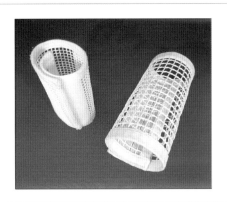

▶図6-15　抑制筒

2　手術後の看護

　　患者は生後 3〜4 か月の乳児であるため，自分のおかれている状況を把握・認識することはできない。不快や苦痛を具体的に訴えることができないため，身体の細部にわたり綿密に観察し，異常の早期発見に努める必要がある。また事故を防止するための対策も考えておく。

● 患者の問題

　[1] **手術後の身体的変化**　口唇形成術は全身麻酔下で行うため，手術後は全身の観察を必要とする。また，創部の出血や腫脹，汚染状況も観察する必要がある。術中や術後には薬物が使用されるため，アレルギー出現の有無にも注意をはらう。

　[2] **栄養・水分の補給**　手術後の栄養・水分の補給は，創部の治癒や体調に大きな影響を与える。

　[3] **ストレス**　手術後は，創部の安静のために口唇部位にプロテクターを装着し，創部に手が届かないよう上肢に抑制筒を装着する。また，栄養補給のため胃管が挿入される。このような行動抑制に伴い，ストレスが生じることが予測される。

　[4] **手術後の生活**　自宅に戻ってからの日常生活でも，創部への強い刺激を避ける必要がある。事故やけがを回避するため，つねに観察を行う。

● アセスメント

　[1] **身体的側面**
（1）創部の状態：出血・発赤・腫脹・かぶれの有無
（2）呼吸状態：呼吸音，喘鳴の有無，咳・痰
（3）バイタルサイン
（4）胃管の挿入状態，プロテクターの装着状態，抑制筒の装着状態
（5）ミルク・水分の注入状況：1 回量，回数，1 日の総量，吐乳の有無
（6）排便の有無・回数，便の性状，排尿回数
（7）睡眠状況
　[2] **心理・社会的側面**
（1）きげんの状態（程度）
（2）行動範囲
（3）親の表情・疲労度，家族の協力状況
（4）親・家族の退院後の知識・情報の程度

● 看護目標

（1）異常を早期に発見できる。

(2) 事故を防止できる。

(3) 身体的行動抑制に対するストレスが軽減される。

(4) 退院後の生活に対する不安が軽減される。

● 看護活動

[1] **呼吸管理**　全身麻酔による手術であるため，一般的な術後管理と同様に全身状態を観察する必要がある。とくに呼吸状態の観察は重要である。麻酔覚醒時より，不快や不安から号泣する患児がほとんどであり，鼻汁や唾液，痰のからみなどで呼吸しづらい状態となる。またそれらの誤嚥なども予測されるため，呼吸音や胸郭の動き，喘鳴の有無などを確認しつつ，必要時に吸引を行う。

[2] **創部の観察**　プロテクターが正しく装着できているかどうか，創部が引っぱられていないかどうかを確認する。また創部の出血や発赤，腫脹の有無も観察する。鼻汁や涙による汚染に注意し，適宜消毒して創部の清潔管理に努める。

[3] **栄養・水分の管理**　入院時に管理栄養士とともに，患児の月齢や水分・食事摂取量，尿量，体重，体温をもとに，必要な水分・栄養量の目標値を明確にする。術後7〜10日間は，体重，月齢，手術前の摂取量，発熱状況などを参考に必要な栄養・水分量を算出し，補給していく。

　全身麻酔後は消化器のはたらきが鈍いため，手術直後から腸蠕動の状態を観察する。初回の注入時には，まずは水分や薄めたミルクなどを注入し，胃や腸に負担がかからないよう注意する。患児の状態により1回注入量が予定よりも少ない場合は，回数を多くするなどの工夫を行い，少しずつ量を増やすようにする。

[4] **事故の防止**　手術後，患児は胃管，プロテクター，両上肢の抑制筒などにより，行動が制限されている。しかし創部周辺の不快感から，顔を必要以上に動かす，上肢をばたつかせるなど，手術前と異なる行動がみられるようになる。患児の動きによって，胃管やプロテクターが外れたり，ずれたりしないよう注意をはらう。

　胃管の挿入状況や絆創膏による皮膚のかぶれなどを観察し，不快感を軽減させるため，機をみて保清や固定の修正を行う。また，ベッド上では管やプロテクターが周囲の器材や寝具にからまないよう注意する。入浴時も同様である。

[5] **ストレスの緩和**　患児は，創部や胃管の違和感，両上肢の抑制筒による行動制限から不快を感じ，ぐずったり泣いたりと，きげんがわるくなる。これにより，親や家族にも疲労やストレスが生じる。遊具や散歩などで患児が身体以外に関心を寄せる工夫をしたり，親や家族とスキンシップをとる機会をつくったりして，ストレスが軽減されるよう援助していく。

　親や家族にとっては，ほかの患者へ気づかいをすることも心理的負担となる。可能な場合は，親や家族と患児だけの環境を提供し，負担を軽減する。

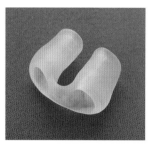
a. 鼻孔レティナ

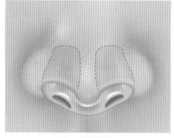
b. 装着時

▶図6-16　鼻孔プロテーゼ(鼻孔レティナ)の装着

[6] **退院指導**

①**創部の保護**　抜糸後，瘢痕化を防ぐために口唇創部にテープをはる。パンフレットを用いて，親や家族にテープの種類や交換方法を説明し，退院後も行うよう指導する。また，鼻翼の形を整える目的で鼻孔プロテーゼ(▶図6-16)を装着する場合もあるため，同様に説明する。鼻孔プロテーゼは長い場合には約1年間装着する。

②**行政による支援制度**　今後，長期にわたり何度かの手術目的の入院・通院治療が必要となるため，経済的問題も懸念される。唇顎口蓋裂は自立支援医療の申請を行うことにより，医療費の助成を受けることができる疾患である。都道府県・市町村による支援制度のしくみなどの情報を提供する。

ⓑ 口蓋形成術を受ける患者の看護

1 手術前の看護

患児は1歳6か月ころに口蓋形成術を受ける。すでに日常生活や行動のリズムができているため，入院生活による環境の変化や行動の制限により，ストレスやとまどいが生じる。入院生活にスムーズに適応できるよう援助する必要がある。

● 患者の問題

[1] **環境の変化に伴うとまどい・緊張**　幼児期になると周囲の変化を感知できるため，環境の変化に対してとまどいや緊張が生じる。入院生活に慣れ，医療者に対する緊張が軽減され，心身ともによい状態で手術を受けることができるよう援助していく必要がある。

[2] **親の手術に対する不安と認識**　親は，全身麻酔や手術，手術後の状態に対する不安をかかえている。

● アセスメント

「口唇形成術を受ける患者の看護」（手術前）に準じる（▶224ページ）。

● 看護目標

(1) 入院生活に適応し，心身ともに安定した状態で手術を受けることができる。

(2) 親・家族が手術後の状態を正しく認識し，精神的に安定した状態で手術を迎えることができる。

● 看護活動

[1] **入院生活への適応**　患児は，環境や周囲の人間の変化などを感知できる時期であるため，入院後は緊張やとまどいが強くなると考えられる。患児や親の緊張をやわらげ，心身ともに落ち着いた状態で手術を迎えられるよう，頻回にコミュニケーションをとることを心がける。

また，同様の手術を受けるほかの患児や家族との交流の機会を設けることが望ましい。同じ経験をもつ家族とのつながりは，気持ちを軽くし，闘病意欲を向上させる。

[2] **事故の防止**　年齢的に行動が活発になる時期であるが，入院生活によって制限される。病院や病棟には，ほかの患者や医療者が出入りするほか，医療器具などが近くにあるかもしれない。病室や処置室への出入りの際には注意をはらい，つねに患児から目を離さないようにする。また，多くの時間を過ごすベッド上や病室内の環境を整備し，転倒防止を心がける。具体的には日用品の収納を心がけ，医療器材なども最小限にする。

[3] **家族への説明**　患児が安定した入院生活を送り，適切な治療を受けるためには，家族の理解と協力が不可欠である。家族に不安や不満，動揺があると，患児にも影響し，治療や入院生活が困難になる。そのため，家族には，入院生活における日常のスケジュールや決まりごと，手術の内容や手術後の具体的な状態・経過，家族のもつ役割などを説明し，理解を得る。手術後は，抑制筒の使用や経管栄養のための胃管の挿入などにより，患児の行動が制限されることも説明し，理解と協力を得ておく。家族と医療者との相互理解に努める。

2　手術後の看護

患児の手術後の全身状態や身体への装着物の観察が重要である。親に対しては，手術後の状態の説明や退院に向けての日常生活の指導，構音訓練の説明などを行う。

● 患者の問題

[1] **手術後の身体的変化**　患児は1歳6か月前後の幼児であり，自己の苦痛

や不快を具体的に表現することは困難である。そのため，頻回の観察とこまやかな援助が重要となる。親からの訴えも参考にしながら，異常の早期発見に努める。

[2] **栄養・水分の不足**　全身麻酔による消化機能の低下により，脱水や栄養不足のおそれがある。

[3] **入院生活の安全確保**　手術後は，胃管や抑制筒が装着されているが，術後2〜3日目からは体調が整い，行動が活発となる。患児は危険を感知する能力が不十分で，バランス感覚も未熟な時期である。

[4] **親の不安・疑問**　親は，患児の成長発達に対して不安を感じていることが多い。同時に，成長発達に伴いどのような対応が必要であるか，疑問をいだいている。さらに患児が病院以外の社会生活に適応できるか，社会から受け入れられるか，周囲から疾患への理解が得られるか，などの不安や疑問をもっている。こうした親の心理は患児の成長に影響する。親が自身の思いを表出することで，不安を軽減できるよう援助していく。

● アセスメント

「口唇形成術を受ける患者の看護」（手術後）に準じる（▶226ページ）。

● 看護目標

(1) 術後合併症を予防し，異常を早期に発見できる。
(2) 事故をおこさず，安全に入院生活を送ることができる。
(3) 退院後の生活に対する不安が軽減される。

● 看護活動

[1] **呼吸管理**　口蓋形成術では口腔と鼻腔とを閉鎖遮断するため，呼吸様式に変化が生じる。また，全身麻酔の影響による鼻汁や咽頭周囲の違和感などから喀痰が誘発される。呼吸状態，胸郭の動き，呼吸音の状況，喘鳴の有無，痰喀出の有無や量，痰の粘稠度などを観察し，必要時に吸引や体位の工夫などを行う。また，緊急時の対応ができるようにしておく。

[2] **創部の管理**　手術後は，創部の安静と汚染防止が重要である。創部が口腔内にあるため，術後1週間程度は経管栄養とする。また，患児が口腔内の違和感などから手を口にもっていかないよう抑制筒を使用する。抑制筒の使用にあたっては，親へ十分な説明を行い，理解と協力を得る必要がある。

　退院後は経口栄養摂取となる。口腔内の保清や食材に関する注意点について，具体的な生活指導を行う。

[3] **栄養・水分の管理**　栄養・水分の補給不足は，患児の全身状態や創部の治癒経過に影響を及ぼす。消化器系の状態を観察し，栄養や水分の1回量を調整し，1日の摂取量が十分に補給できるようにする。また嘔吐や下痢，発熱の

有無などを観察し，必要時は点滴を行い，脱水症状が出ないように注意する。

[4] 事故の防止　転倒や衝突に注意して，つねに目を離さないようにする。とくに術後1週間は，上肢に抑制筒が装着されており，身体のバランスがとりにくい状態である。1歳6か月ころは行動が活発な時期なので，患児の行動パターンを把握し，より安全な入院生活が送れるよう配慮する。ベッド上や病室，病棟の環境整備を心がけ，階段やコミュニティルームでの転倒にも注意する。親や家族にも協力を依頼する。

[5] 気分転換の促進　身体の動きや活動範囲の制限により，少しずつストレスが蓄積される。また親のストレスも同様に蓄積されていくため，気分転換が必要となる。

幼児期は遊び，体を動かし，食事・睡眠を十分にとるのが通常の生活であるが，現状は患児にとって思うように活動できない身体・環境である。そのことを念頭におき，気分転換を促進する。定期的な散歩や抑制筒の一時解除などを生活リズムに取り入れる。

[6] 親の不安の軽減　手術後の状態や創部の治癒経過について，日々医療者側から説明を行う。なにも異常がない場合にも，異常のない治癒過程であることを説明する必要がある。手術前に説明していても，再度説明することにより親の不安はやわらぐ。

また，今後治療がどのように進み，なにに取り組んでいくのかという情報を提供する。構音訓練については，言語聴覚士とともに日常生活のなかで遊びを取り入れながら行われることなどを説明する。退院後の生活，おもに食生活については，口蓋部への影響がない具体的な食材やメニューを，管理栄養士から指導・説明する。

[7] 退院指導　手術後1週間で胃管が抜去される。入院中は適切な形態の食事が提供され，また創部の消毒も行われる。しかし退院後は，親自身が自宅で適切な食事を準備し，保清を行わなくてはならない。パンフレットなどを用いて，具体的な生活指導を行う。

①創部の保護　手術後1か月は口蓋創の安静が必要である。創部に入り込みやすいゴマやふりかけ，キウイやイチゴの種，また，くっつきやすいキャラメルやチョコレート，傷をつけやすいせんべいやフライは避ける。

②口腔保清　食後と就寝前に含嗽を行う。含嗽ができないときは，家族がガーゼや綿棒でよごれをふきとる。下顎の歯は退院後すぐに歯みがきをしてよいが，上顎の歯は創部に近いため術後1か月ころより行うようにする。歯ブラシのサイズは担当医と相談して決めていく。

③口腔機能訓練　構音訓練は術後から始まり，退院後も定期的に受診し訓練する必要がある。同時に，家庭においても日常の食事や遊びのなかで，家族とともに訓練を行うようにする。たとえば風船やシャボン玉など，吹く動作の必要な遊びをしたり，飲み物をストローで吸ったりする。食事は，よくかんでか

ら飲み込む習慣をつける。

　　④保育　特別視することなく，ふつうの子どもと同様に育て，年齢にそった経験をさせながら，社会への適応や精神的成長をはかることが大切である。

④顎嚢胞患者の看護

　顎嚢胞とは，顎骨内に嚢状の病変を形成し，内腔に液状成分を貯留した疾患である。顎骨内の嚢胞は小さいものは無症状であるが，感染がおこると歯肉部の腫脹・痛みなどの症状を呈する。入院での嚢胞摘出術は全身麻酔下で行われるので，手術後の全身管理が必要である。また，開放創の場合も多いため，口腔内の保清に関しての援助も重要である。

1 手術前の看護

● 患者の問題

　[1] 入院・手術に対する不安や疑問　大部分の患者は自覚症状が少ないため，外来受診時は入院・手術の必要性を予測していない。病状把握が不十分なまま手術をすすめられ，入院となるケースもあり，環境の変化に気持ちが追いついていないこともある。入院・手術・疾患の受けとめ方を把握し，患者の不安を軽減する必要がある。

　[2] 口腔保清に関する知識の不足　手術後の口腔保清は術後経過に影響を与える。しかし患者は口腔保清の重要性を意識していないこともある。

● アセスメント

　[1] 身体的側面
　(1) 現病歴・既往歴
　(2) 自覚症状の有無：腫脹・痛み・違和感
　(3) 言動・表情
　(4) 食事摂取状況
　(5) 睡眠状況
　(6) 内服薬の有無・内容
　(7) 嗜好の有無・内容

　[2] 心理・社会的側面
　(1) ほかの患者・医療者とのコミュニケーション状況
　(2) 周囲に対する訴えの有無・内容
　(3) 手術の受けとめ方

● 看護目標

(1) 不安・ストレスを表出できる。

(2) 不安徴候が軽減する。

(3) 心身ともに安定した状態で手術にのぞむことができる。

● 看護活動

[1] **不安・疑問の把握と対応**　入院から手術までの日数が短いため，入院時から意識的にコミュニケーションをとる。短期間で患者との信頼関係を深めるためにも，医療者は，患者を気にかけ，訴えにすみやかに対応する必要がある。患者に不安や疑問がないかどうか，ある場合はどのような種類のものなのかを，言葉のニュアンスや同室者との会話から探っていく。そして，すぐに対応できるものであれば行動に移し，患者に安心感をあたえるよう心がける。

[2] **手術に関する指導**　以前に手術を受けた経験があったとしても，患者にとって手術は不安であり，身体的・精神的負担となる。そのため術前指導を行い，事前に情報を提供する。術前指導により，患者に手術前後のスケジュールや状態の変化をイメージしてもらうことは，手術後のケアにも有効である。患者によっては不安が強く，「聞きたくない」と訴えることもある。その場合には，患者の意思を尊重し，場面に応じた指導を行う。

　術前指導の具体的な内容としては，以下があげられる。

(1) 必要物品の説明

(2) 必要物品の確認

(3) 含嗽・ブラッシング指導

(4) 吸引指導

(5) 食事指導：胃管を挿入すること，食事の形態など

(6) 手術前日のスケジュール，注意事項の説明

　上記以外にも，手術直後の状態や術後に出現する痛みへの対応，疾患・手術に関する疑問については，医療者から十分な説明を行う。

[3] **口腔保清**　口腔内の保清の必要性を説明し，手術後に清潔を維持できるようにする。いままで患者が行ってきたブラッシング方法の改良点や病状に合った口腔保清を具体的に指導する。パンフレットや道具を用いると，理解しやすい。

2 手術後の看護

● 患者の問題

[1] **手術後の身体的変化**　全身麻酔下での手術であるため，手術後は全身状態，とくに呼吸状態の観察が重要である。創部が口腔内に存在し，術後性上顎嚢胞

の手術後は上顎洞内から鼻腔内にガーゼが挿入されているため，閉塞感が強い。創部からの残流血(上顎洞内に残っていた血液)や創部の知覚鈍麻，および鼻閉による呼吸困難などから恐怖心や不安が強い状況である。

[2] **痛み**　麻酔からの覚醒に伴って，創部の痛みや長時間にわたる同一体位による身体の不快など，種類の異なる苦痛を感じる。また，全身麻酔の際の挿管チューブによる咽頭痛があるほか，口腔内あるいは上顎洞内に挿入してあるガーゼを抜去する際は刺激による痛みが生じる。

[3] **口腔保清**　術後は，創部内に軟膏ガーゼが挿入される。またときには，創部周辺にドレーンが留置されることもある。このような状況で，経口的に食事を摂取したり，経管栄養による栄養補給を行ったりする。そのため，少なくとも1日4回ほどは，患者自身による口腔内の保清が必要となる。

[4] **退院後の生活に対する不安**　手術後10日前後で退院となる。退院後の食生活や留意点など，日常生活に対する疑問や不安をかかえていると考えられる。

● アセスメント

[1] **身体的側面**
(1) 痛み：部位・程度・性質・頻度・持続時間
(2) 睡眠状況
(3) 創部の状態：出血，腫脹，発赤，熱感，滲出液の有無・性状・量，悪臭の有無
(4) 言動・表情
(5) 鎮痛薬使用後の効果
(6) 口腔保清の状況：舌苔・食物残渣・口臭・プラーク・乾燥の有無など
(7) 創部(口腔内)の状況，ドレーン類の留置
(8) 口腔内および全身の安静度

[2] **心理・社会的側面**　現在の状況，退院後の生活に対する考え，受けとめ方

● 看護目標

(1) 異常の早期発見に努める。
(2) 痛みが軽減する。
(3) 状態に合わせた保清ができる。
(4) 退院後の生活における留意点が理解できる。

● 看護活動

[1] **術後の状態の把握と説明**　手術直後は全身状態の観察に加え，口腔内創部からの出血の有無やその誤飲・誤嚥などにも注意する。挿管チューブ抜去直後であることから，患者は創部痛とともに咽頭痛を訴えるケースが多い。出血の状態や呼吸状態を定期的に観察する。

　術後の安定期になると，頬部の腫脹やはった感じが出てくる。異常な症状ではないことを確認し，患者に説明する。また出血が誘発されるため，鼻を強くかまないように指導する。

　術後1週間ほどで，挿入しているガーゼの抜去や入れかえを行う。上顎洞に挿入していたガーゼを抜去したあとは，血性の鼻汁が出るが，心配しなくてもよいことを説明しておく。

　[2] **痛みの緩和**　術後は，創部の痛みや咽頭痛，頬部の痛みなどが出現してくる。医師の指示による鎮痛薬をすみやかに使用し，患者の苦痛を軽減していく。鎮痛薬の投与後は薬物の効果を確認し，患者に適した薬物あるいは量であったかどうかを判断する。鎮痛薬は投与間隔時間を確認しながら用い，患者に不必要な痛みを与えないよう注意する。患者には，痛みのあらわれたときはがまんせずに知らせるよう指導する。頬部の腫脹による不快に対しては，消炎目的で冷湿布を貼用する。術後の経過や患者の性格，痛みの受けとめ方などを考慮しつつ，痛みにとらわれすぎないよう気分転換をすすめる。

　[3] **口腔保清**　創部が口腔内にあるため，口腔内の保清は術後の経過に影響する。術後は，経口栄養または経管栄養となるが，いずれも食後や就寝前には口腔内の保清を行い，食物残渣を除去し，細菌の減少を心がける必要がある。

　ポビドンヨード（イソジン®ガーグル）での含嗽や，患者に適したブラッシング方法（創部を除く）を説明・指導する。患者に口腔内の現在の状況（創部の位置，ドレーンの有無，軟膏ガーゼの挿入状況，頬部の腫脹など）を説明し，保清の必要性が理解できるようはたらきかけていく。

　[4] **退院指導**　日常の援助のなかに，退院後の生活についての留意点を織り込みながら，少しずつ退院に向けての説明を行う。具体的な退院日程が決まった時点で，下記の内容を説明する。説明内容に関しては，事前に担当医に確認しておく。

（1）食事に関する注意点

（2）運動や日常生活における注意点

（3）口腔保清

（4）退院後，異常時などの連絡方法

　説明のなかで，患者がかかえている退院後の生活に対する不安・疑問を明確にし，補足説明する。また不安・疑問がある際は，遠慮せずにどんなことでも質問するよう伝える。患者が安心して退院できるよう，十分な説明・指導を行うことが大切である。

ゼミナール

復習と課題

❶ 歯・口腔疾患に特徴的な症状や障害にはどのようなものがあるかをあげ，その看護の要点を整理しなさい。

❷ 外来で外科的治療を受ける患者の看護の要点についてまとめなさい。

❸ 小児の歯科治療時の看護で，注意すべきことを述べなさい。

❹ 高齢者の歯科治療時の看護で，注意すべきことを述べなさい。

❺ 歯・口腔疾患に伴う心理・社会的問題とはどのようなことかを整理しなさい。

❻ 口腔がん患者の看護について，疾患の特徴をふまえ看護の要点を述べなさい。

❼ 唇顎口蓋裂患者の看護について，成長発達段階に応じた看護の要点をまとめなさい。

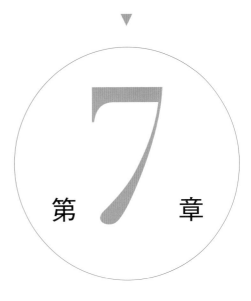

歯・口腔

第 7 章

事例による
看護過程の展開

A 放射線療法を受ける上顎がん患者の看護

　下記は，上顎がんのため入院して手術を受け，退院後定期的に外来を受診していたが，同部に再発をみとめたため放射線療法目的に再入院した事例である。

　看護師には，治療の副作用への早期対応と，身体的・精神的苦痛の緩和とともに，照射線量に応じた変化を把握し個々に合った方法で援助していくことが求められる。

① 患者についての情報

■1 患者のプロフィール

- 患者：H・K 氏，75 歳，女性
- 診断名：左上顎歯肉がん再発
- 入院期間：2017 年 12 月 25 日〜2018 年 2 月 23 日
- 既往歴：2011 年 2 月，左側舌がんで舌亜全摘術，下顎骨辺縁切除術，左側頸部郭清術，腹直筋皮弁による再建術施行。3 か月入院(当科)。
　2013 年 6 月，左上顎歯肉がんで腫瘍切除術施行。3 週間入院(当科)。
- 身長・体重：143 cm，42.5 kg
- 職業：無職
- 家族構成：長男(50 歳)，長男の妻(48 歳)，孫(20 歳)との 4 人暮らし。夫は肝臓がんで他界(キーパーソンは長男の妻)。
- 性格：きちょうめん，がまん強い。
- 食事：ペースト食。ゼリー・プリン・とうふなどの半固形物は摂取できる。偏食なし。食事摂取量は少なめ。料理は自分で行っている。当科で栄養士による栄養指導を受けたことがある。
- 嗜好：飲酒(たまに日本酒 1 合程度)，喫煙(20 本/日×20 年)
- 睡眠：ゾルピデム酒石酸塩 5 mg 1 錠内服し良眠。
- 清潔：入浴・洗髪は 1 回/日。歯みがきは毎食後，3 回/日(残存歯は$\overline{4\sim2}$，上顎義歯を使用)。
- 排泄：毎日，ピコスルファートナトリウム水和物 10 滴内服し，2〜3 日に 1 回排便あり。排尿 7〜8 回/日。

■2 入院までの経過

　2013 年 7 月に退院後，定期的に外来を受診しながら規則正しい生活を送って

いた。2017年10月ころより左上顎部に腫脹と違和感があり，2017年12月，左上顎部に腫瘍をみとめ生検を行った。検査の結果は扁平上皮がんであった。左上顎歯肉がん再発と診断され，12月25日放射線療法目的で入院した。

外来で担当医より「左上顎に腫瘍ができている。前回と同じものである（上顎歯肉がん再発）。そのため放射線療法が必要である（6週間で60 Gy）。効果を高めるために，抗がん薬テガフール・ギメラシル・オテラシルカリウム配合剤（ティーエスワン®）（80 mg/日）の内服を併用する。副作用としては口腔粘膜炎・食欲低下・白血球減少などが考えられるが，そのつど対処をしていく」という説明を家族とともに受け，納得している。

3 放射線療法中の経過

12月25日（入院当日）：左上顎部に60 Gyの予定で外部照射が開始となる。

12月28日：口腔乾燥感の自覚症状があらわれる（総量8 Gy）。

12月29日～1月3日：治療が休みのため，気分転換に外泊をする。

1月4日：左口蓋部に発赤が出現する（総量10 Gy）。食事はペースト食であり，「ヨーグルトくらいの酸味ならだいじょうぶだけど，オレンジなどはしみる感じがある」との申し出により，夕食から柑橘類を禁止とする。

1月8日：「口の中全体がぴりぴりする」との申し出により，アズレンスルホン酸ナトリウム水和物（ハチアズレ®）をリドカイン塩酸塩（キシロカイン®液4%）入りハチアズレ®へ変更し，毎食前に含嗽をするようにした。食後はハチアズレ®で含嗽を施行。

1月12日：口蓋全体に発赤が広がり，左舌に口内炎が出現（総量20 Gy）。

1月18日：左口蓋部にびらんあり，少量出血あり。口腔内に食物残渣が多量に付着していたため，スポンジブラシ・綿棒を使用した口腔清掃を指導。

1月30日：口腔粘膜全体に発赤が広がる。びらん・口内炎あり（総量44 Gy）。「ときどき左の鼻から血のかたまりが出る」とのこと。鼻閉感あり，ナファゾリン硝酸塩点鼻薬（プリビナ®）処方となる。また頬部皮膚の発赤があり，「顔全体がひりひりする」という。口内痛が増強したため，疼痛時にロキソプロフェンナトリウム水和物（ロキソプロフェンナトリウム）60 mg 1錠，ベネキサート塩酸塩ベータデクス（ウルグート®）200 mg 1カプセルの内服を開始。

1月31日：「夕食は全部食べました。ご飯のときは少し痛かったです。でも，うがいをしたからだいじょうぶ。21時の就寝前にまた薬をください」とのこと。ロキソプロフェンナトリウム60 mg 1錠，ウルグート®200 mg 1カプセルは1日4回使用。ペインスケール（NRS）2/10～3/10くらいであれば食事も摂取できるという。

食事時の痛みをコントロールすることと，夜間疼痛により不眠とならないようにすることを考え，本人と相談し，食事の1～2時間前の7時・11時・16時と就寝前にロキソプロフェンナトリウム，ウルグート®を内服するようにした。就寝前はゾルピデム酒石酸塩の内服も併用し，眠れていた。

2月6日：さらに痛みが増強したため，オピオイド鎮痛薬であるオキシコドン塩酸塩水和物（オキシコンチン®）10 mgを，1日2回（7時・19時）に分けて服用開始となる。またレスキュードーズ（臨時追加投与）としてオキシコドン塩酸塩水

和物(オキノーム®)2.5 mg が処方された(総量 54 Gy)。

　2月9日：外部照射 60 Gy 終了(ティーエスワン®80 mg を1日2回に分けて服用，23 日間併用)。味覚については，舌を亜全摘しているため，変化はみられなかった。バイタルサインは安定して経過する。

　2月19日：口内症状改善傾向。痛みが軽減したため，オキシコンチン®の内服を7時で終了。レスキュードーズの使用はなかった。

　2月23日：2月20日の CT 検査により腫瘍の縮小がみとめられたこと，今後も外来通院の必要があることを説明され，退院となった。退院後もティーエスワン®の内服は継続となるが，きちょうめんな性格であり，入院中の内服自己管理は正確に行えていた。

4 血液検査データ

　表 7-1 参照。

✔ チェックポイント

□ **疾患・治療の認識**：外来において疾患・治療に関する説明を受けているが，その受けとめ方はどうか。

□ **治療に対する不安**：副作用への不安はないか。治療に対する家族の支援体制はどうか。キーパーソンは誰か。

□ **入院時の口腔内の状態**：以前に舌の亜全摘術や上顎の腫瘍切除術が行われているが，どのような影響があるか。

□ **治療中の状態**：口腔粘膜の状態とそれに伴う痛みの程度はどうか。また食事や口腔ケアへの影響はどうか。疼痛コントロールはどのような方法で行われたか。

□ **検査データの把握**：治療による骨髄抑制，栄養状態・肝機能・腎機能の低下はないか。

□ **退院後の生活に対する不安**：食事摂取，内服薬の自己管理など，退院後の生活に対する不安はないか。

---

② 看護過程の展開

1 アセスメント

(1) 痛み：病巣がある左上顎部に向けて照射を行うため，口腔全体が照射範囲に入り，口内炎が出現すると予測される。また抗がん薬ティーエスワン®の内服を併用するため，口内炎の症状が増強し，痛みが出現すると考えられる。患者は以前に舌がんにより舌を亜全摘している影響で嚥下機能の低下があることと，残存歯が少なく咀嚼障害があることからペースト食を摂取している。口内炎により痛みが出現した場合，経口摂取にさらに影響を

▶表 7-1　血液検査データの経日的変化

	12/28	1/4	1/11	1/16	1/19	1/26	1/31	2/8	2/19
赤血球数(万/μL)	339	337	336	321	320	328	324	340	317
ヘマトクリット(%)	34.2	34.0	34.0	32.1	31.8	32.9	32.2	34.2	32.3
ヘモグロビン濃度(g/dL)	11.1	11.0	10.9	10.4	10.3	10.6	10.4	11.2	10.8
白血球数(/μL) (好中球)	7,700	5,600	3,300 1,900	2,300 1,200	3,600 2,100	3,200 2,000	3,100 2,200	3,900 2,200	3,400 2,200
血小板数(万/μL)	17.1	16.1	14.4	11.9	12.3	11.7	12.9	14.1	13.7
総タンパク質(g/dL)	6.1	5.9	6.0	5.9	5.8	5.9	6.0	6.3	6.2
アルブミン(g/dL)	3.4	3.3	3.4	3.5	3.3	3.4	3.5	3.7	3.6
AST(U/L)	12	14	14	14	12	12	13	16	13
ALT(U/L)	6	8	10	9	7	6	7	10	7
BUN(mg/dL)	14.9	10.1	15.2	14.4	11.6	14.9	15.8	13.4	11.0

及ぼすと考えられる。また，口腔清掃が不十分になり，口腔内の清潔保持が困難となる可能性がある。

(2) 感染：放射線療法と薬物療法(内服薬投与)を併用するため，治療開始1週目くらいから白血球が減少する可能性がある(骨髄抑制)。また，患者は入院前から食事摂取量が少なめであったが，ティーエスワン®の副作用(消化器症状)や，照射量増加に伴う口内炎による痛みから，さらに栄養摂取量が低下すると考えられ，感染のリスクとなる。

2 看護問題の明確化

　上述のアセスメントにより，看護上の問題として以下の2点が考えられる。

#1 口内炎による痛み

#2 栄養摂取不足・骨髄抑制による感染のリスク状態

3 看護目標と看護計画

#1 口内炎による痛み

看護目標▶ (1) 痛みがコントロールされる(ペインスケール〔NRS〕3/10以下)。

(2) 口腔粘膜障害を理解し，保護行動がとれる。

看護計画▶ 期限：外部照射終了後1週間。

[1] 観察(フローシートを活用)

(1) 口腔粘膜症状(乾燥，唾液の粘稠度，発赤・びらん・潰瘍，出血)の有無・程度

(2) 痛みの有無と程度：NRSの使用

(3) 含嗽剤や鎮痛薬の効果

(4) 食事摂取状況(内容，摂取量，食欲の有無，味覚異常の有無)

(5) 嚥下困難の有無

(6) 口腔内の清掃状態

(7) 睡眠・活動状況

(8) 不安言動・ストレスの有無

(9) 血液検査データ・バイタルサイン

[2] **看護援助**

(1) 口腔乾燥に対しては，ぬれたガーゼとマスクの着用や含嗽・飲水を促す。

(2) 麻酔薬入り含嗽剤(キシロカイン®入りハチアズレ®)を口内炎の状態に合わせて使用する。

- 毎食前と起床時，就寝前，疼痛時

(3) 医師の指示に従い鎮痛薬を投与。痛みの程度に合わせて効果的に使用する。

- 頓服でロキソプロフェンナトリウム 60 mg 1 錠，ウルグート®200 mg 1 カプセルの内服(1月30日より)。
- オキシコンチン®10 mg を，1日2回(7時・19時)に分けて内服(2月6日より)。オピオイド鎮痛薬内服時は便秘に注意し，必要時ピコスルファートナトリウム水和物を内服。

(4) 口腔内の状態，味覚・食欲の程度により食事形態を変更する。1回の食事で十分な栄養量を摂取できない場合には補食をとるなど，摂取方法についてアドバイスする。状況により経管栄養へ切りかえる。

- 香辛料，柑橘類，酸味のあるものを控える。
- 常温程度にさましてから摂取する。
- 食事摂取量が少ないときは，高カロリーの濃厚流動食や刺激の少ない好みのもので補食する。
- 水分を補給する。

(5) 会話時の痛みが強い場合は，質問を「はい」「いいえ」で返答できるような形式にしたり，筆談にしたりするなど，コミュニケーションの方法を工夫する。

(6) 治療が休みのときは，血液検査データ，バイタルサインが安定しており体調がよければ，気分転換のため外泊をすすめる。

[3] **指導・教育**

(1) 痛みはがまんしないように伝える。

(2) 口腔清掃を指導する。

- 歯みがき剤はつけずに，毛がやわらかくヘッドの小さい歯ブラシを使用。
- 口内炎・口内痛が出現したら，ブラッシングは中止し，頻回の含嗽を励行。
- 食物残渣がある場合は，スポンジブラシ・綿棒を使用して除去する。

(3) 禁煙指導を行う。

#2 栄養摂取不足・骨髄抑制による感染のリスク状態

看護目標▶ (1) 感染の徴候がない。

(2) 感染を予防する行動がとれる。

看護計画▶ 　期限：退院まで。

[1] 観察

(1) 発熱・悪寒の有無

(2) 照射部位・口腔粘膜の状態

(3) 血液検査データ(栄養状態・骨髄抑制)

(4) 上気道感染・尿路感染の有無

(5) 口腔内の清掃状態

[2] 看護援助

(1) 手洗い・含嗽の励行。

(2) マスクの着用を促す。

(3) 口腔乾燥・口内炎の悪化を予防する。

(4) 栄養状態を整える。

[3] 指導・教育

(1) 口腔清掃を指導する(▶242ページ，#1の[3]-(2))。

(2) 感染予防のための自己管理の必要性について説明する。

4 実施と評価

#1 口内炎による痛み

実施▶ 　がまん強い性格であったので，口腔粘膜症状や痛みが出現したときには早めに知らせるよう伝え，協力を得た。

　食事時に痛みが増強していたため，毎食前にキシロカイン®入りハチアズレ®で含嗽を行った。また鎮痛薬の使用時間について本人と相談し，効果的な使用時間を考慮した。食事は柑橘類など刺激のあるものを抜いたうえでペースト食とし，必ずさましてから配膳するようにした。その結果，食事時の痛みが軽減し，病院食を8割から全量摂取することができた。食事摂取量が少ないときには濃厚流動食の補食を促し，必要栄養量を維持した。

　総量44 Gy の時点(1月30日)で，口腔粘膜症状の増強に伴い痛みも強くなり，会話時の接触痛があらわれていた。そのため，質問をする際は「はい」「いいえ」で返答できるような形式にし，本人が話すときには筆談をコミュニケーション手段として，接触痛の軽減をはかった。

　照射線量の増量とともに痛みが増強し，いままで使用していた鎮痛薬の効果が期待できなくなったため，2月6日(総量54 Gy)から2月19日(外部照射終了後10日目)までは，オキシコンチン®の内服による疼痛コントロールが行われた。入院前より便秘になりやすく，オピオイド鎮痛薬の副作用によりさらに便秘が助長されたため，ピコスルファートナトリウム水和物を内服して3日

に1回は排便があるよう排便コントロールも行った。

　　口内炎による痛みのため口腔清掃が不十分となり，口腔内に食物残渣がみられた。スポンジブラシや綿棒を使用した口腔清掃を指導し，口腔内の清潔を保持できるようにした。

評価▶　口内炎による痛みが強かったため，含嗽剤や鎮痛薬の使用時間を考慮したほか，会話の方法を工夫した。痛みが増強したときはNRS5/10〜6/10であり，治療後半にはオピオイド鎮痛薬が使用されたが，日常生活や安静時ではNRS0/10〜3/10で経過するなど，痛みを軽減できた。

　　患者は，舌の亜全摘や歯の欠損による咀嚼・嚥下機能低下の影響で，入院前から食事摂取量が少なめであった。入院中は血液検査データでは栄養状態がやや低めであったが，痛みのコントロールをはかり，食事内容を工夫したため，明らかな栄養摂取量の低下はみられなかった。また，痛みにより口腔清掃が不十分となることがあったが，指導により口腔内の清潔を保持できた。

#2 栄養摂取不足・骨髄抑制による感染のリスク状態

実施▶　1月16日の血液検査で白血球数2,300/μL(好中球1,200/μL)と，白血球減少傾向がみられたため，マスクの着用，手洗い・含嗽を励行し，感染予防について説明し，本人の協力を得た。また，口内炎の症状が増強しないようにするためにも，口腔清掃の必要性を説明し，清潔の保持に努めた。

評価▶　ティーエスワン®内服による消化器症状がなく，痛みのコントロールをはかり，食事内容を工夫したため，明らかな栄養摂取量の低下はみられなかった。また，本人の理解力は高く，感染予防のための協力を得ることができた。感染の徴候はみられずに経過した。

◉まとめ

　　当科への入院経験があったことや，疾患をきちんと受け入れ，治療に対して前向きであったこと，医療者との意思の疎通がスムーズにはかれたこと，家族の協力体制も整っていたことから，精神的に安定して経過し，治療を休止することなく退院となった。

　　顎口腔領域で外部照射を行う場合，照射範囲が口腔全体に及んでしまうため，口内炎は必発である。口内炎は痛みを伴うことが多く，食事や睡眠，会話，口腔保清などの日常生活に影響を及ぼす。この事例でも口内炎による痛みがあったため，患者と相談しながらよりよい対処方法を考え，早めの対応を心がけていった。口腔内における疼痛コントロールの工夫の必要性とむずかしさを実感した事例であった。

B 下顎前突症患者の看護

　下顎前突症は顎変形症のなかで最も割合が高く，治療方法としては手術前後の歯列矯正治療と外科矯正手術を併用することが多い。ここでは術前矯正後，両側下顎枝矢状分割術およびルフォーⅠ型骨切り術による咬合改善を行った下顎前突症の男性(20歳)に対する，入院から退院までの看護について解説する。

　看護師は，腫脹や分泌物喀出困難による呼吸障害など，術後に予測される合併症を予防し，患者が安全・安楽に回復期を過ごせるよう援助していかなければならない。また，手術の対象年齢が顎骨の成長発育終了時期以降であることから，審美面の精神的影響への配慮も求められる。

① 患者についての情報

■1 患者のプロフィール

- 患者：S・A氏，20歳，男性
- 診断名：下顎前突症
- 入院期間：2018年3月9日〜3月24日
- 主訴：かみ合わせがわるい・話しづらい(発音がしにくく感じる)。
- 既往歴：とくになし。
- 身長・体重：173cm，67kg
- 職業：学生
- 家族構成：父(46歳)，母(45歳)，妹(18歳)との4人暮らし。
- 性格：まじめ，おとなしいと言われる。
- 食事：常食。偏食なし。食事摂取量はふつう。
- 嗜好：飲酒(ときどきつきあい程度)，喫煙なし。
- 睡眠：7〜8時間/日，良眠。
- 清潔：入浴・洗髪は1回/日。歯みがきは毎食後，3回/日。
- 排泄：排便1回/日，排尿8回/日。

■2 入院までの経過

　中学生のころより，かみ合わせがわるく，発音がしにくいことを自覚するようになる。17歳のころから症状が悪化しているように感じ，2015年12月13日に矯正歯科受診。2016年2月16日，術前矯正のため8|8水平埋伏歯抜歯依頼で口腔外科を受診した。同年11月14日に|8を，11月29日には8|を抜歯，その後，矯正歯科にて術前矯正を実施した。2017年12月15日，手術治療方針決定。2018年3月9日，手術目的にて口腔外科に入院となる。

❸ 入院から手術までの経過

　3月9日，両側下顎枝矢状分割術およびルフォーⅠ型骨切り術による咬合改善目的で入院となる。A氏は今回の入院について，「歯のかみ合わせがわるいので，それをよくするための手術をする。手術後2週間程度入院すると聞いている」と理解していた。また入院時点では，比較的おとなしく言葉数が少ないほうではあったが，「入院したり手術をしたりするのははじめてなので，手術後どんなふうになるのか少し心配です」「手術後は丸顔になって少し幼く見えるようになるって聞いたけど，僕の顔はどうなるのかな」などと話していた。

❹ 手術当日から手術後の経過

　3月11日（手術当日）：全身麻酔下にて両側下顎枝矢状分割術およびルフォーⅠ型骨切り術を施行した。手術時間は7時間45分，手術中の出血量は627 mLで自己血液400 mLの輸血を行った。帰室時より吐きけがあり，少量の胃内容物を3回嘔吐した。また帰室直後には，外科的治療による創痛だけでなく，手術中の挿管チューブでの圧迫によると思われる咽頭痛の訴えがあった。

　3月12日（術後1日目）：活動の制限がなくなり，食事は経口流動食が開始された。

　保清については，3月12日には清拭であったが，3月13日（術後2日目）からはシャワー浴が許可された。

　口腔保清については，3月12日の朝までは含嗽と医療者による口腔清拭（綿球を使用）であったが，昼食後から創部を避けたブラッシングが許可された。

　3月14日（術後3日目）：両頬部や口唇の腫脹が著明となり，一時的に「少し息が苦しい」との訴えがあった。

　3月18日（術後7日目）：創部の抜糸が行われ，創部も含めてふつうにブラッシングすることが許可された。食事は，主食が全がゆ，副食がきざみ食となった。

　3月24日（術後13日目）：軽快退院となった。

❺ 血液検査データ

　表7-2参照。

✔ チェックポイント

☐ **生活環境の変化**：入院によって生活環境がどのように変化するか。

☐ **検査データの把握**：血液検査データはなにをあらわしているか。輸血の目的はなにか。

☐ **術後合併症の予防と早期発見**：術後合併症の発症に影響すると思われることはなにか。

☐ **身体的変化によるストレスと不安**：どのような身体的変化がストレスや不安につながるのか。また，それにどのように対処すべきか。

▶表7-2 血液検査データの経日的変化

	3/9	3/12	3/19
赤血球数(万/μL)	435	370	482
ヘモグロビン濃度(g/dL)	14.6	13.2	15.2
総タンパク質(g/dL)	6.7	5.8	7.1
アルブミン(g/dL)	4.4	3.5	4.2

② 看護過程の展開

1 アセスメント

(1) 不安：入院時から比較的おとなしく言葉数が少ないほうではあったが，「入院したり手術をしたりするのははじめてなので，手術後どんなふうになるのか少し心配です」「手術後は丸顔になって少し幼く見えるようになるって聞いたけど，僕の顔はどうなるのかな」などと話していた。はじめての入院という生活環境の変化や，手術・手術後の経過に対する知識不足から，不安をかかえ緊張ぎみである様子がうかがえた。不安・ストレスの表出ができ，不安徴候が軽減するよう援助していく必要がある。

(2) 呼吸：喫煙歴や喘息などの既往歴もないため，肺合併症のリスクは低いと考えられる。しかし，手術や経鼻挿管の刺激による咽頭・口腔内・鼻粘膜の腫脹や，痛み・倦怠感・咳嗽反射の低下などによる分泌物の喀出困難から，呼吸が障害されるおそれがある。呼吸苦の有無やSpO_2値，腫脹の状態などを十分に観察し，呼吸状態の安定をはかる必要がある。

(3) 痛み：帰室直後には，外科的治療による創痛だけでなく，手術中の挿管チューブでの圧迫によると思われる咽頭痛の訴えがあった。また矯正装置(ブラケット・ワイヤー類)の頬粘膜への刺激による痛みなどもおこることが考えられるため，状況に応じた疼痛緩和を行う必要がある。

(4) 感染：術後は，口唇・頬部の腫脹や両頬部の圧迫帯装着，口腔内ドレーン挿入などにより，口腔内分泌物の喀出が十分にできなかったり，経口的に食事を摂取しながらも，矯正装置などにより口腔保清が不十分になってしまったりすることで，感染の危険性がある。口腔内分泌物の吸引方法，状態に応じた口腔保清方法を指導し，感染を予防する必要がある。

2 看護問題の明確化

上述のアセスメントにより，看護上の問題として以下の4点が考えられる。

#1 手術や術後の経過に対する不安

#2 呼吸障害のおそれ

#3 痛みによる苦痛のおそれ

#4 口腔保清が困難なことによる感染の危険性

3　看護目標と看護計画

#1 手術や術後の経過に対する不安

看護目標▶ (1) 不安・ストレスの表出ができる。

(2) 不安徴候が軽減する。

看護計画▶ 　期限：手術当日。

[1] **観察**

(1) 言動・表情

(2) ほかの患者・医療者とのコミュニケーション状況

(3) 治療に対する訴えや受けとめ方

(4) 食事摂取状況

(5) 睡眠状況

[2] **看護援助**

(1) 不安・不満・苦痛を訴えやすい環境をつくる。

(2) コミュニケーションを十分にとり，信頼関係を築く。

(3) 手術前のオリエンテーションを十分に行う。

(4) 医師による説明が必要と判断されたときは説明が受けられるよう調整する。

[3] **教育・指導**

(1) 不安・疑問などがあるときは，ひとりでかかえ込まず，すぐに話すよう伝える。

(2) 術前指導を行う。

- 必要物品の説明・確認
- 含嗽・ブラッシング指導
- 吸引指導
- コミュニケーション指導
- 手術前日指導

#2 呼吸障害のおそれ

看護目標▶ (1) 呼吸困難が消失する。

(2) Spo_2 値が 95％ 以上に保持され安定する。

看護計画▶ 　期限：手術後 1 週間まで。

[1] **観察**

(1) 呼吸状態(回数・呼吸音・Spo_2 値・呼吸苦の有無)

(2) 腫脹の有無・程度

(3) 創部出血の有無

(4) 鼻閉感の有無

(5) 吐きけ・嘔吐の有無

(6) 睡眠状況

(7) 不安言動の有無・内容

[2] **看護援助**

(1) 体位の調整(ベッドアップ)。

(2) 痰の十分な喀出をはかる(吸引)。

(3) 深呼吸を促し, 換気の改善をはかる。

(4) 吐きけ・嘔吐時の早期対処(とくに術直後)。指示により制吐薬を使用する。

(5) 手術後2〜3日くらいまでは頬や唇の腫脹が増強し, つらい状況であるが, 徐々に引くことを説明し励ます。

[3] **教育・指導**

(1) 呼吸困難があるときはすぐに知らせるよう伝える。

(2) 自己吸引方法を指導する。

(3) 呼吸法を指導する。

#3 **痛みによる苦痛のおそれ**

看護目標▶ 疼痛コントロールができる。

看護計画▶ 期限:手術後1週間まで。

[1] **観察**

(1) 痛みの部位・程度・持続時間

(2) 創部の状態, ドレーンからの排液状態

(3) バイタルサイン

(4) 睡眠状況, 食事摂取状況

(5) 表情・言動

(6) 鎮痛薬の使用状況・効果

[2] **看護援助**

(1) 鎮痛薬の早めの使用(痛みがひどくなる前に使用を促す)。

(2) 口角のびらんにはテトラサイクリン塩酸塩軟膏(アクロマイシン®軟膏)を塗布する。

(3) ブラケット・ワイヤー類が口腔粘膜を刺激している場合は, ワックスなどで保護する。

(4) 状況に応じて気分転換をはかる。

[3] **教育・指導**

(1) 痛みがあるときは, がまんせず, すぐに知らせるように伝える。

(2) 鎮痛薬の効果・持続時間について説明する。

#4 **口腔保清が困難なことによる感染の危険性**

看護目標▶ 感染の徴候がない。

看護計画▶　　期限：手術後1週間まで。

[1] **観察**

(1) 口腔保清状態，口臭の有無

(2) 創部の状態，ドレーンからの排液状態

(3) 顔面・口唇の腫脹の有無・程度

(4) 食事の形態，食事摂取状況

(5) 含嗽やブラッシングの回数・時間・方法

(6) 口腔保清についての知識・技術

[2] **看護援助**　処置時などに，口腔保清状態を確認する。

[3] **教育・指導**

(1) 矯正装置装着時のブラッシング方法を指導する。

(2) 牽引用ゴムの脱着方法を指導する。

4　実施と評価

#1 手術や術後の経過に対する不安

実施▶　術前には，医師から手術の内容や術後の経過について説明があり，看護師からは必要物品の説明，吸引指導などを行った。

　術後の経過や顔貌の変化への不安の訴えがあったため，コミュニケーションを密にとるとともに，医師に詳しい説明を依頼し，不安を解消するように努めた。

評価▶　看護師・医師が術前に説明や指導を行ってからは，徐々に言葉数も多くなった。手術前夜には「いまはとくに不安なことはありません」という言葉も聞かれ，安定した精神状態で手術を迎えることができた。

#2 呼吸障害のおそれ

実施▶　帰室直後から吐きけがあり，少量の胃内容物を3回嘔吐したため，制吐薬を使用して，様子を観察した。

　手術当日の夜間に，自分で口腔内分泌物を吸引しようとした際には，「口周囲の感覚が麻痺していて，どこに吸引管をあてたらよいかよくわからない」ということで看護師が介助したが，翌日にはじょうずに吸引できるようになっていた。

　術後3日目には，両頬部・口唇の腫脹が著明となり，一時的に「少し息が苦しい」との訴えがあったが，SpO_2 は98～100% を維持できていた。体位をファウラー位として深呼吸を促すことで改善された。

評価▶　腫脹は手術後2～3日目に著明となり，一時的に軽度の呼吸苦を訴えることもあったが，SpO_2 値や全身状態には問題がなく，様子観察で経過することができた。

#3 痛みによる苦痛のおそれ

実施▶　帰室直後には，外科的治療による創痛だけでなく，手術中の挿管チューブでの圧迫によると思われる咽頭痛の訴えがあったため，鎮痛薬が投与された。

評価▶　その後，痛みは鎮痛薬を使用しなくてもがまんできる程度で経過し，夜間も良眠できていた。矯正装置類の頰粘膜への刺激による痛みなどの訴えはなかった。

#4 口腔保清が困難なことによる感染の危険性

実施▶　術後は，口唇・頰部の腫脹や両頰部の圧迫帯装着，口腔内ドレーン挿入，矯正装置などにより，口腔内分泌物の喀出が困難な状態であった。

　また術後1日目より経口流動食が開始されたが，徐々にペースト食やきざみ食など，固形物が多い食事を摂取するようになり，口腔内が食物残渣などにより汚染されやすい状況となった。術後1日目の朝までは，医療者が綿球を使用して口腔清拭を行っていたが，その後，創部を避けたブラッシングが許可された。術後7日目には創部の抜糸が行われ，創部も含めてふつうにブラッシングすることが許可された。

評価▶　術前から吸引器の使用方法を指導していたため，術後1日目には患者自身で口腔内分泌物の吸引を行うなど，対処できていた。また，患者自身により毎食後と就寝前に正しい方法でブラッシングが行われ，感染の徴候はみられなかった。

●まとめ

　この事例では，術前に手術や術後の経過に対する不安の訴えがあったものの，術後はとくに大きなトラブルや合併症をおこすこともなく，順調な経過をたどった。

　顎変形症により手術を受ける患者の問題としては，手術後の腫脹や分泌物喀出困難による呼吸障害，痛みによる苦痛，口腔保清が困難なことによる感染の危険性などが考えられ，適切な判断と援助が重要となる。

　また，顎骨の成長発育が終了する17〜20歳前後に手術が行われるため，患者は術後の顔貌の変化に対して不安をかかえていたり，咬合機能の改善だけでなく，顔貌の審美性の向上も期待していたりする。一般的に，顔貌は女性が気にしているものと思われがちであるが，実際は男性も気にしていることを，看護にあたっては留意する必要がある。この事例のA氏も術後の顔貌の変化に対する不安を口にしていた。コミュニケーションを密にとるとともに，医師に詳しい説明を依頼したところ，不安は解消され，安定した精神状態で手術を迎えることができた。精神面を十分に考慮に入れた援助が大切であると再認識した事例であった。

特論

口腔ケア

A 口腔ケアとは

口腔の役割▶　口腔と口腔周囲は，呼吸・栄養・会話などの機能をつかさどり，人間が生まれてから死ぬまでの身体的・社会的生活を維持している。

　　　　　　口腔の健康は，人間の身体面のみならず，心理面・社会面に大きな影響を及ぼす。口腔が清潔であると，疾病を予防したり，闘病意欲を高めたりすることができる。また口腔機能の維持・回復は，QOL の向上にもつながる。つまり口腔の健康は，人が生きていくための基盤の 1 つといえる。

口腔ケアの意義▶　これまで口腔ケアは，口腔内の清掃，感染の予防という狭い範囲でその意義が示されていた。しかし近年では，口腔内細菌が，誤嚥性肺炎・人工呼吸器関連肺炎 ventilator-associated pneumonia（VAP）・心血管疾患・糖尿病などに関連するとされる研究結果が明らかになっている。そのため，口腔ケアの意義は広範囲に及んできている。

口腔ケアの定義▶　現在まで統一された口腔ケアの定義はなく，とらえ方は職種により異なっている。

　　　　　　狭義には，口腔疾患および気道感染・肺炎の予防を目的とする口腔清掃や口腔保健指導を中心とするケアをさす。

　　　　　　広義には，口腔疾患および口腔機能障害の予防・治療・リハビリテーションを目的とする歯科治療から機能訓練までを含むケアとされている。

口腔ケアの内容▶　口腔ケアの内容は，①口腔内（歯・歯肉・粘膜）および口唇周囲の清掃（保清），②口唇・口角のケア，③摂食・嚥下訓練，咀嚼筋・口裂周囲筋・舌の運動訓練，④口裂周囲筋のマッサージ，⑤義歯装着のケア（義歯の管理，口腔内管理）など，多岐にわたる。

　　　　　　口腔ケアはその内容から，口腔清掃を中心とする**器質的口腔ケア**と，口腔機能訓練を中心とする**機能的口腔ケア**に大別できる。しかし実際には，口腔ケアを必要とする患者は，加齢による身体機能の低下，あるいは疾病・治療の経過に関連した摂食・嚥下障害などの口腔機能の低下があり，器質面だけでなく機能面でも口腔ケアが必要な場合が多い。口腔内の歯や粘膜などの清掃を行う器質的口腔ケアと，口腔機能の維持・回復を目ざす機能的口腔ケアの双方により，効果が向上するといえる。

　　　　　　歯科医師・歯科衛生士・看護師などの専門職が行う口腔ケアは，**専門的口腔ケア**とよばれる。

B 口腔ケアの基本的な流れ

① アセスメント

アセスメントの際は、その内容を医療チーム内で共有するため、アセスメントシートを使用する。これにより、1人の患者に対して一貫性のある口腔ケアを提供できる。

情報の収集▶ 個々の患者がもつ条件や背景に適した口腔ケアを提供するため、患者の身体に関する客観的な情報を収集する。

[1] 一般状態の把握

(1) 現病歴・既往歴

(2) 意識レベル・理解力の程度

(3) バイタルサイン

(4) 検査データ

(5) ADL

(6) 内服の有無、薬物の種類

[2] 口腔アセスメント

(1) 食事：食事形態(固形物・きざみ食・流動食)、栄養摂取方法(自力・介助・経管栄養)

(2) 咀嚼機能・嚥下機能

(3) 発声：言葉の明瞭さ・速度

(4) 舌：舌苔・腫脹 の有無、舌の動き

(5) 唾液の分泌：湿潤・乾燥

(6) 口唇・粘膜・歯肉：色・乾燥・腫脹・出血

(7) 歯：義歯の有無、残存歯数、齲歯本数

(8) 痛み：歯、歯肉、舌、舌以外の粘膜

(9) その他の障害：味覚障害・開閉口障害

(10) 口臭：有無・程度

(11) ケア度：自立か介助か、歯みがきの回数・時間、義歯の管理

(12) 介助者：家族・その他

情報の分析▶ 収集した情報を整理していく。問題が抽出された場合は、看護問題・共同問題などに分類し、現在の問題や予測される問題を明確にする。

② 計画・実践・評価

目標の設定と▶
計画の立案
現在の問題や予測される問題をふまえて、具体的な計画を立案する。誰が、いつ行っても、一貫したケアを提供できるほか、患者の日々の変化にも対応で

きるような計画とする。

(1) 口腔ケアの目標(短期目標および長期目標)を設定する。

(2) 口腔ケアの実践的な計画を立案する。いつ，どこで，誰が，どのような手順で行うか，評価はいつ，どのような指標で行うかなどを明確にする。

実践▶ (1) 説明：口腔ケアの計画を患者・家族に説明する。

(2) 声かけ：開始時間を確認し，ケア前に簡単な問診を行う。

(3) 観察：全身状態と口腔内の状態を観察する。

(4) 準備：必要物品を準備・確認し，患者の体位を整える。

(5) 口腔ケアを実施する。

- 口唇および口唇周囲の清拭と保湿
- 歯・歯肉・口腔粘膜の清掃
- 口腔内の洗浄
- 義歯の清掃と装着(義歯装着患者の場合)
- 口腔内清掃・洗浄の後処理

(6) 状態確認：口腔内の違和感，痛みや不具合の有無を確認する。ケアの前と比べて，患者の全身状態に変化がないかどうかを確認する。

評価▶ (1) 再アセスメント：計画にそって評価を行い，患者の直近の状態に適した計画に修正する。

(2) ケアの継続：患者の身体的・精神的な諸問題を把握し，各自の ADL に適した口腔ケアを実践・継続していく。口腔ケアが，ADL の拡大や身体状態の維持・改善にどのように影響したのかを，客観的な指標を用いて評価する必要がある。

C｜口腔清掃の実際

①口腔清掃に用いる物品

口腔清掃に用いる物品には，以下のようなものがある(▶図ⅰ)。

[1] **おもに使用する物品**　口腔清掃用具・清掃剤のほか，保湿剤や含嗽に必要な用具などがある。

歯ブラシ，舌ブラシ，歯間ブラシ，デンタルフロス，スポンジブラシ，粘膜ブラシ，ポイントブラシ，綿棒，ガーゼ，微温湯，含嗽剤・洗口剤(▶表ⅰ)，歯みがき剤・水歯みがき剤，ワセリンまたはリップクリーム，吸引器，洗浄用注射器(シリンジ)，吸い飲み，コップ，タオル，エプロン

[2] **介助時に必要な物品**　ブラシの洗浄や，周囲にとんだ水をふく際などに用いる。

コップ，微温湯，タオル，ティッシュペーパー

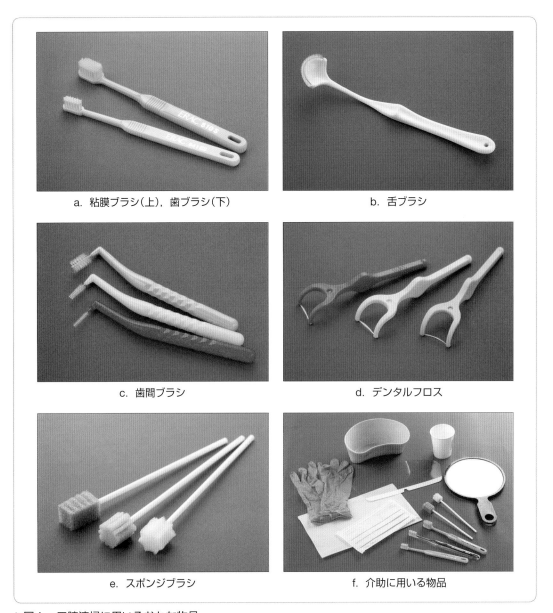

a. 粘膜ブラシ(上), 歯ブラシ(下)

b. 舌ブラシ

c. 歯間ブラシ

d. デンタルフロス

e. スポンジブラシ

f. 介助に用いる物品

▶図 i　口腔清掃に用いるおもな物品

[3] **介助者が身につける物品**　患者の状態に合わせて選択する。

マスク, 手袋, エプロン, フェイスガードなど

▶表 i　医療施設でおもに使用されている含嗽剤・洗口剤

薬剤一般名	効能・効果	おもな商品名
ベンゼトニウム塩化物	口腔内の消毒，抜歯創の感染予防	ネオステリン®グリーンうがい液 0.2%
アズレンスルホン酸ナトリウム水和物	咽頭炎・扁桃炎・口内炎・急性歯肉炎・舌炎・口腔創傷	アズレン含嗽用散 0.4%，ハチアズレ®
ポビドンヨード	咽頭炎・扁桃炎・口内炎・抜歯創を含む口腔創傷の感染予防，口腔内の消毒	イソジン®ガーグル液 7%
フラジオマイシン硫酸塩	抜歯創・口腔手術創の二次感染	デンターグル®含嗽用散 20 mg/包
グルコン酸クロルヘキシジン，グリチルリチン酸アンモニウム，ほか	齲蝕の発生および進行の予防，歯肉炎の予防，歯槽膿漏の予防，口臭の防止	コンクール F®（医薬部外品）

② 口腔清掃の方法

1 清掃方法の種類

● 含嗽法

　含嗽法とは，口腔内に水分を含み，水けを口腔内全体に移動させ，口腔全体を洗浄する方法である。

　含嗽法には，①意識レベルが明瞭であること，②口を閉じられること，③頬や舌の運動に障害がないこと，④自分で口腔内の水分を出せることが必要である。口腔内の組織の表面に付着したよごれの除去は可能であるが，歯垢(プラーク)や歯間のよごれの除去は望めない。

● 洗浄法

　洗浄法とは，患者を側臥位またはファウラー位にし，介助者が吸い飲みや口腔洗浄器，シリンジで口腔内に水を注入しながら，よごれを洗い流す方法である。口腔内の水は吸引器にて除去する。自分では含嗽ができない患者に用いる。

● 清拭法

　清拭法とは，水や洗口剤をしみ込ませて軽くしぼった綿球やガーゼ，スポンジブラシで，歯・歯肉・口腔粘膜の付着物をふきとる方法である。自分では歯みがきや含嗽ができない患者に用いる。

● 歯みがき法(ブラッシング)

　歯みがき法とは，歯ブラシを使用し，プラークを除去する方法である。バス法・スクラビング法・ローリング法など，さまざまな方法がある(▶図 ii)。

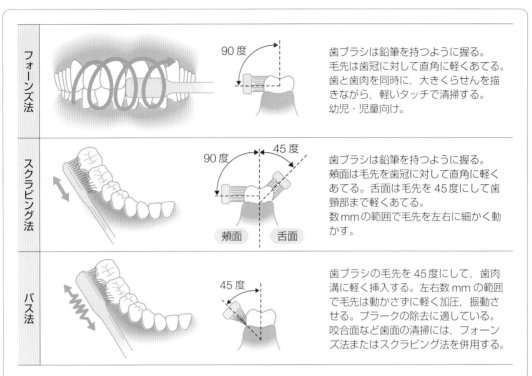

フォーンズ法	歯ブラシは鉛筆を持つように握る。毛先は歯冠に対して直角に軽くあてる。歯と歯肉を同時に，大きくらせんを描きながら，軽いタッチで清掃する。幼児・児童向け。
スクラビング法	歯ブラシは鉛筆を持つように握る。頬面は毛先を歯冠に対して直角に軽くあてる。舌面は毛先を45度にして歯頸部まで軽くあてる。数mmの範囲で毛先を左右に細かく動かす。
バス法	歯ブラシの毛先を45度にして，歯肉溝に軽く挿入する。左右数mmの範囲で毛先は動かさずに軽く加圧，振動させる。プラークの除去に適している。咬合面など歯面の清掃には，フォーンズ法またはスクラビング法を併用する。

a. 毛先による清掃を行う

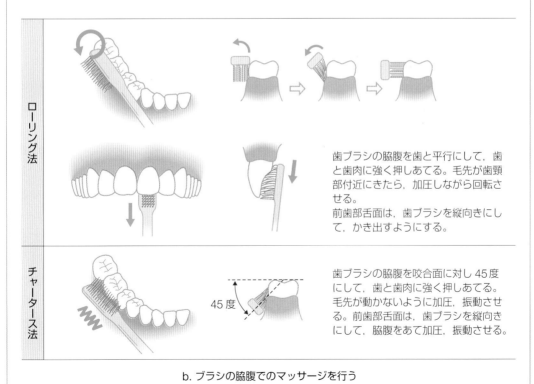

ローリング法	歯ブラシの脇腹を歯と平行にして，歯と歯肉に強く押しあてる。毛先が歯頸部付近にきたら，加圧しながら回転させる。前歯部舌面は，歯ブラシを縦向きにして，かき出すようにする。
チャータース法	歯ブラシの脇腹を咬合面に対し45度にして，歯と歯肉に強く押しあてる。毛先が動かないように加圧，振動させる。前歯部舌面は，歯ブラシを縦向きにして，脇腹をあて加圧，振動させる。

b. ブラシの脇腹でのマッサージを行う

▶図ii　おもな歯みがき法

　患者の身体的条件や，口腔内の形状・性質，歯の大きさ，歯肉の状態などを考慮して，患者に適した歯ブラシとみがき方を選択する必要がある。現在は，電動歯ブラシを使用する人が増えている。

　補助用具として，デンタルフロス・歯間ブラシがあり，歯の隣接面(歯と歯の間)の清掃に有用である。

2　清掃の手順

● ケアの順序

(1) 口腔ケアの必要性・効果を説明し，了承を得る。

(2) 必要物品を準備する。

(3) 患者の体位を整える。介助者は口腔内の観察ができ，ケアをしやすい位置にスタンバイする。

(4) ケアによる衣類の汚染を予防するため，患者の胸元をエプロンやタオルでおおう。

(5) 口腔内および口唇・口角の各パートをケアしていく。

● 各パートのケア

　口腔内および口唇・口角は，それぞれの特徴をふまえたうえで，下記のようなケアを行う。

[1] **口唇**　口唇・口角は乾燥しやすく，清掃中は開口により皮膚の伸展をしいられる。そのため，まず湿らせたガーゼや綿球で清拭し，湿潤させ，組織をやわらかくする。ケアの最後には再度清拭し，ワセリンやリップクリームを塗布する。

　開口器などを使用した場合は，口角部位の皮膚の裂傷や圧迫痕がないかどうかを確認する。

[2] **歯・歯間**　歯・歯間のよごれは，口腔内を湿潤させると落ちやすくなるため，まず水や微温湯で含嗽する。

　歯ブラシは，ヘッド(刷毛面)が小さく，毛がやわらかいタイプを選択すると，口腔内の奥まで届き，歯肉や歯頸部をいためることがない。握力が弱い場合や，体位が限定される場合は，患者が持ちやすいようにハンドル部位の太い歯ブラシか，電動歯ブラシなどを使用する。

　歯ブラシはペンホルダーグリップ(鉛筆持ち)で持つ。一般的に多く行われているスクラビング法では，毛先を歯の頬面に直角にあて，小きざみに左右に動かす。力を込めずに，肩や腕の力を抜いた状態でみがくように心がける。

　みがき残しがないように，左上からみがいていくなど，順序を決め，すべての歯をみがくように意識する。患者が自分で清掃を行う場合は，鏡を見ながら，みがき残しがないかどうかを確認するよう指導する。

歯間部は、歯間ブラシやデンタルフロスを2～3回往復させて清掃する。

終了後は含嗽し、口腔内のよごれを喀出する。含嗽ができない患者の場合は、水や洗口剤で湿らせたガーゼやスポンジブラシを使用する。状況によっては、シリンジで微温湯を口腔内に注入しながら吸引を行う。このとき、口腔前庭や口底にも水分が流れ込む場合があるため、忘れずに吸引を行う。

[3] 舌　含嗽または水や洗口剤でぬらした綿棒・スポンジブラシを使用し、舌全体を湿潤させる。乾燥が強い部位や舌苔が見られる部位は、湿潤させたことで状態が改善しているかどうかを観察する。

次に、舌ブラシまたはやわらかい毛の歯ブラシを用いて、よごれを舌の奥から手前にかき出す。強い力を加える必要はなく、よごれや舌苔をすくいとるようなイメージで行う。ブラシは、同一部位に連続してあてないようにする。よごれたブラシを微温湯に浸して、よごれを落としたあと、同じケアを繰り返す。

介助者によるケアの場合は、適宜口腔内を吸引し、誤嚥の予防に努める。水分は臼後三角の周囲にまで流れ込むため、ケアの途中、終了時は必ず臼後三角周囲の吸引を心がける。

舌の清掃時は、念のため硬口蓋も観察し、必要時は清掃する。舌に乾燥や舌苔が見られる場合は、硬口蓋も同様の状況の可能性がある。その場合は、舌の清掃後に硬口蓋のよごれが舌に付着することもある。

[4] **頬粘膜・歯肉**　含嗽が可能な患者の場合は、水や微温湯、含嗽剤・洗口剤で含嗽し、口腔内のよごれを落とすとともに乾燥をやわらげる。

含嗽ができない患者の場合は、綿棒やスポンジブラシに微温湯などを含ませ、頬粘膜や歯肉のよごれを、奥から手前に引き寄せるようにふきとる。スポンジブラシは1回ごとにすすぎ、よごれを落としたあと、同様の手順で頬粘膜・歯肉全体をふきとる。粘膜に付着している唾液や痰は、粘稠度が高く除去しにくいため、綿棒やスポンジブラシを回転させ、からませながら取り除く。

3　体位の確保と介助者の位置

座位をとることが可能な患者の場合は、ベッドアップにしたり、椅子を用いたりして、頭部前屈の姿勢を保持する。

臥床状態の患者の場合は、可能であれば10～15度ほど上体を高くするか、側臥位にする。

介助者は、ケア中でも口腔内や患者の顔が観察できる位置や角度を見つける。複数人で介助を行う場合は、各自の役割を明確にして、患者の表情・全身状態、周囲の状況を観察する。

D 年代別の口腔ケア

　齲蝕や歯周疾患は，日々の歯みがきや正しい食習慣，定期的な歯科の受診などにより，予防が可能である。生涯にわたり健康な口腔を維持できるよう，各年代の特徴を把握し，以下のような口腔ケアや保健指導を行う。

① 出生前期〜思春期

胎児期▶　妊娠中はホルモンの分泌に変化がおこり，口腔内の唾液の pH が酸性に傾くため，齲蝕や歯肉炎になりやすい。歯周疾患は低出生体重児の出産や早産の原因となる場合もあるため，定期的に歯科を受診することが望ましい。

　乳歯のもとである歯胚は胎生 7 週ころより形成され，胎生 4 か月ころには歯胚にカルシウムやリンなどが沈着しはじめる。じょうぶな歯をつくるためには，妊婦が良質なタンパク質，ビタミン A・C・D，リン・カルシウムなどを摂取するように心がける必要がある。

乳幼児期▶　乳歯は生後 8 か月ころから萌出が始まり，約 3 歳ではえそろう。その後 3 年ほどは齲蝕になりやすい。歯みがきの習慣をつけ，保護者が仕上げみがき（▶図ⅲ）を行うとともに，定期的に乳幼児健診を受けるようにする。

　齲蝕の予防として，歯科外来にてフッ化物を歯面に塗布することもすすめられている。フッ化物は，歯の表面の歯質を強化し，歯の再石灰化を促進するはたらきがある。

学童期▶　永久歯へのはえかわりは 6 歳前後から 13 歳前後までに行われる。その間は乳歯が抜けたり，永久歯がはえたりと，歯並びは移りかわる。歯ブラシのあて

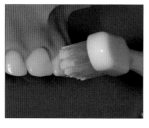
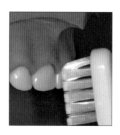
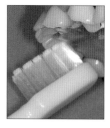

歯ブラシの毛先は頰面に直角にあて，移動させずに振動させる。歯肉をこすると痛いので，こすらないようにする。

前歯部は歯ブラシを縦向きにすると，上唇小帯を愛護しながらみがける。

口を開けてくれたら，舌面も歯ブラシの毛先が歯だけにあたるようにして，振動させる。

▶図ⅲ　幼児の歯の仕上げみがき方法

方に注意して，みがき残しがないようにする。

思春期▶ 　思春期は，ホルモンバランスの乱れや生活範囲の拡大(行動域拡大，対人関係の増加)，環境の変化などにより，歯肉周囲のはれや歯肉炎がおこることがある。また外食や間食などにより，齲蝕のリスクが高くなる時期でもある。齲蝕の原因となるプラークを取り除くように努める。

②成人期〜壮年期

　成人期〜壮年期は，仕事や家事・育児で忙しいため，口腔内のケアが手薄になり，歯肉炎や歯槽骨の破壊が進んだ歯周炎となることがある。40代以降は，歯周疾患などで歯を抜くことになりやすい。年1〜2回程度，定期的に歯科を受診することが大切である。

　年齢とともに歯肉は退縮し，歯根部が露出することがある。そのような状態では齲蝕になりやすいため，注意が必要である。通常の歯みがきに加え，歯間ブラシやデンタルフロスを用いたセルフケアが必要である。

③老年期

　老年期は残存歯数が減少傾向となる。できるだけ自分の歯を残せるよう口腔ケアの継続を促すことが重要である。義歯を使用することになった場合には，残存歯のケアをきちんと行うほか，義歯を正しく管理する必要がある(▶186ページ「補綴治療を受ける患者の看護」)。

E｜患者の状態に応じた口腔ケア

　患者は，その状態によっては，セルフケアが困難であったり，口腔衛生管理が不十分であったりする場合がある。

　看護師は，患者の状態に応じた以下のような口腔ケアを行い，患者の口腔内環境や口腔機能を維持・改善する必要がある。

①意識障害(開口障害)のある患者

●患者の特徴とケアの目的

　意識障害がある患者はセルフケアが困難であり，口腔内の管理は介助者にまかされることになる。

　　患者は経口摂取困難な場合が多く，唾液分泌量減少に伴い，口腔内の自浄作用が低下している。また唾液や痰は，嚥下や舌での喀出によって口腔内から排出されるが，口腔内乾燥によりこれらの動作が鈍くなる。

　　患者によっては，粘稠度の高い痰の排出ができず，口蓋に貯留されたことにより，膜が形成された状態がみられる場合もある。口腔内環境の悪化や口腔機能全般の低下がおこりやすく，口腔内細菌の増殖や嚥下機能の低下などにより，誤嚥性肺炎を引きおこす可能性も高くなっている。

　　そのため，意識障害がある患者への口腔ケアでは，口腔内環境や口腔機能の維持・改善，および誤嚥性肺炎の予防が重要である。

● アセスメント項目

一般状態▶ (1) 意識レベル

(2) バイタルサイン

(3) ADL

(4) 栄養摂取方法(経管栄養・経静脈栄養)

口腔内の状態▶ (1) 口腔内の湿潤・乾燥状況

(2) 舌：舌苔，腫脹，舌の動き

(3) 口唇・歯肉・粘膜：色・乾燥・出血・潰瘍・腫脹

(4) 歯：残存歯，動揺の有無・程度

(5) 口臭

(6) 開口度

● ケアの実際

必要物品▶　歯ブラシ，舌ブラシ，歯間ブラシ，デンタルフロス，スポンジブラシ，粘膜ブラシ，ポイントブラシ，綿棒，ガーゼ，微温湯，含嗽剤，水歯みがき剤，ワセリンまたはリップクリーム，吸引器，シリンジ，吸い飲み，オーラル(アングル)ワイダー(口角鉤)・バイトブロック(▶図iv-a)，開口器(▶図iv-b)，タオル，エプロン

方法▶ (1) 自分で口腔内の水分を十分に出せず，介助が必要な患者に対しては吸引器を準備しておく。

(2) 介助者が1人でケアを実施する場合は，誤嚥を予防するため，患者を側臥位やファウラー位にする。

(3) 開口状態を保つため，補助のためのオーラルワイダーやバイトブロックなどを口腔内に装着する。

(4) 口腔内を湿らせたあと，手早くケアを行う。

(5) 口唇乾燥や舌苔を伴うことが多いため，口唇・舌のケアも行う(▶260ページ)。

ポイント▶　意識障害がある患者では，声をかけて誘導したり，協力を得たりすることが

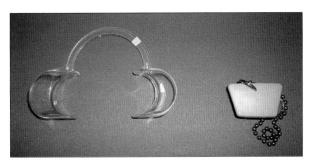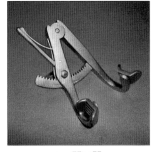

a. オーラルワイダー(左), バイトブロック(右)　　b. 開口器

▶図iv　口腔清掃の補助物品

むずかしい。そのため体位を確実に保持し，口腔内および口腔周囲を十分に観察する必要がある。

　観察の際はオーラルワイダーを使用し，安全に視野を確保する。開口器を装着する場合は，口唇や口角の乾燥が考えられるため，口唇・口角を十分に湿らせ，保湿されていることを確認したあとに装着する。開口目的でバイトブロックを挿入する場合は，残存歯の部位や動揺の有無，歯肉の腫脹の有無などを把握する必要がある。

　意識障害がある患者は臥床状態，同一体位で過ごす時間が長く，筋肉の緊張がある。体位を確保する際には，頸部や肩のストレッチを行い，筋肉の緊張をゆるめるとよい。また，30〜45度のベッドアップを行うとともに頭部後屈を予防する。

　ケア中は口腔内に刺激が加わったことによる唾液の分泌や洗浄液の湿潤で，咳嗽（がいそう）が誘発される可能性があるため，つねに口腔内の貯留液を吸引できる状態にする。

② 気管挿管中の患者

● 患者の特徴とケアの目的

　気管挿管中の患者は，全身状態の悪化や低栄養状態により，易感染・易出血傾向の場合がある。また，口腔内乾燥・唾液分泌量減少・嚥下困難といった状態にあるほか，気管チューブ内に細菌が増殖している可能性がある。VAP予防を第一に考え，口腔内環境の維持・改善に努める。

● アセスメント項目

一般状態▶ (1) 意識レベル

(2) 挿入されている気管チューブの長さ，固定状況，人工呼吸器使用時の条件，呼吸形態，経皮的動脈血酸素飽和度(Sp_{O_2})

(3) バイタルサイン

(4) ADL

(5) 栄養摂取方法(経管栄養・経静脈栄養)

口腔内の状態▶ (1) 口腔内の湿潤・乾燥状況

(2) 気管チューブで圧迫されている部位の状況：発赤・水疱の有無，皮膚色の異常の有無

(3) 舌：舌苔，腫脹，舌の動き

(4) 口唇・歯肉・粘膜：色・乾燥・出血・潰瘍・腫脹

(5) 歯：残存歯，動揺の有無・程度

(6) 口臭

(7) 開口度

● ケアの実際

必要物品▶　歯ブラシ，舌ブラシ，歯間ブラシ，デンタルフロス，スポンジブラシ，粘膜ブラシ，ポイントブラシ，綿棒，ガーゼ，微温湯，水歯みがき剤，ワセリンまたはリップクリーム，吸引器(口腔内用・気管内用)，シリンジ，オーラルワイダー，バイトブロック，開口器，タオル，エプロン

方法▶ (1) ケアは必ず複数名で行う。

(2) 患者の体位はセミファウラー位や側臥位とし，頭部を固定する。

(3) 視野の確保のため，オーラルワイダーや開口器を使用する。口腔から気管チューブが挿入されている場合，口唇粘膜はつねに軽度の伸展状態であるため，口唇全体を湿潤させてから，開口器などを用いて視野を確保する。

(4) バイトブロックを装着する。

(5) 微温湯などの入ったシリンジで口腔内を軽く洗浄し，貯留液をすばやく吸引する。口腔内の湿気により咳嗽が誘発される場合があるため，つねに気管内吸引ができるように環境を整えておく。

(6) 歯ブラシに水歯みがき剤を塗布してプラークを除去し，洗浄する。清拭法でもよい。

(7) 舌の動きを確認したあと，舌ブラシを湿らせ，舌のよごれをかき出す。同じ部位に何度もブラシをあてない。スポンジブラシで代用してもよい。

(8) スポンジブラシを湿らせ，口腔粘膜のよごれをかき出す。舌と同様に同じ部位を何度も刺激しない。

(9) 口腔内の汚染状況に応じて，洗浄と吸引を繰り返す。

(10) 口腔内の清拭や洗浄が終了したあとは，臼後三角・口腔前庭などに水分の貯留がないよう，ていねいに吸引し，水分が咽頭へ流れ込まないようにする。

(11) バイトブロック・オーラルワイダー・開口器などを除去する。

(12) 口腔ケア終了後は，気管チューブの挿入位置，固定しているテープのゆるみの有無，人工呼吸器の状態，呼吸状態，SpO₂，呼吸苦の有無などを確認する。気管チューブを固定しているテープがゆるんでいる場合は，再固定または補強を行う。

ポイント▶ 複数名の介助者でケアを行い，口腔内・気管内吸引が可能な環境を整えておく必要がある。また湿気により気管チューブを固定しているテープがゆるみ，気管チューブの挿入位置にずれが生じることが考えられる。そのためケア中は，気管チューブの位置の確認を怠ってはならない。患者の状態を把握するためには，SpO₂ を確認する必要があるため，ケア中もつねにモニターの観察を継続する。

③ 麻痺のある患者（片麻痺の場合）

● 患者の特徴とケアの目的

麻痺状態の病因には，脳血管障害や不慮の事故がある。脳血管障害の背景疾患としては，高血圧症・糖尿病・動脈硬化などがあげられる。患者の運動機能だけでなく，背景疾患も把握し，適切なケアを行う必要がある。

麻痺の程度や範囲により異なるが，咀嚼機能・嚥下機能が低下すると，口腔内に食物残渣が貯留し，口腔内細菌が増殖する。また，発語障害により顎や頬筋の運動が停滞すると，唾液の分泌量が減少し，口腔の自浄作用が低下する。

そのため，麻痺のある患者の口腔ケアでは，口腔内環境や口腔機能の維持・改善が重要となる。

● アセスメント項目

一般状態▶ (1) 意識レベル

(2) バイタルサイン

(3) 既往歴

(4) ADL：麻痺の程度

(5) 栄養摂取方法（経管栄養・経静脈栄養）

口腔内の状態▶ (1) 口腔内の湿潤・乾燥状況

(2) 舌：舌苔，腫脹，舌の動き

(3) 口唇・歯肉・粘膜：色・乾燥・出血・潰瘍・腫脹

(4) 歯：残存歯，動揺の有無・程度

(5) 口臭

(6) 開口度

● ケアの実際

必要物品▶　歯ブラシ，舌ブラシ，歯間ブラシ，デンタルフロス，スポンジブラシ，粘膜ブラシ，ポイントブラシ，綿棒，ガーゼ，微温湯，含嗽剤，水歯みがき剤，ワセリンまたはリップクリーム，コップ，シリンジまたは吸い飲み，吸引器，ガーグルベースン，オーラルワイダー，バイトブロック，開口器，タオル，エプロン，必要に応じて枕やクッション

方法▶　麻痺の程度や範囲により，セルフケアが可能な場合と，セルフケアが困難で介助者がケアを行う場合とがある。介助者は，患者の機能回復のためにも残存機能をおおいにいかし，患者の麻痺の程度や範囲に見合った方法で口腔ケアを立案し進めていく。以下，一部介助が必要な患者に対するケアの方法を述べる。

(1) 座位〜ファウラー位に体位を保つ。ファウラー位がむずかしい患者は側臥位にし，頭部を固定する。体位の安定をはかるため，枕やクッションなどで支え，患者の状態に合った安全・安楽な体位を工夫する。

(2) 口腔内を観察する（ケア前の口腔内の状況を確認し，患者自身がケアを行ったあとの状態と比較する）。

(3) 胸元にタオルを置く。

(4) 義歯を使用している場合は，介助者または患者自身で取り外し，義歯の洗浄と乾燥防止のため，水の入ったコップに入れておく。

(5) ガーグルベースンは患者の口元付近に置いておく。

(6)〜(9)は，できるだけ患者自身に実施してもらう。

(6) 歯ブラシに水歯みがき剤をつけてブラッシングする。

(7) 舌，舌以外の粘膜は，スポンジブラシに水歯みがき剤をつけ，よごれをかき出す。

(8) 含嗽する。麻痺側を上，健側を下にすると含嗽しやすく，患者の体位も安定しやすい。

(9) タオルで口腔周囲をふく。

(10) 介助者は口腔内を確認し，みがき残しがあれば介助する。歯の動揺や歯肉のはれ，出血の有無などを観察する。

(11) 取り外した義歯はよく洗浄し，介助者または患者自身で装着する。

ポイント▶　麻痺の程度・範囲の把握を十分に行う。自力で可能な行動の範囲・程度の確認も重要であり，患者が自力ではできない動作の内容とともに，できる内容も確認しておく。同一体位を保持することは可能かどうか，体位を保持できる時間，握力・握力の左右差の程度などを知ると，使用する補助具の大きさや重さを考慮できる。

　患者の残存機能をいかし，可能な限り自力での動作を優先させるよう介助する。口腔ケアによって得られる爽快感や，日常の動作を自力で行えたという達成感などが，患者の行動意欲やケアの継続につながる。

④ 認知症の患者

● 患者の特徴とケアの目的

　認知症はいったん正常に発達した知能が，なんらかの後天的な原因によって低下した状態であり，その程度は日常生活自立度で知ることができる。認知症患者が示す症状は個々により異なる。症状には記憶障害・見当識障害・実行機能障害などがあり，日常生活の衛生管理・保持に影響を与えるが，患者自身は自分の日常行動に問題があるという認識は乏しい。そのほか，抑うつ・暴言・介護拒否などを呈することもある。

　習慣としていた歯みがきや義歯の管理ができなくなると，食欲や摂食・嚥下機能などの低下につながる。患者自身に，日常生活の習慣として口腔ケアを認知してもらい，口腔衛生の保持に努める必要がある。

● アセスメント項目

一般状態▶ (1) 日常生活自立度

　　　　 (2) 現在，日常生活に支障を及ぼしている症状の種類や内容

　　　　 (3) コミュニケーション能力

　　　　 (4) 家族の患者への理解度・支援範囲

口腔内の状態▶ (1) 口腔内の湿潤・乾燥状況

　　　　 (2) 舌：舌苔，腫脹，舌の動き

　　　　 (3) 口唇・歯肉・粘膜：色・乾燥・出血・潰瘍・腫脹

　　　　 (4) 歯：残存歯，動揺の有無・程度

　　　　 (5) 口臭

　　　　 (6) 開口度

● ケアの実際

必要物品▶ 歯ブラシ，舌ブラシ，歯間ブラシ，デンタルフロス，スポンジブラシ，粘膜ブラシ，ポイントブラシ，綿棒，ガーゼなど(清掃用具は患者の状態に応じて選択する)

　　　　 微温湯，含嗽剤，歯みがき剤または水歯みがき剤，ワセリンまたはリップクリーム，コップ，吸い飲み，タオル，エプロン

方法▶ (1) 患者に口腔ケアを行うことを説明する。

　　　 (2) 患者の理解を得たうえで，口腔内を観察する。

　　　 (3) 含嗽を促し，患者の口腔ケアに対する理解度や協力の有無を予測する。

　　　 (4) 患者が行う歯みがきの一連の動作に対して，適宜声をかける。途中の動作が緩慢であったり雑であったりしても，患者のやり方を尊重する。終了後にみがき残しがある場合は，介助者が補助する。

　　　　　自力でのケアが困難な場合は，介助者がケアを行う。ケアの前には，ケアの流れを説明し，患者の理解を得る。不安や恐怖心・怒りを感じさせないよう，ケア中は，ケアの内容を1つひとつ説明し，実施時には声をかける。

ポイント▶　口腔ケアを実施する前のアセスメントを十分に行い，患者や家族と信頼関係を構築することが大切である。

　　　　　介助者は口腔ケアを手順どおりに行うことに重点をおくのではなく，日常生活のなかの1つの行動として患者が習慣にできることを目標に計画を立案する。

⑤ 知的障害のある患者

● 患者の特徴とケアの目的

　　　知的障害は，病因や知能指数などにより分類が可能であるが，個々によりさまざまな表現を呈する。患者1人ひとりがもつ性格や行動の特徴を知ることが，口腔内の状況や課題の把握，適切なケアの提供につながる。

　　　一般に知的障害がある患者は，口腔衛生管理の習慣が身についていなかったり，口腔衛生が不十分であったりして，口腔内を清潔に保てていないことが多い。口腔疾患の予防・早期発見のために，患者の特徴をとらえ，患者・家族とのコミュニケーションのなかで，口腔衛生管理の介助を計画する。

● アセスメント項目

一般状態▶ (1) 行動の特徴，性格
　　　　　(2) 日常生活のリズム
　　　　　(3) 患者・家族の衛生観念
口腔内の状態▶ (1) 全体の汚染状況
　　　　　(2) 舌：舌苔
　　　　　(3) 歯：齲蝕の有無，動揺の有無・程度
　　　　　(4) 口臭

● ケアの実際

必要物品▶　歯ブラシ，舌ブラシ，歯間ブラシ，デンタルフロス，スポンジブラシ，ガーゼ，微温湯，含嗽剤，歯みがき剤または水歯みがき剤，ワセリンまたはリップクリーム，吸引器，コップ，シリンジ，バイトブロック，タオル，エプロン

方法▶　①**患者自身による歯みがき**　患者自身による歯みがきが可能な場合は，習慣としているスタイルを把握する。みがき残しがある場合は介助し，家族にも指導する。

　　　　②**介助者による歯みがき**　患者が歯みがきを拒否する場合は，家族や介助者からケアの内容を説明し，患者の理解を少しでも得たうえで介助者がケアを行

う。バイトブロックを口角にはさみ開口させると，介助者の安全が得られる。歯みがきが困難な場合は，含嗽だけでも細菌数が減少するほか，口腔内残留物を排出できる。

ポイント▶ 患者の性格，行動の特徴などの情報を，家族や患者自身から得る過程で，介助者を患者に認知してもらう必要がある。患者のなかには，人の指示に従い行動する患者もいれば，おそれや心配をいだきやすかったり興奮しやすかったりする患者もおり，多種多様な行動がみられる。個々の行動がもつ意味を探りながら，家族と連携して口腔内の衛生管理につなげることが重要となる。

日常生活のなかで口腔衛生管理を習慣づけるほかに，かかりつけの歯科外来を定期的に受診すると，口腔内の異常を早期に発見できる。大学病院などには知的障害がある患者を専門とする外来が設置されている。

⑥ 免疫機能が低下している患者

● 患者の特徴とケアの目的

人間は本来，生体内に侵入しようとする病原微生物を排除し，身体をまもるために炎症反応や免疫反応をおこす機能をもっている。

しかし，全身疾患や薬物療法により免疫機能が低下すると，通常は病原性を発揮せず皮膚や口腔に常在する非病原微生物が，宿主に感染し，発症することがある（日和見感染）。この日和見感染の予防が，口腔ケアの目的となる。

また，口腔内環境の悪化による細菌の増殖や口腔粘膜の出血，齲蝕・歯肉炎・歯周炎の発症は，免疫機能が低下している患者の全身状態に影響を及ぼすため，これらの予防も重要である。

● アセスメント項目

一般状態▶ (1) 意識レベル

(2) バイタルサイン

(3) ADL

(4) 栄養摂取方法（経管栄養・経静脈栄養）

(5) 現病歴・既往歴

(6) 血液検査データ：白血球数・血漿タンパク質・赤血球沈降速度・C反応性タンパク質・出血傾向に関する検査値（血小板数・白血球分画など）

(7) 凝固・線溶系検査

(8) 生化学検査

(9) 使用薬剤の薬効

口腔内の状態▶ (1) 口腔内の湿潤・乾燥状況

(2) 舌：舌苔，腫脹，舌の動き

(3) 口唇・歯肉・粘膜：色・乾燥・出血・潰瘍・腫脹

(4) 歯：残存歯，動揺の有無・程度

(5) 口臭

(6) 開口度

● ケアの実際

必要物品▶ 歯ブラシ，舌ブラシ，歯間ブラシ，デンタルフロス，スポンジブラシ，粘膜ブラシ，綿棒，脱脂綿，ガーゼ，微温湯，含嗽剤・洗口剤，水歯みがき剤，ワセリンまたはリップクリーム，コップ，吸い飲み，タオル，エプロン

方法▶ (1) 含嗽またはぬらした綿棒などで口腔内を湿らせる。

(2) 歯みがきの際には，超軟毛で毛先の先端が丸いナイロン歯ブラシを使用するとよい。

(3) 歯ブラシの使用などにより出血が見られる場合，歯肉部は微温湯や洗口剤を含ませた脱脂綿，ガーゼを指に巻いて清拭する。強くこすらないように注意する。

(4) 歯間部は，デンタルフロスでプラークをかき出す。

(5) 口腔粘膜は，スポンジブラシで奥から手前によごれをかき出す。

(6) 舌は舌ブラシでよごれをかき出す。同一部位に連続してブラシをあてないようにする。痛みを伴う場合は，含嗽剤(ハチアズレ®など)を使用するとよい。

(7) 歯肉炎・歯周炎の症状があれば，歯科の受診をすすめる。

(8) 口腔内のケアが終了したら再度含嗽し，出血している部位がないかどうかを確認する。

ポイント▶ 口腔内環境の悪化は，感染や全身状態の悪化につながるおそれがある。口腔内の炎症や粘膜の亀裂などの予防が重要である。血液検査データの変動，全身状態の変化を確認しつつ，患者の状態に合った口腔ケアを提供できるように情報収集する必要がある。

索引